JN271412

食物と健康の科学シリーズ

魚介の科学

阿部宏喜
............[編]

朝倉書店

執筆者

竹内由紀子	愛国女子短期大学講師
*阿部宏喜	東京大学名誉教授／シーフード生化学研究所主宰
落合芳博	東北大学大学院農学研究科教授
岡田　茂	東京大学大学院農学生命科学研究科准教授
潮　秀樹	東京大学大学院農学生命科学研究科教授
村田裕子	水産総合研究センター 中央水産研究所主任研究員
宮崎泰幸	水産大学校食品科学科教授
米田千恵	千葉大学教育学部准教授
郡山　剛	日本水産株式会社ファインケミカル事業部部長
岡﨑惠美子	東京海洋大学海洋科学部教授
横山　博	東京大学大学院農学生命科学研究科助教
里見正隆	水産総合研究センター 中央水産研究所主任研究員
長島裕二	東京海洋大学海洋科学部教授
塩見一雄	東京海洋大学名誉教授

（執筆順，*は編者）

序

　本書の前身である『魚の科学(シリーズ食品の科学)』(鴻巣章二監修,阿部宏喜・福家眞也編)を上梓してからすでに20年余りが経過した.この間に世の中は大きく変わり,食を巡る状況にも変化が著しい.当時は1億総グルメといわれていたものの,すでに魚離れが顕在化しつつあり,食の欧米化に伴う日本人の健康・長寿が憂慮される時期にあった.また,肥満と生活習慣病に悩む欧米において,和食のよさが浸透しつつあるときでもあった.このような時代に,『魚の科学』は魚食のすばらしさを食品の一次,二次および三次機能に沿って科学的に解説し,魚食のよさを再認識するきっかけとなるように企画・編集されたものである.

　その後20年,予想していた摂取エネルギーおよび脂肪エネルギー比の上昇は長い不況のせいもあって抑制され,供給エネルギーはこの間むしろ徐々に下降し,摂取エネルギー値に至っては終戦直後の数値にまで低下している.また,脂肪エネルギー比も予想に反して30の手前で平衡に達し,30を超える兆しはみられない.しかし,生活習慣病はこの20年で確実に増加し,医療費は巨大化している.残念なことに,魚離れはその後も確実に進行し,10年ほど前には魚介類の摂取量は食肉のそれを下回る状況に陥っている.一方,クロマグロやニホンウナギをはじめとして,近年魚介類資源の枯渇問題が顕在化しており,自給率も50%台にまで低下している.

　この20年,欧米人の健康志向の影響を受け,日本人の健康志向もきわめて高まってきた.しかし,最近は健康補助のためのサプリメントに依存する傾向が強く,現代の日本人の食生活には世代により,個人によりかなりの偏りがみられる.したがって,ユネスコの無形文化遺産に登録された和食の優れた点を,日本人ももう一度見直すべきときにきている.

　前著『魚の科学』は,初めて「調理の科学」や魚食の比較文化論ともいうべき「日本型食生活と魚食」という新しい分野を取り入れたことで,幸いにも好評を博し,

20年にわたって増刷を続けてきた．今回朝倉書店から新シリーズでの本書の出版を打診されたのを機に，著者を一新し，この20年間の新たな研究成果を加えて充実を図り，本書を企画した．

本書は基本的には前著の方針である食品の機能性に沿って「栄養の科学」,「おいしさの科学」および「健康機能」を中心とし，「魚食文化と健康」の章を最初に設け，魚食文化の重要性を強調した．さらに，「調理・加工の科学」にはかなりの紙数を割いた．また，最近食中毒など大きな問題を生じていることから，最後の章を「安全の科学」とし，アレルギーの問題を新たに加えた．なお，前著にあった「水産資源と流通」は資源問題が流動的であることから，あえて割愛した．本書が前著同様に学生あるいは研究者のみならず，広く魚介類に興味をもたれる多くの方々に利用されることを望みたい．魚食を中心とした和食のよさを見直す一助となれば幸いである．

本書の編集にあたっては，現役で活躍されている若手の研究者を可能な限り選び出し，最新の知識をやさしく書いていただくよう依頼した．そのため，網羅的ではなく，それぞれのテーマの最先端の情報が得られるものと期待される．本書は当初の予定より1年近くも出版が遅れてしまった．早くから原稿を提出していただいた著者にお詫び申し上げるとともに，出版にご尽力いただいた朝倉書店編集部の皆様に深甚なる謝意を表する次第である．

2015年6月

阿部宏喜

目　次

1. **魚食文化と健康**……………………………………〔竹内由紀子〕…1
   1.1　魚食の歴史と文化……………………………………………………1
      1.1.1　日本における魚食の実態…………………………………2
      1.1.2　歴史のなかの魚食…………………………………………3
      1.1.3　魚食の諸相…………………………………………………5
      1.1.4　魚食と信仰…………………………………………………6
   1.2　日本型食生活と健康……………………………〔阿部宏喜〕…9
      1.2.1　戦前から戦後の食生活……………………………………9
      1.2.2　魚食の現状…………………………………………………10
      1.2.3　日本型食生活………………………………………………12
      1.2.4　将来展望……………………………………………………14

2. **魚介類の栄養の科学**……………………………………………………16
   2.1　タンパク質………………………………………〔落合芳博〕…16
      2.1.1　アミノ酸の種類と構造……………………………………18
      2.1.2　タンパク質の構造…………………………………………19
      2.1.3　タンパク質給源としての魚介類の特徴…………………21
      2.1.4　筋肉の構造と構成タンパク質……………………………25
   2.2　脂　　質…………………………………………〔岡田　茂〕…34
      2.2.1　魚介類の脂質成分とその分布……………………………34
      2.2.2　脂肪酸………………………………………………………36
      2.2.3　アシルグリセロール………………………………………38
      2.2.4　ワックス……………………………………………………40
      2.2.5　グリセリルエーテル脂質…………………………………41
      2.2.6　炭化水素……………………………………………………41
      2.2.7　ステロールおよびステロールエステル…………………42

    2.2.8　極性脂質 …………………………………………………………… 42
    2.2.9　水産食品中の脂質の劣化 ………………………………………… 44
  2.3　ビタミン・ミネラル ………………………………………〔阿部宏喜〕… 46
    2.3.1　ビタミン類 …………………………………………………………… 47
    2.3.2　ミネラル ……………………………………………………………… 50

3. 魚介類のおいしさの科学 …………………………………………………… 55
  3.1　魚介類の環境馴化とおいしさ ……………………………〔阿部宏喜〕… 55
    3.1.1　生息水温は死後硬直に影響する …………………………………… 55
    3.1.2　漁獲後の蓄養の効果 ………………………………………………… 56
    3.1.3　海洋深層水でコントロールできるウニの成熟 …………………… 58
    3.1.4　エビ・カニ，貝類の高塩分馴化 …………………………………… 59
  3.2　魚介類の鮮度と死後変化 …………………………………〔潮　秀樹〕… 62
    3.2.1　魚介類の鮮度とその判定法 ………………………………………… 62
    3.2.2　死後硬直と解硬 ……………………………………………………… 65
    3.2.3　死後変化に影響を及ぼす因子 ……………………………………… 66
  3.3　魚介類のエキス成分と味 …………………………………〔村田裕子〕… 68
    3.3.1　魚介類のエキス成分 ………………………………………………… 69
    3.3.2　基本味とそれ以外の味 ……………………………………………… 71
    3.3.3　味覚受容体 …………………………………………………………… 72
    3.3.4　魚介類の味 …………………………………………………………… 74
    3.3.5　魚介類の旬 …………………………………………………………… 77
  3.4　魚介類の色素成分 …………………………………………〔岡田　茂〕… 79
    3.4.1　呼吸色素 ……………………………………………………………… 79
    3.4.2　体表の色素 …………………………………………………………… 81
    3.4.3　光合成色素 …………………………………………………………… 88
  3.5　魚介類のにおい ……………………………………………〔宮崎泰幸〕… 92
    3.5.1　においとは …………………………………………………………… 92
    3.5.2　においの機能性 ……………………………………………………… 93
    3.5.3　生鮮品のにおい ……………………………………………………… 93
    3.5.4　異臭魚介類 …………………………………………………………… 98

3.5.5　養殖魚のにおい……………………………………………99
　3.6　魚介類のテクスチャー………………………………〔米田千恵〕…100
　　3.6.1　魚肉のテクスチャー…………………………………………101
　　3.6.2　冷蔵中の魚肉テクスチャーの変化………………………102
　　3.6.3　水生無脊椎動物のテクスチャー…………………………104

4. 魚介類の健康機能……………………………………………………109
　4.1　脂質の機能性…………………………………………〔郡山　剛〕…109
　　4.1.1　水産脂質の機能性………………………………………110
　　4.1.2　水産脂質の機能性を利用した製品……………………115
　　4.1.3　水産脂質利用時における注意点………………………118
　4.2　エキス成分と健康機能………………………………〔潮　秀樹〕…120
　　4.2.1　タウリン……………………………………………………120
　　4.2.2　イミダゾールジペプチド…………………………………121
　　4.2.3　ベタイン……………………………………………………122
　　4.2.4　ポリアミン…………………………………………………123
　4.3　その他の健康機能成分………………………………〔潮　秀樹〕…124
　　4.3.1　コラーゲン…………………………………………………124
　　4.3.2　エラスチン…………………………………………………124
　　4.3.3　ヒアルロン酸………………………………………………124
　　4.3.4　キチン・キトサン…………………………………………125
　　4.3.5　ヘキサナール………………………………………………125
　　4.3.6　ACE阻害ペプチド…………………………………………125
　　4.3.7　植物ステロールおよびガンマオリザノール……………126

5. 魚介類の調理・加工の科学…………………………………………128
　5.1　魚介類の調理…………………………………………〔米田千恵〕…128
　　5.1.1　魚介類の生食調理…………………………………………128
　　5.1.2　魚介肉の加熱調理…………………………………………132
　　5.1.3　魚介類の漬け物……………………………………………137
　　5.1.4　イカおよび貝類の調理……………………………………138

5.1.5　だ　し……………………………………………………………140
5.2　魚介類の利用加工……………………………………〔岡﨑惠美子〕…141
　5.2.1　水産加工原料としての魚介類の特徴……………………………141
　5.2.2　魚介類の低温貯蔵………………………………………………143
　5.2.3　水産加工品………………………………………………………148
5.3　魚介類の発酵食品……………………………………〔阿部宏喜〕…158
　5.3.1　塩　辛……………………………………………………………159
　5.3.2　魚醬油……………………………………………………………160
　5.3.3　なれずし…………………………………………………………165

6. 魚介類の安全の科学……………………………………………………168
6.1　寄　生　虫……………………………………………〔横山　博〕…168
　6.1.1　人体に有害な寄生虫……………………………………………169
　6.1.2　異物としての寄生虫……………………………………………172
6.2　腐敗と食中毒…………………………………………〔里見正隆〕…174
　6.2.1　水産物の腐敗……………………………………………………174
　6.2.2　水産物における微生物性食中毒…………………………………178
　6.2.3　アレルギー様食中毒……………………………………………181
　6.2.4　微生物による食中毒の防止……………………………………183
6.3　自　然　毒……………………………………………〔長島裕二〕…185
　6.3.1　魚介類自然毒による中毒…………………………………………185
　6.3.2　魚類の自然毒……………………………………………………187
　6.3.3　貝類の毒…………………………………………………………191
6.4　アレルギー……………………………………………〔塩見一雄〕…196
　6.4.1　食物アレルギーの発症機構………………………………………196
　6.4.2　魚介類アレルギーの発生状況……………………………………198
　6.4.3　魚介類アレルゲンの正体…………………………………………198
　6.4.4　安全に食べるために……………………………………………202

索　　引……………………………………………………………………207

1 魚食文化と健康

❖ 1.1 魚食の歴史と文化 ❖

　南北に細長い日本列島は，海岸線が複雑に入り組み，その総延長は2万8000 km にも及ぶ．地球の半周を超える長さである．また，日本は島国であると同時に山国である．内陸では山地が70%を占め，この山地を覆う森林により大量の水が蓄えられて河川・湖沼といった内水面が充実し，汽水域も広がっている．ここに展開する豊かな環境のなかで多種多様な魚介類がはぐくまれてきた．

　水産資源に恵まれた日本列島では，古くから食生活に魚介類が活用されてきた．また，魚介類は生命をつなぐ食物として栄養学的・経済学的に重要であっただけでなく，信仰と結び付いて祭礼・人生儀礼・年中行事など，さまざまな場面において必要欠くべからざるものとして重要視されてきた．

　後述するように，日本では長いあいだ獣肉食が忌避された歴史をもつ．日本においては，獣肉が明治になるまで正式な場面から排除されていたのと対照的に，魚介類が神への神饌や権力者の正餐において供されるにふさわしいものとされ，魚食の文化が発展していった．

　「魚」という文字は，本来「さかな」とは読まずウオ・イオとしか読まなかったが，江戸時代に酒に添えられる「菜」（副菜），すなわち「さかな」（肴）としてもっともふさわしいことから，「さかな」と読むようになっていった［坂下 1989］．このエピソードは，魚介が食生活のうえで担っていた役割を端的に示しているといえよう．

1.1.1　日本における魚食の実態

　しばしば，日本人は「魚食民族」だといわれる．確かに歴史を通じて，水産物が重要な食料であったことは事実である．しかし，流通機構の発展によって，いつでも新鮮な魚介類が購入でき，家庭に冷蔵庫が普及する以前には，こんにちのように日常的に魚介類を消費することはできなかった．

　以下に近代の魚食の実態を概観しよう．明治政府は，1905（明治38）年に遠洋漁業奨励法を施行し，沖合漁業・遠洋漁業を推進した．しかし，明治末〜大正期は，まだ沿岸漁獲物が漁業生産の9割を占めていた．1905〜1915（大正4）年ごろまでの漁業生産量は130〜220万tで，そのうちの4割は輸出，残りの国内消費向けも約7割は魚粕に加工され，農業用肥料に使われていた．実際に日本人が日常的に魚を消費できるようになったのは，第二次世界大戦後の食糧難から脱していく時期である．肉・卵・乳製品などの消費が増加するのと同様に，水産物の消費も伸びた［山内 1997］．日本人が魚介類を豊富に消費するという意味で魚食民族になったのは，近年のことだといえる．

　1976年に畜産物による1人1日あたりのタンパク質供給量が水産物のそれを上まわった．この時期に「200カイリ問題」や魚価の高騰を受けて「魚離れ」というキーワードが出現し，こうした状況に対する危機感と伝統に対する自負心から「魚食民族」というキャッチフレーズが生まれたとされる［山内1997］．

　以上のように，市場で流通する水産物の消費をみると，高度経済成長前までは現在ほど消費されていないことがわかる．しかし，こんにちとは位相の異なる魚食の一面もあったことも指摘しておきたい．

　現在，一般に「魚食」というと鮮魚の海産魚をイメージされるかもしれない．しかし，冷蔵技術や流通の発達をみる高度経済成長期以前には，鮮魚を消費できる地域は限られていた．それ以前は乾物・塩蔵魚の利用が多く，鮮魚のことをブエン（無塩）と呼んでいた．都市部では富裕層はもとより庶民でも日常的に賞味する機会があったが，それ以外の人々にとっては行事の折などにのみ口にすることができる楽しみなご馳走であった．

　一方で，海産物に接する機会が少なかった農山村では，用水路・小川・溜め池など自らの生活領域から淡水水産物を自給的に採取して消費することが日常的に行われていた［内田 2006］．筆者の調査経験でも，農作業から帰る道すがら，フ

ナやシジミなどを獲って夕飯のおかずにしたという話は広く聞くことができる．こうした自家用採取はオカズトリなどと呼ばれたが，高度経済成長期に化学肥料や農薬の使用が一般化し，水質の汚染，河川改修・農地整備などによって衰退してしまった．しかし，こうした淡水水産物の自家用採取・利用も，日本人の魚食文化の一角を占めていたことは忘れてはならないだろう．

1.1.2 歴史のなかの魚食

氷河期が終わり，海面が上昇した縄文期に漁撈技術は著しく発展した．釣針，ヤス，銛，網などの漁法が開発された．網漁は，網の錘の出土により，海岸地域のみならず，河川域でも行われていたことがわかっている．縄文時代の人々が食べていたものは貝塚の発掘によって明らかになる．縄文早期（1万～6000年前）からマイワシ・カタクチイワシなどの小さな骨が出土し，船から網ですくう漁が行われていたことがわかる［松井 2005］．

縄文貝塚から出土する魚類で最多なのはマダイで，東北～九州までまんべんなく出土する．中世の港町の遺跡，草戸千軒町（広島県福山市）の遺跡では，体長70～80 cmの大型のタイが多く出土する．潮流にもまれて浮き上がったタイをヤスで突いたと推測されている．一方，江戸時代の岡山城本丸御殿では，1人1匹ずつ尾頭付きを重視したとみられ，体長30 cmのものが供されていた［松井 2005］．

縄文時代には，西日本より東日本の方が人口が多く，発展していた．考古学者の山内清男は，西日本はドングリのみに頼る食生活であったのに対し，東日本はドングリに加えサケ・マスが利用可能だったからだとし，この説はサケ・マス論と称された．しかしサケ・マスの骨の出土例が乏しいことから，仮説にすぎないとの批判もあったが，近年動物考古学の進展により，東日本の各地の遺跡からサケ・マスの細かい破片が出土することが明らかになった．さらに，東京都あきる野市の前田耕地遺跡（2万～1万2000年前）では，サケの歯が1万点以上出土するにもかかわらず椎骨はわずかしか出土しないことから，頭を取り去り，身は椎骨が付いたまま燻製か天日干しなどして，交易に使ったと推測されている．川を遡上するサケや産卵を終えたサケは脂が抜けており，塩蔵が普及する以前の天日干ししかなかった時代にはむしろ加工・保存に適していたとの指摘がある［松

井 2005］．

　水田稲作は縄文晩期に日本列島へもたらされ，弥生時代に本格的に展開した．水田稲作に付随して，水田・用水路・溜め池などで，淡水漁業が行われたと考えられる．淡水魚を米に漬け込んで発酵させる，すしのルーツであるなれずしの製法も水田漁業とセットになってもたらされたと推測されている［原田 2013］．

　魚食との対比の必要から，獣肉食の忌避についても簡単に説明しておこう．古墳時代までは，日本列島においても動物食は一般的であった．しかし「魏志倭人伝」の記述などから，服喪や特別な行事の際に肉を遠ざける習慣があったことがうかがわれる．天武天皇3年（675年）にいわゆる肉食禁止令が発布され，このことから仏教の影響により日本では肉食が禁止されたと解されてきた．しかし，原田信男は，この禁令はウシ・ウマ・イヌ・サル・ニワトリの5種の肉食に限定され，また4月〜9月と期間が限られ，食用に汎用されていたシカ・イノシシは除かれていることから，仏教的倫理観からの肉食禁忌ではないと解釈している．4〜9月というのは稲作期間に該当し，また当時酒を飲んだり肉を食べたりすると稲作が失敗するという信仰があったことなどから，この肉食禁止令は水田稲作のための殺生禁断令とみなすことができると原田は指摘する．やがて聖なる米に対して，その生産の障害となる穢れた肉食という価値観が浸透し，肉食に対しては仏教の殺生禁断の罪，神道による不浄，穢れの観念が意識されるようになったという［原田 2013］．

　中世には，魚鳥を調理する包丁人と，精進料理を調理する僧形の調菜人とを区別した．また，中世には「美物」という概念があった．味のよいものの意で，本来は魚鳥をさしていた．魚類のなかでは，特にコイが優れているとされた［網野・横井編 2003］．これには中国文化の影響や京の都の地理的条件が指摘されている．江戸時代になると，タイが第一に替わる．マグロは下魚で，特に大トロは嫌われていた．フグも中毒死が多く，下魚とされた［松下 2012］．

　江戸時代には多くの料理レシピが開発され，料理書が多く出版された．江戸期の料理書を研究してきた松下幸子は，料理書9冊を選定し，うち7冊以上に登場する魚種はアユ・アワビ・アサリ・イワシ・イカ・エビ・カツオ・カキ・カレイ・クジラ・サケ・シラウオ・タイ・タラ・タコ・ナマコ・ハマグリ・ブリ・カレイだったと報告している．また，収載頻度の多い調理法は，汁物・鱠・煮物・焼物・

刺身・鮓（すし）・浸物（ひたしもの）・和物（あえもの）であった［松下 2012］．

1.1.3 魚食の諸相
ここでは，特徴的な魚食のトピックを拾ってみよう．

a. すし
典型的な魚食料理であるすしであるが，源流とされるのは魚と塩と飯で漬けて発酵させたなれずしで，その製法は滋賀県のふなずしに残る（5.3節参照）．内臓を抜き，いったん塩漬けにしたニゴロブナに飯を詰めて数ヶ月から1年以上も漬け込む．食べるときには飯は除いて魚のみを薄切りにし，酒の肴や茶漬けにして食べる．また，滋賀県周辺ではドジョウ・ナマズ・ウグイなど，淡水魚を飯漬けにした神饌が継承されている［日比野 1999］．

なれずしには漬け魚を意味する「鮓」の字があてられ，魚醤（ぎょしょう）を意味する「鮨」と混同されるようになった．「寿司」の文字は近世以降に出現する．古代には，諸国から貢納物として送られた．室町時代に，漬け込み期間が短く飯も魚肉とともに食べる生成（なまな）れというすしに変わり，魚と飯の料理になった．18世紀になると，発酵を待たずに飯に酢を混ぜた早ずしができ，押しずしや握りずしが登場した［日比野 1999］．

b. 魚 醤
東南アジアで調味料として一般的な魚醤は，日本でもショッツル・イシル・イカナゴ醤油などがあるが(5.3節参照)，調味料としては穀醤（こくしょう）（醤油）が優位となっている．石毛直道は，なれずしは魚や肉に飯を混ぜて発酵させた保存食品であり，魚醤との違いは飯を加えるかどうかであると指摘する．なれずしは水田稲作と強い相関をもち，水田漁業との関連が推察されている［石毛・ラドル 1990］．文献資料として確認することは不可能だが，縄文・弥生時代には日本も魚醤文化圏に属していたが，東アジアの農耕社会において大豆や米など穀類の栽培が盛んになると，魚醤・宍醤（ししびしお）（肉醤（にくしょう））から穀醤へと発展した文化圏のなかに日本も組み込まれたと考えられている［原田 2005］．

c. 塩 辛
塩辛は一般的には魚介類の身と内臓を塩漬けにして，内臓の酵素の働き等により熟成させたものをいうが，地域によっては魚介を大量の塩で漬けた1年以上保

存が可能なものをシオカラと呼んでいる．筆者が調査に訪れた新潟県粟島浦村では，姿のままの魚を塩で1年ほど漬けたシオカラが現在もつくられている．シオカラをこんがりと焼いて鉢に入れ，熱湯を上から回しかけて刻んだネギなどを散らす．身を食べるというよりは，汁を賞味すると地元の人はいう．調味料である魚醤と食品である塩辛との未分化な事例だといえよう．

d. 刺　身

動物考古学により，当時の人々に寄生していた寄生虫の実態が明らかにされてきている．藤原京のトイレ遺構からは回虫，鞭虫（べんちゅう）以外に，アユを中間宿主とする横川吸虫やフナなどを中間宿主とする肝吸虫が検出されている．生食か，内臓まで火を通さずに食べるかしないと寄生しないという［松井 2005］．この事例から，当時の人々が魚を生食かそれに近い状態で食していたことが推測される．

室町時代まで魚の生食は「鱠（なます）」として酢で食べたが，醤油が発達すると醤油で食べる刺身へと変化した．「刺身」の初見は『康富記（やすとみき）』（1448年）の記事だとされる．江戸時代以降も儀式の際には鱠が用いられたが，日常では刺身の方が主流になっていった．近代になってもコールドチェーンの発達をみるまでは，刺身は特別なご馳走であり，その感覚は現在も残っている．

刺身といえば初鰹（はつがつお）が有名だが，カツオを生食するようになったのは比較的新しい．江戸の町では，明和・安永年間（1764～1781）のころから文化・文政年間（1804～1830）にかけて初鰹志向が熱狂的となり，幕府が定める売り出し期間以前のカツオが驚くほどの高値で取引された．上方では，このような初鰹への志向はみられなかった［松下 2012］．

1.1.4　魚食と信仰

先述のように，庶民の日常生活においては水産物の消費量は想像以上に小さい．しかし，日本人の信仰・精神的世界において海産物は重要な位置を占め，深い意味を担ってきた．古代から現在に至るまで，海産物は神と人の交流に必需とされ，神饌・行事食に取り入れられ伝えられてきた．また，人と人の交流の場である宴会料理でも，海産物はその中心となって日本料理の主軸をなしてきた．

日本では，古代から近世までの長きにわたり，獣肉食禁忌が存在した．獣肉食は穢れとして位置づけられたのに対し，魚食は清浄さの象徴であった．淡水魚に

はその意味付けは薄く，海藻も含めた海産物に清浄さが意識されていたといえる．海産物に清浄性が認められてきたのは，日本人の海の浄化作用への信仰に基づいているとみなすことができる．葬儀に参列した後，自宅に入る前に身体を塩で清める習慣に顕著に現れている．

海の浄化作用への信仰を示す例として，奄美地方・沖縄地方で行われる「浜降り」という行事があげられる．旧暦3月3日および7月頃海辺に行き，海水に手足を浸して清め，健康を祈る．年中行事として行うほか，臨時に行うこともある．三月節供は，今では華やかな雛人形を飾る女児の祝いになっているが，雛人形の前身が心身の穢れを移して水辺に流し捨てる祓いの人形であったように，禊や祓いの要素が見出せる．近年まで，各地に磯遊び・山遊びといい，磯や山へ出かけて共同飲食する習慣があった．磯遊びの際には潮干狩りも行われた．雛人形に貝類を供えたり，ハマグリの潮汁をつくるのは，このような磯遊びの感覚を伝えるものとも考えられている．

日本では葬儀・法事，その他の機会に仏教行事が行われ，そこでは精進料理が供された．仏教的な儀礼空間から日常生活に復帰する際には「精進落とし」「精進上げ」「精進解き」と称して，ナマグサモノを食べなければならないとされていた．現在「生ぐさい」といえば不快な状態であろう．しかし，ナマグサモノには仏教の忌みに掛かっていない，死の穢れに汚染されていない状態を示すプラスのイメージがあった．日本人の世界観には，穢れ（死・病・災い・不吉等のイメージ）は感染するとの信仰があり，この穢れを落とすためにナマグサモノを食べたり，この穢れに感染していないことの証明としてナマグサモノを添えた．

現在もデパートなどで贈答品を購入する際「お熨斗紙はどうなさいますか？」と訊かれる．熨斗とは「熨斗鮑」の「熨斗」であり，死の穢れに感染していないことの証明として贈り物にナマグサモノである熨斗鮑を添えた．やがて本物の熨斗鮑ではなくなり，色紙で似せてつくったものを貼ったり，熨斗の絵を印刷したり，ただ文字で「のし」と書くようになった．本来の意味は忘れられているが，現在でも祝儀の贈り物にはなければ済まない習慣となっている．かつて熨斗鮑が入手できない地域では，魚の尾鰭を残して乾燥したもので代用した．また，コウコウフグといって小さな乾燥したフグを，来客の際香の物と茶を出すときに添えた［柳田 1998］．

大晦日の晩のご馳走に供される魚のことを「年取り魚」とか「正月魚」といった．東日本は主として塩鮭，西日本は塩鰤であった．境界は糸魚川静岡構造線のあたりだといわれる．親戚どうしが歳暮として年取り魚を贈ったもので，何本も年取り魚が吊り下がるようすに家の繁栄がうかがわれた．普段は食べられないような大きな切り身にして食べるほか，雑煮の具にも多用された．サケ・ブリ以外に，福岡県北九州市小倉などではメザシ100匹を親元に持参するのが習慣で，現金を贈る場合にも熨斗紙に「目刺百尾」などと上書きした．

　正月と盆は，一般には対照的な行事だと理解されている．正月は神をまつる神道的な行事で，盆は先祖をまつる仏教的な行事であるとされる．しかし，民俗学の知見によれば，正月に来訪する神には祖先的な要素があり，また盆行事にも仏教の要素だけでは説明のつかない行事も多々ある．たとえば，盆は通常仏教行事とみなされるため魚介は用いられないが，両親が健在な場合に独立した子どもたちが生家へ魚を贈る「盆魚」「生見玉」「生盆」などと呼ばれる習慣がある．また，正月の年取り魚の歳暮に対応する行事として，島根県安来市ではお盆に分家が本家へサバを贈る習慣がある．サバは仏前の「生飯」とのごろ合わせともいわれ，盆魚の贈答に広く用いられた．

　以上のように，栄養摂取の面では取るに足りないような量の摂取であっても，自身の清浄を保つため，神や人と交流するため，生活のさまざまな場面で魚食の文化がはぐくまれてきたのである．

〔竹内由紀子〕

文　　献

網野善彦・横井　清編（2003）．日本の中世6 都市と職能民の活動，中央公論新社．
石毛直道・ケネス ラドル（1990）．魚醤とナレズシの研究－モンスーン・アジアの食事文化，岩波書店．
井上　章（1983）．講座日本語の語彙10 語誌II，明治書院．
内田幸彦（2006）．「水辺の恵みと食文化－川魚を中心に」，群馬県板倉町 水郷の伝統食（群馬県板倉町伝統的水郷空間活性化委員会），板倉町民俗研究会．
越智信也ほか（2009）．魚食文化の系譜，雄山閣．
川上行蔵（2006）．完本 日本料理事物起源，岩波書店．
川那部浩哉（2000）．魚々食紀（平凡社新書041），平凡社．
坂下圭八（1989）．歴史のなかの言葉，朝日新聞社．
佐藤洋一郎編（2008）．米と魚，ドメス出版．
澁澤敬三（1992）．澁澤敬三著作集第1巻 祭魚洞雑録 祭魚洞穂考，平凡社．
新谷尚紀・関沢まゆみ編（2013）．民俗小事典 食，吉川弘文館．

瀬川清子（2001）．食生活の歴史（講談社学術文庫1517），講談社．
長崎福三（2001）．魚食の民―日本民族と魚（講談社学術文庫1469），講談社．
農林水産省．我が国における魚介類摂取量の特徴．
　http://www.maff.go.jp/j/syouan/tikusui/gyokai/g_kenko/tokucyo/
原田信男（2005）．和食と日本文化―日本料理の社会史，小学館．
原田信男（2013）．日本の食はどう変わってきたか（角川選書523），角川書店．
日比野光敏（1999）．すしの歴史を訪ねる（岩波新書641），岩波書店．
松井　章（2005）．環境考古学への招待（岩波新書930），岩波書店．
松下幸子（1991）．祝いの食文化（東京美術選書61），東京美術．
松下幸子（1996）．図説江戸料理事典，柏書房．
松下幸子（2012）．江戸料理読本（ちくま学芸文庫），筑摩書房．
柳田国男（1998）．柳田國男全集10 食物と心臓，筑摩書房．
柳田友道（1991）．うま味の誕生―発酵食品物語（岩波新書161），岩波書店．
矢野憲一（1981）．魚の民俗，雄山閣．
山内景樹（1997）．サカナと日本人（ちくま新書121），筑摩書房．

1.2　日本型食生活と健康

　現代の日本は世界有数の長寿国となり，飽食の時代といわれるように，デパートやスーパーの食品売り場には世界中から集められた食品が季節を問わずあふれている．一方で，肥満と生活習慣病に悩む中高年は年々増加しており，今後老齢化に向かう日本社会の大きな懸念材料である．しかし，このような状況はこの20～30年の食生活の変貌による結果であり，少し前の日本人の食生活は世界の模範となっている．

1.2.1　戦前から戦後の食生活

　明治時代以降も日本人の食生活はきわめて貧弱であった．宮沢賢治は「…一日ニ玄米四合ト味噌ト少シノ野菜ヲ食べ…」と自戒の詩「雨ニモマケズ」に記しているが，一汁一菜で1日に4～5合のご飯を食べ，身欠きニシンなどの煮魚を月に2, 3回食べる程度が庶民の食生活であった［阿部 1991］．過度の肉体労働を支えたのは，米依存，塩分過剰，動物性タンパク質不足，ビタミン不足の食生活であり，この改善は栄養学の黎明期からの重要な課題であった．

　豪雪と絹織物で知られた新潟県中魚沼郡十日町（現新潟県十日町市）の織物工場の，1300人から最盛期の3000人に及ぶ女工たちの1日3食の給食を昭和12年から26年まで担当していた栄養士は，1日5合の米を4.2合から徐々に減らし，

表 1.1 戦前から戦後の栄養素摂取量の推移（藤沢, 2003 および国立健康・栄養研, 2012 より作成）

年次	摂取エネルギー (kcal/人・日)	摂取タンパク質 (g/人・日)	うち動物性 (%)	摂取脂質量 (g/人・日)	F比[*] (%)
1907〜1915（明治40〜大正4）	2114	59.6	4.9	13.1	5.6
1921〜1925（大正10〜14）	2308	68.4	8.5	16.5	6.4
1931〜1935（昭和6〜10）	2181	64.2	11.4	15.1	6.2
1946（昭和21）	1903	59.2	18.6	14.7	7.0
1955（昭和30）	2104	69.7	32.0	20.3	8.7
1965（昭和40）	2184	71.3	40.0	36.0	14.8

[*]：摂取エネルギーに対する脂質エネルギー比．

動物性タンパク質を献立に加えることに大変な苦労を重ねてきたと述懐している［阿部 1991］．拡張した胃を縮小させ，食べなれないコロッケやフライなどの栄養価の高い献立に慣れさせるのは，まさに当時の庶民に対する食育であったと思われる．

20世紀前半の日本人の栄養素の摂取傾向を表1.1に示す．摂取エネルギーは2000 kcalを超え現在と変わりはないが，その75%は穀類（大半は米）に依存していた．タンパク質摂取量も60 gを超えていたものの，やはりその60%は米由来であり，動物性タンパク質は戦前には摂取タンパク質量の5〜11%にすぎなかった．現在の50%超と比べると，いかに肉や魚を食べていなかったかがうかがわれる．脂質の摂取量もきわめて少なく，その結果摂取エネルギーに対する脂質エネルギー比（fat energy ratio：F比）[*]は6〜7%にすぎなかった．

戦後の混乱期を経て，昭和30（1955）年になるともはや戦後ではないといわれるようになり，このころから日本人の食生活は大きく改善された．昭和40（1965）年には動物性タンパク質も摂取タンパク質量の40%に達し，F比も15%近くにまで上昇している．

1.2.2 魚食の現状

上述のように，魚でさえも月に数回しか食卓に上ることがなかった戦前には，魚介類の摂取量は明治以来10〜30 g/人・日とわずかなものであった［藤

---

[*]：摂取あるいは供給エネルギーに対するタンパク質（protein），脂質（fat），炭水化物（carbohydrate）それぞれのエネルギー比はPFCバランスといわれ，理想的には摂取エネルギーあたりそれぞれ12〜15%，20〜30%および57〜68%とされている．

沢 2003]．しかし，戦後は魚介類の摂取量は急速に伸び，1946（昭和 21）年には 45.3 g/人・日であった摂取量が 1955（昭和 30）〜1965（昭和 40）年には 76〜77 g に達し，1975（昭和 50）年以降は 90 g 代に乗せている（表 1.2）．しかしながら，1995 年をピークとして魚介類の摂取量は下降線を示し，2010 年には粗供給量では 50 g，摂取量でも 24 g/人・日もピークから減少している．

魚介類の消費量の低下に伴って肉類の消費は増加しており，2008 年にはほぼ同量となり，2011 年には肉類消費量が魚介類のそれを 10 g 以上上まわり，この傾向は当分続きそうである．かつては世界一の魚介類消費量を誇った日本は，近年人口 100 万人以上の国ではポルトガルと韓国に抜かれ，マレーシアやミャンマーに迫られている状況である．日本以外のこれらの国々では魚介類の消費量は年々増加している．日本における魚離れは若年層のみならず，中高年層でも顕著である．そのため，水産庁をはじめ都道府県単位でもさまざまな形で魚食を奨励しているものの，大きな成果はあがっていない．

しかしながら，1975 年には 100% 近かった魚介類の自給率はその後急激に低下し，2010 年には 55% に達している（表 1.2）．さらに，輸入量が大きいクロマグロやエビ類はそれぞれ資源の枯渇および養殖エビの病気が問題になっている．一方，魚介類の輸入が増加しているにもかかわらず，近年外国との競合が大きく

表 1.2 魚介類の供給および摂取量の推移（農林水産大臣官房食糧安全保障課, 2013 および阿部, 1995 より作成）

年　次	粗供給量* (g/人・日)	純供給量** (g/人・日)	自給率 (%)
1975	184.3	95.4（94.0）	99
1985	190.5	96.8（90.0）	93
1995	194.1	107.3（96.9）	57
2000	184.1	101.8（92.0）	53
2005	168.6	94.9（84.0）	51
2010	144.7	78.3（72.5）	55
アメリカ	66.3		66
フランス	92.3		35
スウェーデン	87.9		55

*：国内消費仕向量から飼料用，加工用，減耗量を除いたもの．
**：粗供給量に歩留まりを乗じたもの．（ ）内は摂取量．
自給率は飼肥料を含む魚介類全体，外国の数値は 2009 年度．

なり，日本のシェアは低下してきている．また，ウナギをはじめ近海の多くの魚介類資源は急激に減少しているのが現状である．したがって，日本人の魚介類の消費は今大きな岐路に立っているといっていいであろう．

一部の国を除いて，西欧諸国の魚介類消費量は歴史的にきわめてわずかであった．しかしながら，最近各国とも消費量は大きく増加している（表1.2）．アメリカは1988年にわずかに22.5g/人・日であった粗供給量は2000年には58.6gにまで増加し，2009年は表にみられるように66.3gに達している．西欧諸国でも肉よりは魚の方が健康によいことが認識され，また後述のように和食のよさが認められ，日本食レストランが大都市に林立し，魚介類の消費は大きく伸びている．

1.2.3　日本型食生活

戦後の日本の復興はめざましく，それに伴って食生活も大きく改善された．それにもかかわらず，摂取エネルギーはそれほど大きく増加したわけではなく（表1.3），明治時代と比較しても数十kcal増えたにすぎない．日本は経済成長に比例して摂取エネルギーが上昇しない世界でもまれな国なのである．

一方，脂質摂取量は戦前と比べれば大きく増加し，1995年には60g/人・日近

表1.3　エネルギーおよび脂質の供給量と摂取量の推移（農林水産大臣官房食糧安全保障課，2013および阿部，1995より作成）

年次	供給エネルギー* (kcal/人・日)	脂質供給量* (g/人・日)	F比 (%)
1975	2518 (2188)	63.9 (52.0)	22.8
1985	2597 (2088)	75.4 (56.9)	26.1
1995	2654 (2042)	82.7 (59.9)	28.0
2000	2643 (1948)	84.2 (57.4)	28.7
2005	2573 (1904)	82.8 (53.9)	28.9
2010	2447 (1849)	77.0 (53.7)	28.3
アメリカ	3521	155.7	39.8
フランス	3354	165.3	44.4
スウェーデン	3000	127.1	38.1

＊：（　）内は摂取エネルギーおよび脂質摂取量．
外国の数値は2009年度．

くに達したものの,その後は低下傾向である.F比は推奨値が20〜30とされ,1975年に理想的なF比の22.8であったがその後上昇し,西欧並みの30を超えるかと予想された.しかし,この予想ははずれ,1995年以降28代でほぼ飽和に達している.これもきわめて珍しい現象である.

1975〜1980年頃の日本人の食生活は西欧社会からみると理想的と考えられ,日本型食生活といわれた.すなわち,摂取エネルギーは2000 kcalを超える程度で,脂質摂取量が55 g前後であるためF比は25以下と理想的で,さらにタンパク質摂取量は植物性と動物性が半々であって,畜産物と水産物由来のタンパク質摂取量もほぼ同量であった(表1.4).肥満も少なく,心疾患や脳血管系疾患などの生活習慣病の比率も低かった.

たとえばこの当時,肥満に悩むアメリカでは,供給エネルギー値は3500 kcal/人・日前後で,供給エネルギーあたりのF比は44にも達していた.1980年代のアメリカでは幼稚園から老人ホームに至るまで広くキャンペーンを張り,国をあげて食生活の改革を行ってきた[阿部 1995].牛肉やバター,ケーキやアイスクリームなどの肥満の原因となる食品の消費が低下し,鶏肉や魚,ヨーグルトやチーズ,あるいはノンオイルドレッシングやスキムミルクなどの低カロリー食品の消費が大きく上昇した.その結果,一時はエネルギー消費量もF比も低下傾向を示し,大都市のサラリーマンはスマートになった.しかし,現在でもアメリカで

表1.4 タンパク質供給量の推移(農林水産大臣官房食糧安全保障課,2013および阿部,1995より作成)

年次	タンパク質供給量* (g/人・日)	植物性 (%)	動物性 (%)		
			畜産物	水産物	合計
1975	80.3 (80.0)	56.4	21.5	22.0	43.6
1985	82.1 (79.0)	49.8	27.3	22.9	50.2
1995	87.9 (81.5)	45.1	31.7	23.2	54.9
2000	86.8 (77.7)	44.9	32.7	22.4	55.1
2005	84.0 (71.1)	45.0	33.2	21.8	55.0
2010	79.7 (67.3)	45.3	34.8	19.9	54.7
アメリカ	111.5	35.7			64.3
フランス	106.3	36.3			63.7
スウェーデン	106.7	33.5			66.5

*:( )内は摂取タンパク質量.
外国の数値は2009年度.

は供給エネルギーが 3500 kcal/人・日を超え，F 比も 40 に近く（表1.3），肥満は相変わらず多く，生活習慣病の大きなリスクファクターとなっている．しかし，欧州諸国では食生活が改善された国も多く，イタリアやフランスでも F 比は低下傾向にあり，魚介類の消費量も増えている．

日本型食生活が健康によいことは，これまでの多くの疫学的研究結果から明らかである．たとえば，1983 年から 10 年間の WHO（世界保健機構）の調査でも和食が生活習慣病を抑制し，日本人の長寿の源になっていると結論されている．1990 年から 2011 年まで行われた厚生労働省調査でも，魚を週に 8 回食べる人は，1 回しか食べない人と比べて心筋梗塞の発症リスクが 60% も低いことが明らかにされている．その他，魚を食べるとがんのリスクが低下する，血栓の形成が抑制される，糖尿病の予防に効果があるなど，多くの研究成果があげられている［水産庁 2013］．また，2013 年には日本の伝統的な一汁三菜の和食がユネスコの無形文化遺産に登録されている．

1.2.4 将来展望

現在の日本人の食生活はすでに日本型食生活から逸脱している．摂取エネルギーおよび脂質量は減少傾向にあるものの，F 比は上昇し，ほぼ半々であった植物性と動物性のタンパク質摂取は動物性タンパク質に傾いており，今後もこの傾向は続きそうである．動物性タンパク質も 1975 年には水産物と畜産物がほぼ拮抗していたが，現在では大きく畜産物由来に傾き，日本人の魚離れが顕著である．

しかしながら上述のように，平均してみれば日本人の食生活は極端に走ることがなく，摂取エネルギーは低下傾向であり，脂質摂取量も今世紀に入ってから減少に転じ，そのため心配されていた F 比も 30 を超えることはなく，28 台でとどまっている．F 比が 38 から 44 と高い値にある西欧諸国とは一線を画している．この理由は不況などの影響もあるものの，年齢とともに伝統的食生活に回帰する傾向のある日本人の性格によるところが大きいと考えられる．若者は肉食を好み，ジャンクフードを愛する傾向があるものの，ある年齢以降になると肉よりは魚，洋食よりは和食を好むようになることが，全体としてエネルギーと脂質の摂取を抑制しているものと考えられる．

このように，全年齢を平均すれば日本人の食生活は健全であるようにみえるも

のの,個々には問題点は多い.食べすぎと運動不足あるいは外食やファーストフードの増加などから,肥満傾向は特に男性ではほぼ全年齢に及んでおり,生活習慣病のリスクは高まっている.F比は20代男性および20〜50代の女性で30以上の人が30%を超えている［農水大臣官房食糧安全保障課 2013］.そういう点からみれば,現代の日本人は1億総半病人ともいえるかもしれない.最近ではこの半健康・半病気状態は未病ともいわれている.その結果,日本人の健康志向はきわめて高まっているものの,食生活の改善よりは健康食品やサプリメントに頼る傾向が強く,これらは現在巨大な市場となっている.

日本人は今やかつての日本型食生活を再認識する必要があるであろう.飽食の時代といわれ,巷には季節を問わず世界中から集めた食品があふれている.しかし,コメを中心として野菜,芋,豆,肉,魚などをうまく取り入れた,バランスのよい和食が最も健康にいいことは明らかである.魚介類もそのおいしさと栄養的な優秀さを認識するとともに,資源を守りつつうまく利用することを第一に考え,その安定な供給を図る必要があるであろう.　　　　　　　　　　〔阿部宏喜〕

文　献

阿部久美子（1991）.別冊市史レポート手記 わたしの証言第三集（十日町市史編さん委員会編），pp. 71-76,十日町市史編さん委員会.
阿部宏喜（1995）.魚の科学（鴻巣章二監修,阿部宏喜・福家眞也編），pp. 86-92,朝倉書店.
国立健康・栄養研究所監修（2012）.国民健康・栄養の現状,第一出版.
水産庁編（2013）.水産白書,農林統計協会.
農林水産大臣官房食糧安全保障課編（2013）.食料需給表,農林統計協会.
藤沢良和編（2003）.栄養・健康データハンドブック,同文書院.

2 魚介類の栄養の科学

● 2.1 タンパク質 ●

タンパク質 (protein) とは，アミノ酸 (amino acid) がペプチド結合 (peptide bond；共有結合の1つ) で直鎖状につながった (脱水縮合した) ものであり，小さいもので数十個，大きいものでは数万個のアミノ酸で構成される．タンパク質の分子量は大きいもので数百万になる．アミノ酸数50個をおよその基準として，それより短いものをポリペプチド，長いものをタンパク質と呼ぶ．魚介類由来のタンパク質の分子量の例を表2.1に示す．ミオシン (myosin) 重鎖 (後述) のアミノ酸数は2000弱，分子量が20万以上と，タンパク質としては大きな部類に属し，ミオグロビン (myoglobin) は小さなタンパク質といえる．

タンパク質は多種多様な生命現象に関与している．たとえば，構造維持 (コラーゲン，ケラチンなど)，運動 (ミオシン，アクチンなど)，物質輸送 (ヘモグロビン，アルブミンなど)，貯蔵 (ミオグロビン，フェリチンなど)，触媒 (酵素)，生体防御 (免疫グロブリンなど)，恒常性維持 (ホルモン，受容体など)，ストレ

表2.1 筋肉の主要タンパク質の性状

	アミノ酸数	分子量	等電点	疎水性度[*]
ミオシン重鎖 (ホタテガイ)	1930	221209	5.5	79.0
ミオシン重鎖 (シログチ)	1945	223114	5.7	76.8
アクチン (スケトウダラ)	377	41959	5.2	83.1
コラーゲン (ニジマス)	1356	126985	9.4	41.8
ミオグロビン (キハダ)	147	15660	9.0	102.0

表中の数値はすべて演繹アミノ酸配列に基づく計算値 (ExPASy ProtParam を用いて計算)．

[*]：Aliphatic index (タンパク質における疎水性残基で占められる容積の割合) を表示．

2.1 タンパク質

酸性アミノ酸

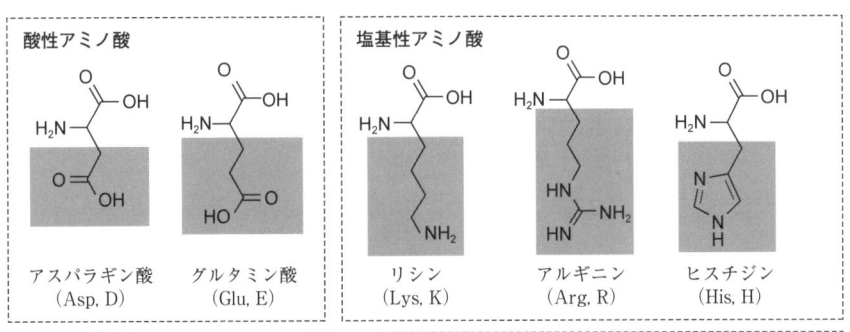

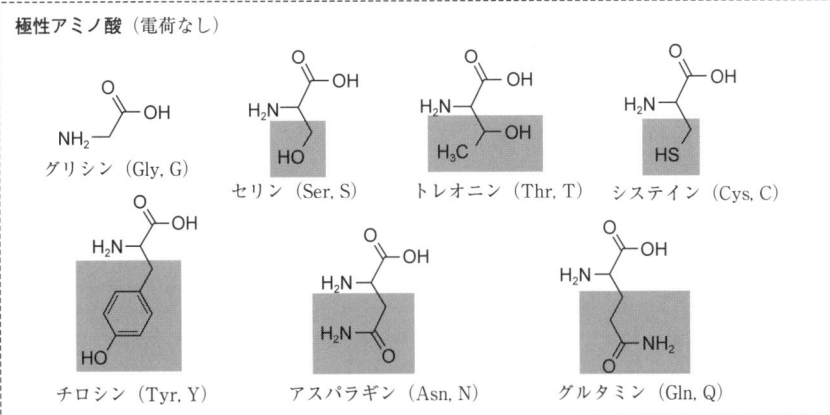

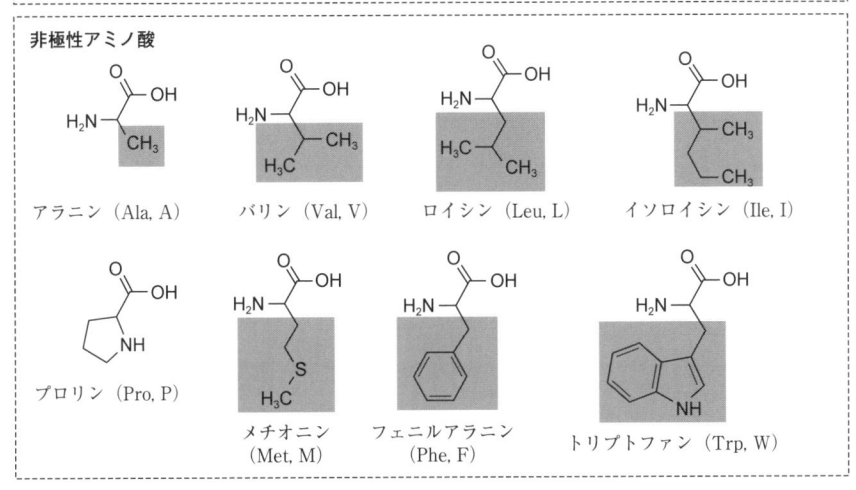

アスパラギン酸（Asp, D）　グルタミン酸（Glu, E）

塩基性アミノ酸

リシン（Lys, K）　アルギニン（Arg, R）　ヒスチジン（His, H）

極性アミノ酸（電荷なし）

グリシン（Gly, G）　セリン（Ser, S）　トレオニン（Thr, T）　システイン（Cys, C）

チロシン（Tyr, Y）　アスパラギン（Asn, N）　グルタミン（Gln, Q）

非極性アミノ酸

アラニン（Ala, A）　バリン（Val, V）　ロイシン（Leu, L）　イソロイシン（Ile, I）

プロリン（Pro, P）　メチオニン（Met, M）　フェニルアラニン（Phe, F）　トリプトファン（Trp, W）

図 2.1　タンパク質構成アミノ酸
網掛け部分は側鎖，（　）内は略号（3文字表記および1文字表記）.

ス応答（熱ショックタンパク質など），遺伝子発現調節，細胞機能調節である．ヒトでは10万種類にも及ぶタンパク質が存在するとされている．

2.1.1　アミノ酸の種類と構造

タンパク質は生物の種類によらず，基本的に20種類のアミノ酸（図2.1）により構成される．アミノ酸の中心となる炭素原子（α炭素）の4本の手に（図2.2），中性pHにおいて電離して酸性を示すカルボキシ基，塩基性を示すアミノ基，水素原子および側鎖（図2.1中の網掛け部分）が共有結合していることを構造上の共通点とする（α-アミノ酸）．

グリシンを除くアミノ酸のα炭素は不斉炭素原子であるため，光学（鏡像）異性体（optical isomer；D型，L型）が存在する．タンパク質を構成するアミノ

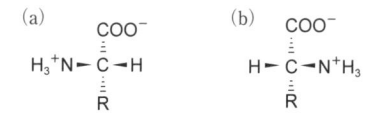

図2.2　L-アミノ酸（a）とD-アミノ酸（b）

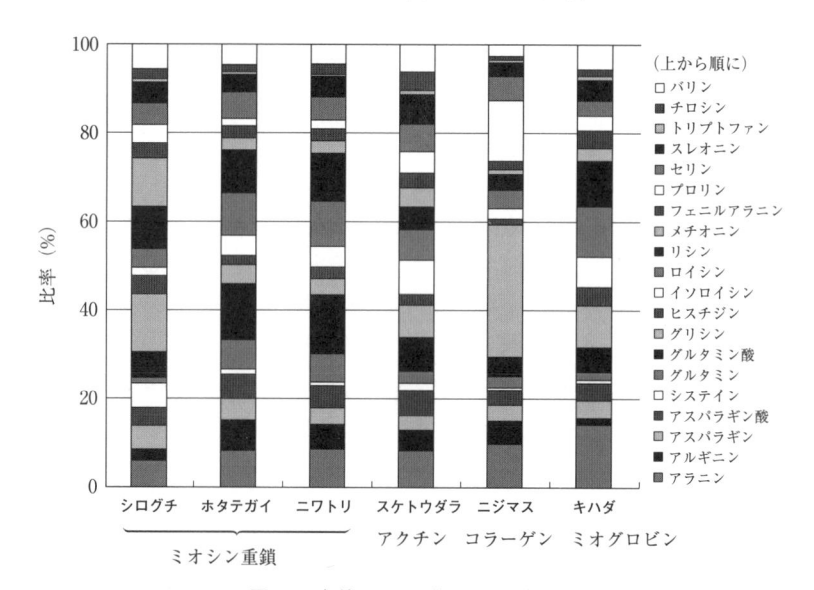

図2.3　各種タンパク質のアミノ酸組成

酸は基本的にL型である．側鎖は大きさ（体積），電荷，水に対する溶解度，化学反応性などにおいて異なる．また，タンパク質の種類によって存在比（組成）に特徴がある（図2.3）．同じミオシン重鎖でも，ホタテガイのものは脊椎動物のものとは明らかに異なり，異なるタンパク質間ではかなりの違いが認められる．コラーゲンでは特にプロリンの割合が高く，トリプトファンは含まれない．

　タンパク質中のアミノ酸は残基と呼ばれる．電荷をもつ残基はタンパク質分子表面に位置する傾向がある．アスパラギン酸とグルタミン酸は負に荷電したカルボキシ基を2つもつ酸性アミノ酸であり，アルギニンは正に荷電したグアニジノ基を，ヒスチジンはイミダゾール基を，リシンはもう1つのアミノ基をもつ（図2.1）．水酸基およびアミドをもつもの（それぞれセリン，トレオニンおよびアスパラギン，グルタミン）は中性アミノ酸である．プロリンはα-イミノ酸の1種である．

　タンパク質はアミノ酸に由来する電荷をもつが，その総和がゼロになる水素イオン濃度（pH）をタンパク質の等電点といい，タンパク質の種類によってまちまちである（表2.1参照）．筋肉タンパク質は等電点（isoelectric point）を酸性側にもつものが多い．タンパク質のアミノ酸組成や配列により，安定性や疎水性（hydrophobicity；水との「なじみにくさ」）などの性質，その程度も決まる（表2.1参照）．タンパク質に取り込まれていないアミノ酸（遊離アミノ酸）はアミノ酸プールを構成し，タンパク質など生体物質の合成，エネルギー代謝などに利用される．また，タンパク質にはそれぞれ寿命があり，必要に応じて分解，再生される．分解されると構成アミノ酸はアミノ酸プールへまわる．

2.1.2 タンパク質の構造

　タンパク質におけるアミノ酸の並び方（配列 sequence）を一次構造（primary structure）という．各タンパク質のアミノ酸配列の情報は，DNAに存在する各タンパク質の遺伝子にコードされている．各遺伝子はメッセンジャーRNA（mRNA）に転写され，その塩基配列に基づきリボソームでタンパク質が合成される．タンパク質の両端のアミノ酸のアミノ基あるいはカルボキシ基はペプチド結合に用いられないため，生合成後のタンパク質に残ることになる．アミノ基が存在する側をアミノ（N）末端，反対側をカルボキシ（C）末端と呼ぶ．

```
MCDDEETTAL VCDNGSGLVK AGFAGDDAPR AVFPSIVGRP RHQGVMVGMG  50
QKDSYVGDEA QSKRGILTLK YPIEHGIITN WDDMEKIWHH TFYNELRVAP 100
EEHPTLLTEA PLNPKANREK MTQIMFETFN VPAMYVAIQA VLSLYASGRT 150
TGIVLDAGDG VTHNVPVYEG YALPHAIMRL DLAGRDLTDY LMKILTERGY 200
SFVTTAEREI VRDIKEKLCY VALDFENEMA TAASSSSLEK SYELPDGQVI 250
TIGNERFRCP ETLFQPSFIG MESAGIHETA YNSIMKCDID IRKDLYANNV 300
LSGGTTMYPG IADRMQKEIT ALAPSTMKIK IIAPPERKYS VWIGGSILAS 350
LSTFQQMWIS KQEYDEAGPS IVHRKCF                         377
```

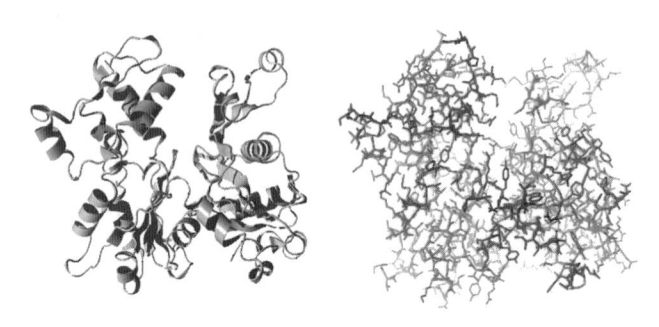

図 2.4 アクチン（スケトウダラ）の演繹アミノ酸配列（上）と，予測された立体構造

上の配列において，α-ヘリックスおよびβ-ストランド構造をそれぞれ実線および点線で示した．他の部分はランダムコイル（いずれも二次構造予測プログラム GOR で予測した二次構造に基づく）．下の2つの構造はアクチン分子を同じ角度から眺めたものであるが，左は主鎖の二次構造がわかりやすいリボンモデル，右はアミノ酸側鎖を表示したスティックモデルで示してある．アミノ酸の略号は図 2.1 を参照のこと．

　タンパク質の一次構造は，生合成が行われる方向（アミノ末端→カルボキシ末端）に向かって，左から右に表示する決まりになっている．筋肉タンパク質の1つ，アクチン（詳細は後述）の構造を図 2.4 に示す．主鎖だけの（側鎖を含まない）部分的立体構造が二次構造（secondary structure；図中の下線部）であり，側鎖を含めたものが三次構造（tertiary structure；図 2.4 下段）である．同じタンパク質（分子種）でも生物種が異なると（たとえば，図 2.3 に示したシログチとホタテガイのミオシン重鎖），特に分類上の類縁関係が遠いほど，アミノ酸の置換の度合いが大きい傾向にある．タンパク質の構造は多様で，一般に非常に複雑であるが，各々の生理機能にとって非常に意味のある形をなしている．

タンパク質の主要な二次構造はα-ヘリックス（α-helix）とβ-シート（β-sheet；β-ストランドが複数，平行に配置したもの）である．水素結合により安定化されている．アクチンの立体構造にはα-ヘリックスとβ-シートの両方がみられる（図2.4参照）．アミノ酸の種類により二次構造の形成しやすさ，しにくさが異なる．アラニン，ロイシン，メチオニン，グルタミン酸などはα-ヘリックスを形成しやすいが，プロリンは逆に形成を阻害する．一方，イソロイシン，フェニルアラニン，トリプトファンなどはβ-シートを形成しやすい．タンパク質の中には，単一のポリペプチドのものだけでなく，複数のポリペプチドが会合したものがある（四次構造 quaternary structure）．この場合，各ポリペプチドをサブユニット（subunit）と呼ぶ．筋収縮タンパク質の1つ，ミオシン（詳細は後述）は，分子量や構造が異なるサブユニットで構成される例である．二次構造から四次構造までを高次構造と呼ぶ．

タンパク質が本来の機能を発揮するためには特有の立体構造や形態（集合体）を形成することが必須である．タンパク質の立体構造は一部の例外を除いて，アミノ酸配列によって決まる．また，立体構造は，強い共有結合（システイン残基間で形成されるS-S結合）と弱い非共有的な相互作用（水素結合，疎水的相互作用など）により形成されている．

リボソームでメッセンジャーRNAの塩基配列をもとに翻訳（合成）されたタンパク質は，その後，部分的な切断や翻訳後修飾を受けて最終的な構造や機能をもつようになる場合が多い．アミノ末端がアセチル化されているタンパク質も少なくない．コラーゲンでは，プロリン残基やリシン残基が水酸化を受ける．そのため，完成されたタンパク質（天然タンパク質）の分子量や等電点は，遺伝子の塩基配列に基づいた演繹アミノ酸配列からの計算値（表2.1）とは異なる場合が多い．

2.1.3 タンパク質給源としての魚介類の特徴

わが国における動物性タンパク質の摂取量の約4割が魚介類由来である．食事から摂取するタンパク質のおよそ2割に相当する．魚類は良質なタンパク質給源とされるが，通常食用とする部分は筋肉である．主たる可食部である筋肉，その構成タンパク質の特徴については以下のとおりである．

a. 食品学的・栄養学的な特徴

　魚介類のタンパク質は，一般に不安定であること，種により性質が異なることなど，畜産物のタンパク質と比較して貯蔵や利用加工上，不利な点が少なくない．これらの性質は，食用対象の大部分を占める筋肉を構成するタンパク質の性質を反映している．これらの性質を理解することにより，水産物のさらなる有効利用を図ることが期待できる．

　タンパク質の立体(高次)構造は温度，pH，塩濃度，有機溶媒，物理的ストレス(攪拌，高圧など)，酸化脂質，重金属イオン，変性剤，界面活性剤などの影響により変化するが（変性 denaturation），一次構造は変化しない．変性は立体構造の崩壊，酵素活性の低下や溶解度の低下，凝集などを伴い，不可逆なケースが多い．

　特に，筋肉タンパク質の主体をなす筋原線維が変性を受けると保水性の低下などを招き，ドリップの増加など，品質劣化の原因となる．変性の度合は，塩溶液に対する溶解度，酵素活性などにより検出ないし定量することができるが，これらの指標が適切か否かについてはタンパク質の種類により異なる．筋原線維やアクトミオシンの ATPase 活性はすり身などの品質評価に用いられる．ミオグロビン（後述）のメト化率は赤身魚肉の褐変度合の指標として用いられる．

　凍結変性は，氷結晶の成長に伴う塩濃度の局所的な増加が原因とされる．最大氷結晶生成帯（$-1 \sim -5℃$）においてはタンパク変性などの変化が進行しやすく，適正な貯蔵条件（温度，期間）の設定および貯蔵中の温度変化を抑えることは品質保持のうえでとても重要である．鮮度（特に死後の筋肉 pH の低下）も変性速度に大きくかかわる．糖類や有機酸など，水酸基を多数含む物質には冷凍変性防止効果が認められる．冷凍すり身には，凍結貯蔵中のタンパク質変性を防ぐことを目的として，ソルビトールなどの糖類が添加されている．一方，タンパク質変性が好ましい変化を起こす場合もある．調理，加工によるタンパク質変性は，嗜好性（食感など）や消化性を向上させる．かまぼこゲルも筋原線維タンパク質の変性の結果として得られる．また，コラーゲンは加熱に伴ってゼラチン化するため，コラーゲン含量が高い組織（骨や皮，筋肉など）は加熱により軟化する．

　アミノ酸にはアミノ基由来の窒素が含まれるため，窒素含量に基づいてタンパク質量が求められる．魚介類を含め，ほとんどの食品では窒素量（g/100 g 試料）に換算係数 6.25 をかけて得られた数値をタンパク質含量とする．そのため，非

タンパク態含窒素化合物（3.3節参照）が多い場合は，実際より高めの数値が得られることになる．

　魚類可食部（生）のタンパク質含量は魚種による差が大きく，日本食品標準成分表 2010 によると，最も少ないものでアンコウ，ギンダラの 100 g あたり 13.0 g，最も多いものでクロマグロ赤身の同 26.4 g である．無脊椎動物では筋肉以外の部分も食用となる場合があることから，最も少ないナマコの 100 g あたり 4.6 g から，最も多いタイラガイの同 21.8 g と大きく異なる．タンパク質含量と水分に相補的な関係がみられるものが多いが，脂質含量が高いものでは，これに当てはまらないものもある（図 2.5）．また，ウニなどのように，生殖腺を食用の対象とするものもあり，直接比較することはできない．

　可食部のアミノ酸組成は生物種により異なるが，魚肉と畜肉では似通っている（図 2.6）．マグロの仲間ではタンパク質含量が特に高い．なお，ここに示すアミノ酸組成は，後述のようなさまざまなタンパク質を構成するアミノ酸，およびタンパク質に取り込まれていない遊離アミノ酸の合計量である．マグロ類では普通筋に含まれる多量の遊離ヒスチジンが，アミノ酸組成に反映している．また，タウリンなどのタンパク質構成アミノ酸でないものは示されていない．

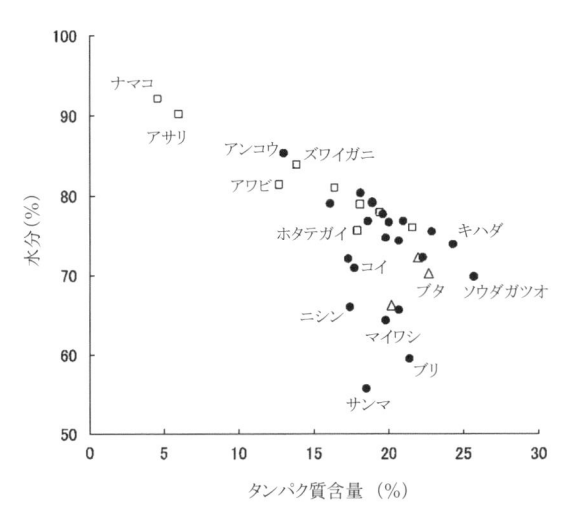

図 2.5　魚介類可食部におけるタンパク質含量と水分との関係
（日本食品標準成分表 2010 のデータより作図）
●：魚類，□：貝類（無脊椎動物），△：畜肉．

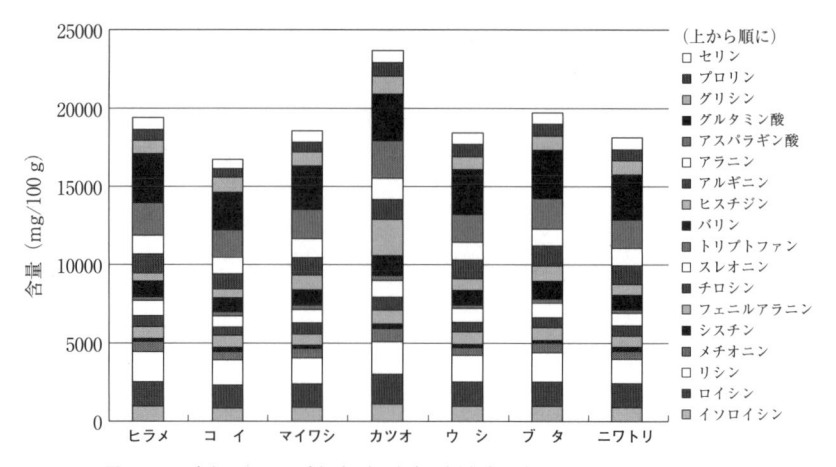

図 2.6 可食部のアミノ酸組成（日本食品標準成分表 2010 のデータより作図）

（上から順に）セリン、プロリン、グリシン、グルタミン酸、アスパラギン酸、アラニン、アルギニン、ヒスチジン、バリン、トリプトファン、スレオニン、チロシン、フェニルアラニン、シスチン、メチオニン、リシン、ロイシン、イソロイシン

表 2.2 アミノ酸スコアと制限アミノ酸

	1973 年 FAO/WHO パターン		1985 年 FAO/WHO/UNU パターン（2～5 歳）	
	アミノ酸スコア	制限アミノ酸	アミノ酸スコア	制限アミノ酸
ヒラメ	100		100	
コ イ	100		96	トリプトファン
マイワシ	100		100	
カツオ	100		100	
サ メ	58	バリン	64	トリプトファン
ギンダラ	95	トリプトファン	81	トリプトファン
ホタテガイ	71	バリン	67	トリプトファン
アワビ	68	バリン	61	ヒスチジン
クルマエビ	74	バリン	77	トリプトファン
ウ シ	100		100	
ブ タ	100		100	
ニワトリ	100		100	

　体内で合成できない，あるいは合成しにくいため，外部から摂取しなければならないアミノ酸を必須アミノ酸（essential amino acid）と呼び，ヒトでは 9 種類（イソロイシン，ロイシン，リシン，メチオニン，フェニルアラニン，スレオニン，トリプトファン，バリン，ヒスチジン）である．必須アミノ酸の含量やバランスはタンパク質の栄養価を決定する．生命活動に必要なタンパク質の合成を保

証するために，およそ 1 g/体重(kg)/日のタンパク質を摂取することが望ましい．アミノ酸スコア（amino acid score）は，食品タンパク質の栄養価を簡便に評価する目的で提唱された．アミノ酸スコアが100に近いものほど，良質のタンパク質といえる（表2.2）．適用する基準により若干の例外もみられるが，魚類には畜肉等と同様にアミノ酸スコアが100のものが多く，良質のタンパク質給源といえる．魚類でも同値が100を下まわるものが散見されるが，これはサメ類などのように尿素を多量に蓄積するために，タンパク質含量が過大評価されたためと考えられる．一方，貝類ではバリンやトリプトファンが第一制限アミノ酸となっており，タンパク質は質的にやや劣る．

b. 魚介類の貯蔵，利用加工にかかわる特性

立体構造が完成されたタンパク質は，そのおかれた環境条件下において，安定性と柔軟性（構造ゆらぎ）という，相反する条件の微妙なバランスのうえに構造が保たれている．タンパク質が生理機能を効率よく発揮するためには，柔軟性のある構造が不可欠なことが多い．天然状態と変性状態における自由エネルギーの差は 20～65 kJ/mol 程度である．タンパク質の構造や機能は，周囲を取り囲む水分子と密接な関係にある．水分子は水素原子の電気陰性度よりも酸素原子の電気陰性度が大きいため極性をもつ．タンパク質にはその電荷によって水分子が水素結合によって結合している（水和）．タンパク質表面の電荷のある部分には水分子が多数結合し，水の薄い層に覆われている（結合水）．

魚介類由来のタンパク質は概して高等脊椎動物のものに比べて不安定である．安定性と体温（マグロ類などの例外を除き，ほとんどの場合生息水温）には相関があることが認められている．魚介類では死後の鮮度低下が速やかであるが，これは低温に生息するために，タンパク質等の分子の構造を不安定化させて適応してきたことと密接な関係がある．

2.1.4 筋肉の構造と構成タンパク質

a. 分類と構造

魚介類の主たる可食部である筋肉の特徴は以下のようである．魚類の筋肉はヒトなど高等脊椎動物のものと同様に，横紋筋（骨格筋，心筋）と平滑筋（消化管，血管など）に大別される．骨格筋は多数の筋線維（muscle fiber；直径10～

100 μm）が整列してできており，腱を介して骨格に固定され，運動や姿勢の維持に用いられる．筋線維の中では多数の筋原線維（myofibril；直径約 1 μm）が頭部から尾部への長軸方向に並んでいる．魚類体側の骨格筋は他の脊椎動物と異なる特有の体節構造（筋節 myomere）をとる．筋節は，長軸方向に，筋隔膜（myoseptum）を介して接合し，折り重なるように配置している（図 2.7）．関節の間に長い筋肉をもつ高等脊椎動物に比べると，魚類の筋節ははるかに短い．筋節のつくりは魚類の遊泳様式を反映し，魚種により差がみられる．

　魚類の骨格筋はサルコメア（sarcomere）と呼ばれる基本単位で構成されており（図 2.8），高等脊椎動物のものと大差がない．サルコメアは筋肉細胞（筋線維）の長軸方向に向かってつながって筋原線維を形成し，さらに横方向にも整列しているために，筋肉の横紋が形成される．骨格筋や心筋において観察される横紋構造は，このサルコメアの整列，さらに各サルコメア内の太いフィラメント（直径

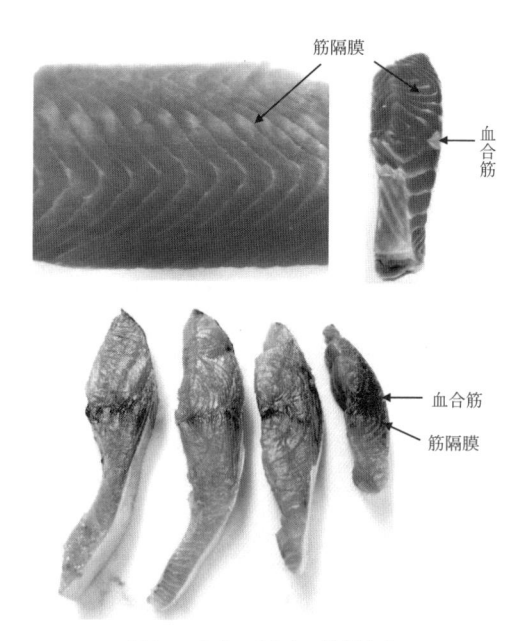

図 2.7　魚肉にみられる筋節構造
上：サケの皮を剥いだ後の背側普通筋の表面（左）と脊椎骨に対して直角に切った切り身（右）．
下：ブリの切り身（左から右に向かって順に，頭部付近から尾部付近にかけての切り身，脊椎骨に対して直角に切断）．

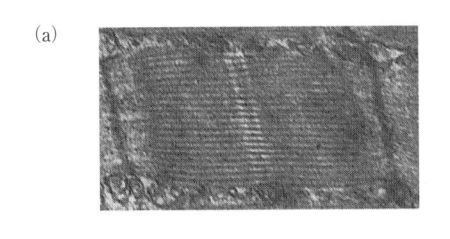

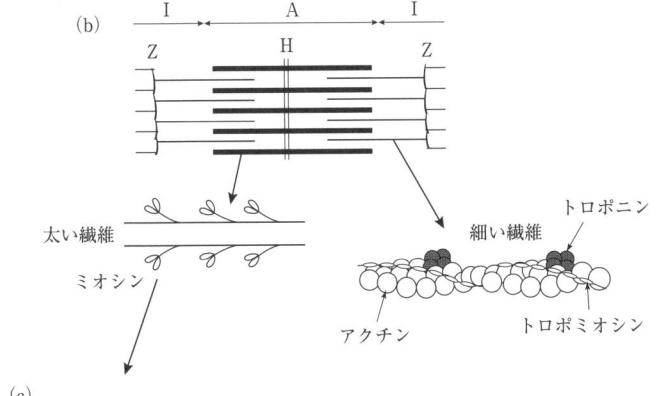

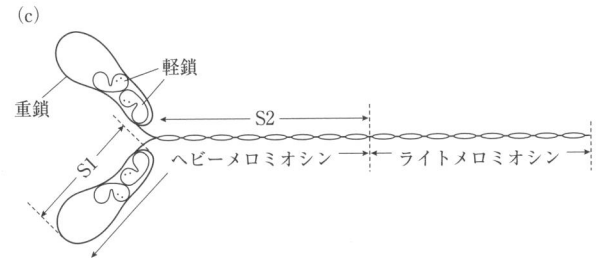

図 2.8 横紋筋の構造
(a) 最小単位（サルコメア），(b) サルコメア構造の模式図．A：A帯，I：I帯，H：H帯，Z：Z線，(c) ミオシン分子の模式図．

約 10 nm，ミオシンが主体）および細いフィラメント（直径約 5 nm，アクチンが主体）の規則正しい配列によるもので（図 2.8 参照），効率的な筋収縮を可能にしている．魚類の骨格筋は普通筋（ordinary muscle または白筋，速筋）と血合筋（dark muscle または赤筋，遅筋），両者の中間的なピンク筋に分類される．これらの筋肉は，収縮速度，構成タンパク質の組成（ミオグロビン，代謝関連酵素等），脂質，ミトコンドリア等の含量において明確に異なる．

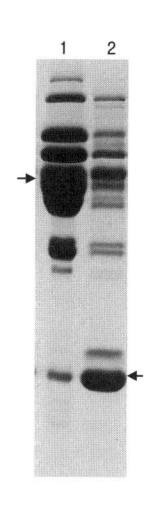

図2.9 クロマグロ筋肉の水溶性タンパク質画分のSDSポリアクリルアミドゲル電気泳動パターン
1：普通筋，2：深部血合筋．
左側の矢印はクレアチンキナーゼ，右側の矢印はミオグロビンのバンドを示す．分子量が小さいタンパク質ほど，下の方に移動．

　魚類は一般に体側の皮膚直下に血合筋（表層血合筋）をもつ．回遊魚では特に血合筋の割合が多く，マグロ類では脊椎骨を取り囲むように深部血合筋が発達している．また普通筋もミオグロビンの存在による赤みを呈するものがおり，赤身の魚と呼ばれる．一方，タイやヒラメなどのように，血合筋が少なく，普通筋が白色に近い色を呈するものは白身の魚と呼ばれる．サケ科魚類の橙色系の肉色は餌由来のカロテノイド色素（3.4節参照）の蓄積によるものである．普通筋と血合筋の水溶性タンパク質画分を電気泳動分析に付すと，構成タンパク質の違いがよくわかる．クロマグロの例を図2.9に示す．普通筋では解糖系酵素の割合が高く，血合筋ではミオグロビンの占める割合が圧倒的に高い．

　一方，無脊椎動物には，軟体動物における二枚貝類の閉殻平滑筋（キャッチ筋），頭足類の外套膜をつくる斜紋筋，腹足類の平滑筋などの特殊な筋肉，甲殻類における発達した横紋筋などもみられるが，クラゲやナマコなどのように筋肉があまり発達していないものもいる．

b. タンパク質組成

　すり潰した筋肉を水や低イオン強度（0.05程度）の溶液で抽出すると，細胞内や細胞間に溶けていたタンパク質成分が溶け出してくる（図2.9参照）．この画分が筋形質タンパク質（sarcoplasmic protein）画分であり，筋肉の全タンパク質の20～50%に相当する．この画分には解糖系酵素，クレアチンキナーゼ，パルブアルブミン，ミオグロビンなどのほか，遊離アミノ酸，ペプチド等，水溶

表 2.3 筋肉のタンパク質組成（筋肉 1 g（湿重量）あたり mg N，( ) 内は %）（Hashimoto et al., 1979 および Watabe et al., 1983）

魚　種	部　位	筋形質	筋原線維	アルカリ可溶性	筋基質
マイワシ	普通筋	12.4 (39.4)	18.2 (58.0)	0.4 (1.2)	0.4 (1.4)
	血合筋	9.2 (36.6)	14.0 (55.5)	1.5 (6.0)	0.5 (1.9)
マサバ	普通筋	10.9 (37.8)	17.3 (59.9)	0.4 (1.2)	0.3 (1.1)
	血合筋	12.6 (50.2)	10.6 (42.4)	1.1 (4.4)	0.8 (3.0)
スズキ	普通筋	7.3 (26.0)	18.8 (66.9)	1.0 (3.6)	1.0 (3.6)
ドチザメ	普通筋	7.0 (25.5)	15.6 (56.7)	1.8 (6.5)	3.1 (11.3)

性の低分子物質も含まれる．

　筋形質タンパク質画分を除いた残渣を高イオン強度（0.5 程度，たとえば 0.5 M NaCl など）の溶液で抽出すると，塩溶性の筋原線維タンパク質（myofibrillar protein）画分が抽出される．この画分はタンパク質全体の 50〜70% に相当する．筋原線維タンパク質画分にはおもにミオシン，アクチン，トロポミオシン，トロポニンなどが含まれるが，無脊椎動物ではパラミオシン等も含まれる．残渣をさらに薄いアルカリ溶液（0.1 M NaOH など）で抽出すると，不溶性画分として筋基質タンパク質（stroma protein）が得られる．この画分はタンパク質全体の 10% 以下で，特に魚類では数 % 程度である．本画分には筋隔膜や細胞膜に存在するコラーゲンなど，細胞外マトリクスタンパク質が含まれるほか，変性して不溶化した筋原線維タンパク質が移行してくることがある．血合筋は普通筋と比べて筋形質や筋基質タンパク質に富むが，筋原線維タンパク質の割合が少ない．この組成の違いは，普通筋が敵からの逃避，捕食時など瞬発的な運動に用いられるのに対し，血合筋は恒常的な低速遊泳に用いられること，すなわち運動性能の違いによるものである．イワシなど赤身魚の普通筋では概して筋形質タンパク質画分が多く，スズキなど白身魚では少ない（表 2.3）．サメなどの軟骨魚では筋基質タンパク質の量が多い．

c. 構成タンパク質

筋肉を構成する主要タンパク質の性状は以下のとおりである．

1) 筋原線維タンパク質

ミオシン：　ミオシン（myosin）は筋肉のみならず，細胞のさまざまな生命現象に関与している．異なる生物種の全ゲノム解析によるミオシン重鎖遺伝子の解

析に基づき，ミオシン重鎖タンパク質は分子の形状や機能を異にする19のクラスに分類されているが，筋肉ミオシンはこのうちクラスIIに属し，2つの頭部と細長い尾部をもつことを特徴とする（図2.8参照）．分子の長さはおよそ150 nmである．分子量約20万の重鎖2本と同2万前後の軽鎖4本，合計6つのサブユニットからなり，全体の分子量は約50万と大きなタンパク質である．筋原線維タンパク質の約半分を占める．

尾部が平行に会合することにより双極性の（尾部どうしが向き合った）太いフィラメント（長さ約300 nm）が形成される．ミオシンのフィラメントは，光学顕微鏡で観察される筋肉の横紋構造の暗帯（A帯，図2.8参照）に対応する．軽鎖サブユニットは頭部（サブフラグメント-1：S1）と尾部（ロッド）の連結部付近に非共有的に結合している．タンパク質分解酵素による消化条件によっては，頭部2つとロッドの一部（サブフラグメント-2：S2）からなるヘビーメロミオシン（HMM）とロッドの残り部分（ライトメロミオシン：LMM）が生じる．ミオシンのATP分解活性（ATPase活性）やアクチン結合能はS1上にあるが，フィラメント形成能はロッドに存在する．また，ロッドの部分は2本のα-ヘリックスがより合わさったコイルドコイル（二重コイル）構造をとり，生理的条件下（低塩濃度下）において会合することにより上記のフィラメントを形成する．

軽鎖は必須軽鎖と調節軽鎖に分類されるが，貝類閉殻筋や平滑筋の調節軽鎖が筋収縮に直接かかわるのに対し，魚類を含めた脊椎動物骨格筋ミオシンの必須軽鎖の機能についてはよくわかっていない．ミオシンのATPase活性，アクチン結合能，フィラメント形成能，構造安定性などは生物種や筋肉のタイプなどにより異なる．同一魚種でも，普通筋と血合筋では明確に異なる．

一方，二枚貝閉殻筋（平滑筋）に見出された分子量約10万のキャッチン（ミオロッド）はミオシン重鎖遺伝子のロッドに相当する部分のみが翻訳されたタンパク質であるが，その役割については不明である．

アクチン： アクチン（actin）は分子量約4万2000の球状タンパク質で（図2.4参照），筋原線維タンパク質の約20％を占める．単量体のG-アクチンが重合して二重らせん状の細長いフィラメント（F-アクチン）となり，トロポミオシンやトロポニンとともに筋原線維の明帯（I帯，図2.8参照）を形成する．ATPやカルシウムイオン（Ca^{2+}）の結合部位をもつ．マグネシウムイオン（Mg^{2+}）存在下で

ミオシンのATPaseを著しく活性化する.

アクトミオシン（actomyosin）は筋肉を高濃度の中性塩溶液で処理すると溶出してくる．アクトミオシンはおもにミオシンとアクチンからなるが，Mg^{2+}存在下のATPase活性が高い，超沈殿反応を起こす，ATPを添加すると粘度が低下するなど，ミオシンにはみられない性質を示す．

トロポミオシン： トロポミオシン（tropomyosin）は分子量約3万3000のサブユニットが二量体となり，コイルドコイル構造（先述）を形成している．分子どうしが一方のカルボキシ末端と他方のアミノ末端を介して重合し，細長いひも状のフィラメントを形成し，アクチン線維の溝に沿うように配置している（図2.8）．ミオシンのような横方向の重合はしない．魚類普通筋のトロポミオシンはアミノ酸配列の同一率が93％以上と高いものの，熱安定性には明確な種差が認められる．また，甲殻類や軟体類では筋肉の主要なアレルゲンとして同定されている（6.4節参照）．

トロポニン： トロポニン（troponin）は分子量約7万のタンパク質複合体で，トロポミオシンと直接結合するトロポニンT，アクチンとミオシンの相互作用を阻害するトロポニンI，Ca^{2+}を結合して構造変化を他のサブユニットに伝えるトロポニンCの3つのサブユニットで構成される．この複合体はトロポニンTを介して，トロポミオシン上に約40 nmの周期で結合している（図2.8参照）．筋収縮はCサブユニットへのCa^{2+}の結合を発端に始まり，その離脱，筋小胞体（sarcoplasmic reticulum）への回収により弛緩する．

パラミオシン： パラミオシン（paramyosin）は無脊椎動物に見出される，分子量約10万のサブユニットからなる二量体で，ミオシンの尾部やトロポミオシンと同様に，コイルドコイル構造を形成する．また，ミオシンと同様に高イオン強度下で筋肉から溶出される．節足動物や軟体動物の筋原線維において太いフィラメントの核を形成しており，ミオシンがその表面に配置する．パラミオシンはフィラメント形成能をもつが，ミオシンのようなATP分解活性をもたない．パラミオシン含量はアカザラガイ（閉殻平滑筋）やマダコ（足筋）で約30％，サザエ（足筋，蓋筋）やカキ（閉殻筋）で筋原線維タンパク質の40％前後にもなる．無脊椎動物筋肉のアレルゲンの1つとしても同定されている．

2) 筋形質タンパク質

ミオグロビン： 分子量は約 1 万 7000 の球状タンパク質で，水によく溶ける．1 分子あたり 1 つのプロトヘム（色素部分）を含み，分子状酸素を結合する．魚類のミオグロビンは 143～147 アミノ酸からなり，哺乳類のものに比べて数残基分小さい．1958 年，ケンドリュー（J.C. Kendrew）博士らによってタンパク質としては初めて，マッコウクジラ・ミオグロビンの立体構造が解明された．哺乳類のミオグロビンは α-ヘリックスを 8 つ含むが，魚類のものでは 1 つ少ない．中心の鉄原子はヘムのピロール環の窒素原子と配位し，残りの 2 つの配位座はヒスチジンのイミダゾール基と結合し，もう 1 つは鉄原子が 2 価のとき分子状酸素と可逆的に結合できる．酸素に対する親和性がヘモグロビンより高いので，血中のヘモグロビンから酸素を受け取り貯蔵することができる．また，細胞にとって有害な一酸化窒素の代謝にもかかわっている．なお，ミオグロビンの詳細については 3.4 節を参照されたい．

パルブアルブミン： パルブアルブミン（parvalbumin）は分子量が約 1 万 1000 のカルシウム結合タンパク質で，多数のアイソフォームをもつ．その組成は種特異性が強い．2 つの α-ヘリックスと両者をつなぐループで構成される．Ca^{2+} 結合部位は EF ハンドモチーフと呼ばれ，握った右手の親指と人差し指を伸ばしたときにできる隙間に Ca^{2+} が挟み込まれたような構造をとる．パルブアルブミンのアミノ末端から 5 番目（E）および 6 番目（F）のヘリックスが構造形成に関与することが命名の由来である．EF ハンドモチーフは前述のトロポニン C やカルモジュリンなど，多くのカルシウム結合タンパク質にみられる．

パルブアルブミンは普通筋には多く含まれるが，血合筋や心筋にはほとんど存在しない．また高等脊椎動物の神経組織などにも少量存在する．Ca^{2+} の貯蔵や運搬に関与するとされるが，筋肉における機能については不明である．また，魚肉のアレルゲンの 1 つとして同定されている．

解糖系酵素： 魚類の普通筋では哺乳類の速筋と同様に，糖質を主たるエネルギー源とするため，解糖系酵素が豊富に存在する（図 2.9 参照）．主成分はアルドラーゼ，グリセルアルデヒド 3-リン酸デヒドロゲナーゼ，エノラーゼであり，筋形質タンパク質の 50% 以上を占める．一方，哺乳類の遅筋に相当する血合筋では主として脂質をエネルギー源とするためミトコンドリアが豊富にあり，脂肪

酸の β 酸化が活発に行われる．

そのほか，クレアチンキナーゼも多く存在する酵素の1つである（図2.9）．

3) **不溶性（基質）タンパク質**

コラーゲン： コラーゲン（collagen）は分子量約10万のサブユニット（左巻きのポリペプチド鎖）が3つより合わさった，右巻きの3重らせん構造をとる．隣接する鎖の間に形成される水素結合により構造が安定化されるが，同一の鎖内では水素結合は生じない．1分子の長さは約300 nm，太さは約1.5 nmであるが，分子の配列様式によっては，その何万倍もの長さの線維形成が可能である．筋肉組織に分布するコラーゲン線維には隣接したコラーゲン分子との配置のずれにより，約65 nmの横紋構造が認められる．直線状の分子の両端付近の領域はらせん構造をとらない（テロペプチド）．この領域では分子内および分子間に架橋が生じ，加齢とともに架橋度が増す．

コラーゲンの構成アミノ酸はグリシンが全体の約1/3を占め，プロリンとヒドロキシプロリンの総量も約1/3を占める．ヒドロキシ化は小胞体において水酸化酵素により行われる．プロリンの水酸化度（ヒドロキシプロリンの割合）は生息環境（体温）と相関があり，体温が高いほどその割合が高い傾向を示す．

コラーゲンには30種類近くの分子種が知られているが，筋肉の主成分はⅠ型である．コラーゲンは加熱により膨潤してゼラチン化する．筋肉にはⅤ型コラーゲンも存在し，その含量は筋肉の硬さと相関があるとされる．死後Ⅴ型コラーゲンの分解に伴って筋内膜が脆弱となり，筋肉が軟化していく．

タイチン（チチン）： タイチン（titin）は分子量300万～400万と，タンパク質のなかで最も巨大なもので，コネクチン（conectin）とも呼ばれる．M線からZ膜まで，サルコメアの全長のほぼ半分にわたって存在し，太いフィラメントをZ膜に固定し，さらに収縮状態の筋原線維を元の状態に復元する役割を担っている．ミオシン，アクチンに次いで多いタンパク質で，筋原線維タンパク質の約10％を占める．

一方，トイッチン（twitchin）は二枚貝の閉殻筋に存在する分子量約60万のタンパク質で，コネクチン/タイチンファミリーに属する．ATPをほとんど消費せずに殻を長時間閉じたままでいられるキャッチ機構に関与すると考えられている．

〔落合芳博〕

文　献

Hashimoto, K. *et al.* (1979). *Nippon Suisan Gakkaishi*, **45**：1435-1441.
Watabe, S. *et al.* (1983). *Nippon Suisan Gakkaishi*, **49**：265-268.
会田勝美編 (2009). 水圏生物科学入門, 恒星社厚生閣.
阿部宏喜 (2009). カツオ・マグロのひみつ, 恒星社厚生閣.
山科郁男監修 (2006). レーニンジャーの新生化学 第4版, 廣川書店.
渡部終五編 (2008). 水圏生化学の基礎, 恒星社厚生閣.
渡部終五編 (2010). 水産利用化学の基礎, 恒星社厚生閣.

◀ 2.2　脂　　質 ▶

　脂質（lipid）とは水に溶けない一連の低分子有機化合物をさし，多様な分子種が含まれる．生体内においてはエネルギー源，細胞膜の構成要素，代謝調節物質など，多様な機能を果たしている．また，魚介類には一般的に畜肉や野菜類にはみられない特殊な脂質を含むものがあり，その種類は多岐にわたる．本章では魚介類における脂質の特徴について述べる．

2.2.1　魚介類の脂質成分とその分布

　魚介類の脂質は，化学構造の違いにより，非極性脂質（nonpolar lipid）と極性脂質（polar lipid）に分類される．非極性脂質は水との親和性が低く，アシルグリセロール，ワックス，グリセリルエーテル脂質，ステロール脂肪酸エステル，カロテノイド脂肪酸エステルのほか，これらが加水分解されて得られる脂肪酸，脂肪族アルコール，ステロール，カロテノイド類や炭化水素が含まれる．一方，極性脂質にはグリセロリン脂質やスフィンゴミエリンなどのリン脂質，およびグリセロ糖脂質やスフィンゴ糖脂質などの糖脂質が含まれる．

　脂質はまた，その生体内における存在形態の違いから，貯蔵脂質（depot lipid）と組織脂質（tissue lipid）という分類もされる．貯蔵脂質は皮下組織，腸間膜部，肝臓などに蓄積され，エネルギー源として使われるほか，低温時に体温を保持するための断熱材としての機能がある．貯蔵脂質の含量は個体差が大きい．魚介類の脂質含量が高い，いわゆる「脂がのった」状態は，餌が豊富な水域で捕

表 2.4 魚介類の脂質含量および脂肪酸組成（%）（文部科学省，2005）

脂肪酸	アユ(天然)	ウナギ(養殖)	マサバ	マダイ(天然)	クロマグロ(赤身)	スルメイカ	クルマエビ	アサリ
14:0	4.4	3.5	4.0	4.1	2.5	1.2	0.8	1.4
16:0	26.8	18.0	23.8	20.8	17.7	24.3	18.9	15.1
16:1	14.8	6.2	5.3	7.7	3.3	0.4	2.8	2.7
18:0	2.2	4.6	6.7	6.3	8.7	5.5	8.0	12.3
18:1	15.9	37.9	27.2	21.5	24.1	3.2	16.1	8.2
18:2n-6	3.4	1.4	1.1	1.1	1.0	0.4	10.8	1.4
18:3n-3	13.1	0.4	0.6	0.5	0.4	—	0.8	—
20:1	0.3	7.1	4.0	3.2	4.2	5.1	0.4	8.2
20:4n-3	0.7	1.0	0.4	0.7	0.5	0.2	0.4	—
20:4n-6	0.8	0.5	1.5	1.9	2.0	2.4	3.6	5.5
20:5n-3	4.9	3.7	5.7	6.8	3.4	13.0	14.1	8.2
22:1	0.1	2.8	3.5	2.1	4.2	0.4	0.4	—
22:5n-3	1.9	2.9	1.4	3.4	1.4	0.6	0.6	4.1
22:5n-6	—	0.1	0.4	0.5	—	0.6	0.4	2.7
22:6n-3	3.2	7.1	7.9	13.8	15.2	40.5	17.7	24.7
その他	7.7	2.8	6.5	5.8	11.4	2.2	4.0	5.5
総脂質量（%）*	2.4	19.3	12.1	5.8	1.4	1.2	0.6	0.3

＊：可食部重量当たりの重量パーセント．

獲された栄養状態のよい個体，大型の個体，卵巣が成熟していない個体，低水温に生息する個体でみられる．また，天然魚に比べ，運動量が少なく，餌を過剰摂取することが多い養殖魚では貯蔵脂質含量が高い．

　貯蔵脂質の含量は，同一個体でも部位により異なる．サンマやブリのように筋肉に脂質を蓄積する種では，肝臓中の脂質含量は比較的低い．また，筋肉でも皮に近い部分や血合筋では脂質含量が高い．頭部側と尾部側では前者が高く，背側と腹側では後者が高い．マグロがよい例で，赤身部分の脂質含量が1%程度にすぎないのに対し，頭部に近い腹側の部位は「トロ」と呼ばれ，脂質含量が30%近くにも及ぶ．一方，フグ，アンコウ，カワハギ，タラのように，筋肉の脂質含量が低い魚種は，肝臓に脂質を蓄積する．アンコウの肝臓である「あん肝」は，ガチョウの脂肪肝であるフォアグラにたとえられることもある．魚類に比べエビ・カニなどの甲殻類や，イカ・タコ，貝類などの軟体動物は，筋肉中の貯蔵脂質含量は低いものの，脊椎動物の肝臓・膵臓にあたる中腸腺において脂質含量が高い．表 2.4 におもな魚介類の脂質含量を示す［文部科学省 2005］．

一方，組織脂質は細胞膜の構成成分などとして存在する．生命の恒常性を維持するために必要であることから，個体の栄養状態，生理状態による含量の変動は小さい．また，膜の構成成分である組織脂質は，低温時においても流動性を保つことが必要であるため，貯蔵脂質に比べ融点の低い不飽和度の高い脂肪酸を多く含む．

2.2.2　脂肪酸

脂肪酸（fatty acid）はそれ自体も脂質の一種であるが，他のさまざまな脂質の構成成分として存在することが多い．アシルグリセロール，グリセロリン脂質，グリセリルエーテルなど，グリセリンとのエステルや，長鎖脂肪族アルコール，ステロール類，カロテノイド類の水酸基とのエステルのほか，ときとしてタンパク質の修飾基としても存在する．

脂肪酸はアセチル CoA とマロニル CoA を出発物質とし，脱炭酸反応を介して 2 炭素単位ずつ，カルボキシ末端側に炭素鎖が伸長して生合成される．したがって，天然に存在する脂肪酸は炭素数が偶数のものが多く，魚介類では炭素数が 14 から 22 のものが主体である．また，炭素鎖中に二重結合をもたない飽和脂肪酸（saturated fatty acid）と，二重結合を含む不飽和脂肪酸（unsaturated fatty acid）に大別される．不飽和脂肪酸のうち，二重結合を 2 つ以上有するものを多価不飽和脂肪酸（poly unsaturated fatty acid：PUFA）と呼び，なかでも炭素数 20 以上で二重結合数が 3 以上のものを，高度不飽和脂肪酸（highly unsaturated fatty acid：HUFA）と呼ぶ．

これらの脂肪酸に存在する二重結合は，シス型が主体であるが，トランス型のものも存在する．また，2 つ以上の二重結合が存在する場合，それらは主としてジビニルメタン構造（-CH=CH-CH$_2$-CH=CH-）（図 2.10）をとることが多いが，共役二重結合（-CH=CH-CH=CH-）を有する脂肪酸も存在する．

脂肪酸分子中の二重結合の位置は，IUPAC（国際純正・応用化学連合）による命名法では，カルボキシ基の炭素を 1 番目とし，二重結合がそこから何番目の炭素にあるかを Δ（デルタ）に数字を添えることで示される．たとえば，図 2.10 のオレイン酸は 18：1Δ^9，リノール酸は 18：2$\Delta^{9,12}$ と表される．しかしこの表記法は，不飽和脂肪酸の生合成を考える際に若干不便である．上述のように，脂肪酸

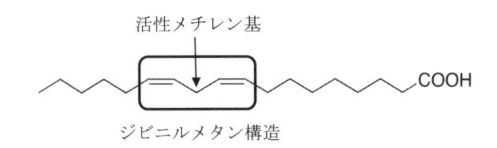

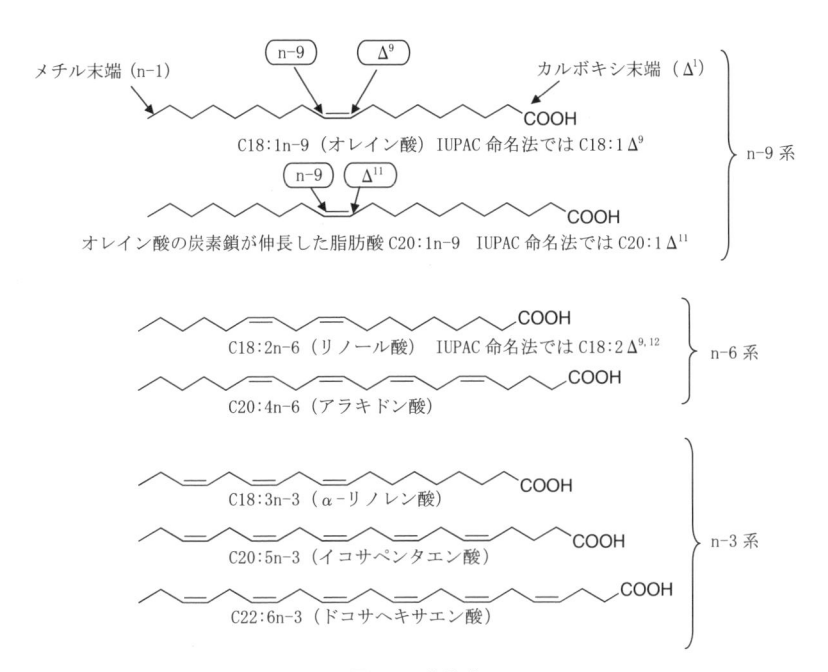

図 2.10 脂肪酸

の炭素鎖伸長反応では，カルボキシ末端側に新たな炭素鎖が導入される．したがって，オレイン酸から炭素鎖伸長反応により生成した脂肪酸の表記は，$20:1\Delta^{11}$ や $22:1\Delta^{13}$ のようになり，元から存在した二重結合の位置を示す数字が，炭素鎖の伸長とともに変化してしまう．

これに対し，カルボキシ末端側ではなく，メチル基末端の炭素の位置を1番目とし，それに基づいて何番目の炭素に二重結合があるかを，nあるいはω（オメガ）にその位置を示す数字を添えて示すと，生合成経路上同じグループに属する不飽和脂肪酸を表すのに都合がよい．この表記法を用いれば，オレイン酸は18：1n-9，リノール酸は18：2n-6のように表される．この表記に基づき，メチル末端側に一番近い二重結合がどの位置にあるかにより，不飽和脂肪酸の生合成経路

は，大きく n-3, n-6 および n-9 の 3 系列に分けられる．おもな不飽和脂肪酸の構造および表記法を図 2.10 に示す．

魚介類，特に海産動物は陸上動物に比べるとイコサペンタエン酸（icosapentaenoic acid，かつてエイコサペンタエン酸 eicosapentaenoic acid と呼ばれていたことからしばしば EPA と略されており，本章中でも以下この略称を用いる）やドコサヘキサエン酸（docosahexaenoic acid：DHA）等の n-3 系の高度不飽和脂肪酸を多く含む．しかしながら，動物は植物やバクテリアとは異なり，二重結合を脂肪酸分子内の n-9 の位置よりカルボキシ基側に導入する酵素は有するものの，メチル末端側である n-3 や n-6 の位置に入れることができない．したがって，魚介類に含まれる n-3 および n-6 系列の脂肪酸は，その動物自身が飽和脂肪酸や n-9 系列の脂肪酸を不飽和化することにより作り出したものではなく，バクテリアや植物プランクトンにより生合成されたものを，食物連鎖を通じて取り込み，そのままあるいはさらなる炭素鎖の伸長や二重結合の導入をすることで蓄積，利用している．

動物の脂肪酸組成は生物種あるいは個体により変動がみられる．これは食餌由来の脂肪酸組成に影響を受けるとともに，取り込んだ脂肪酸を伸長あるいは不飽和化して別の脂肪酸へと変換する能力が生物種ごとに異なるためである．表 2.4（p.35）には，おもな魚介類の脂肪酸組成も示している．マダイやクロマグロなどの海産魚は，アユなどの淡水魚に比べて EPA（20：5n-3）や DHA（22：6n-3）を多く含む．また，その正常な生育には，これらの高度不飽和脂肪酸が必要である．その一方，これらの海産魚では α-リノレン酸（18：3n-3）から，炭素鎖の伸長および不飽和化により EPA や DHA を生産する能力が低いため，これらの脂肪酸は必須脂肪酸として食物連鎖を通じて餌から取り込む必要がある［手島 1985］．n-3 系の高度不飽和脂肪酸は，貯蔵脂質よりも生体膜などを構成する組織脂質であるリン脂質などの構成要素として存在する割合が高い．これは，高度不飽和脂肪酸は融点が低く低温でも流動性に富んでいることから，低水温環境にも生息する水生生物の生体膜の構成成分として適しているためと考えられる．

2.2.3 アシルグリセロール

アシルグリセロール（acylglycerol）はグリセロールに脂肪酸がエステル結合

したもので，結合している脂肪酸の数によりモノ（＝1），ジ（＝2），トリ（＝3）アシルグリセロールの3種がある．生体内に存在するアシルグリセロールでは，通常トリアシルグリセロール（triacylglycerol）（図2.11）が主成分である．トリアシルグリセロールは貯蔵脂質として脂肪組織や肝臓などに存在する．いわゆ

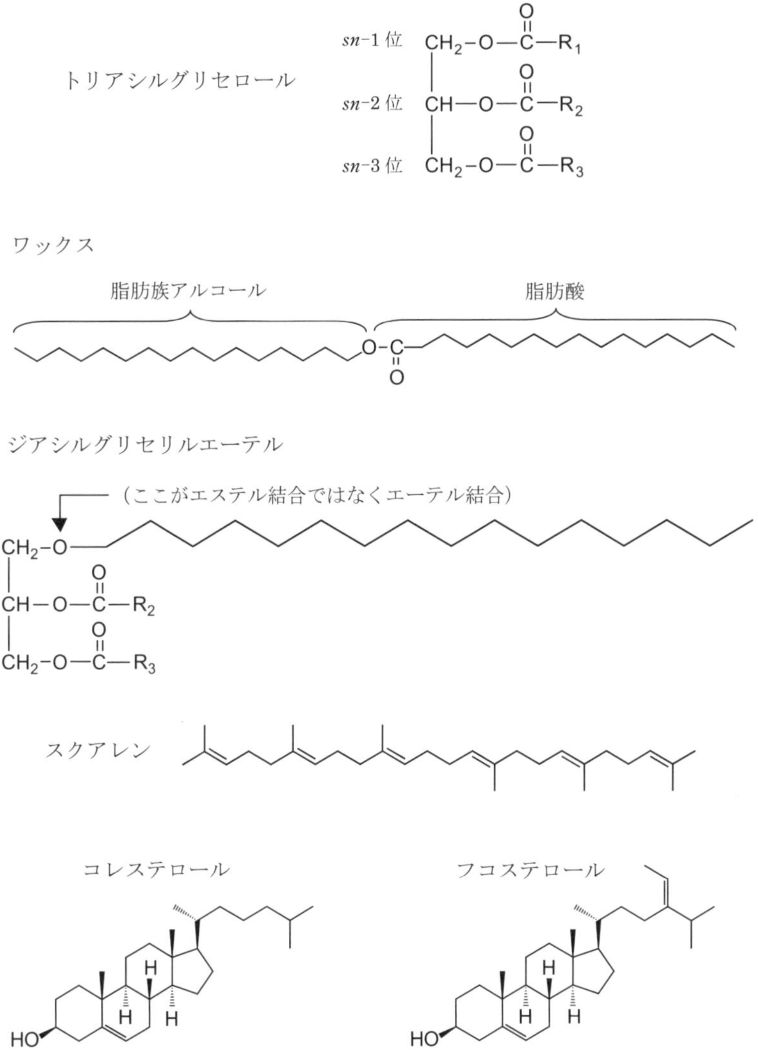

図2.11 さまざまな非極性脂質

るサンマなどの「脂がのった」状態というのは，トリアシルグリセロールが多量に蓄積した状態であり，マグロのトロの脂もトリアシルグリセロールが主体である．

　魚介類の生体内においてトリアシルグリセロールは，必要に応じてリパーゼによりグリセロールと脂肪酸に分解され，遊離した脂肪酸は β 酸化によりエネルギー源として用いられる．したがって魚介類由来のトリアシルグリセロールは，食餌として摂取した場合，ヒトにとっても良好な栄養源となり得る．しかし，深海魚のアブラボウズのように，大量のトリアシルグリセロールを蓄積する魚肉を大量摂取した場合，リパーゼによる分解が十分に行われず，下痢をすることがあるといわれている．

2.2.4　ワックス

　ワックス（wax）は，脂肪酸と1価の長鎖脂肪族アルコールがエステル結合した化合物である（図2.11）．バラムツやアブラソコムツ，一部のハダカイワシ類など，深海と浅海の鉛直移動を行う魚類や，海洋の中層および深層に生息する甲殻類，ヤムシ類，イカなどに大量に含まれる．海産動物のワックスを構成する脂肪族アルコールの組成は単純で，14:0, 16:0, 18:0, 20:1, 22:1 などの不飽和度の比較的低いものからなる［日本水産学会編 1982］．構成脂肪酸もトリアシルグリセロールを構成するものと比べ組成が単純で，C14～C22 の鎖長で不飽和度も低いものが多いが，DHA を含有している場合もある．

　ワックスの生理的機能は明らかではないが，ワックスを蓄積するカイアシ類などではワックスの分解酵素活性が高いことから，トリアシルグリセロールと同様にエネルギー源として用いられている可能性が高い．また，バラムツなどの鉛直移動をする魚では，ワックスを筋肉に蓄積することで体の比重を小さくし，浮力調節をしていると考えられている．ヒトはワックスの分解能力が低く，大量に摂取すると未消化のワックスを漏出するなど異常を起こすため，バラムツやアブラソコムツは食品として販売することが禁じられている［橋本 1977］．一方，ボラの卵巣の加工品であるからすみにも，比較的多量のワックスが含まれるが，珍味としての摂取量であるため問題は生じない．

2.2.5 グリセリルエーテル脂質

グリセリルエーテル（glyceryl ether）は，グリセロールの1位の水酸基に脂肪族アルコールがエーテル結合した化合物である．飽和の脂肪族アルコールを含むアルキルエーテルと，二重結合を有するアルコールを含むアルケニルエーテルの2つに大別される．アブラツノザメやウバザメなどのある種の板鰓類は，グリセリルエーテルのグリセロール部に脂肪酸が2分子エステル結合した，ジアシルグリセリルエーテル（diacylglyceryl ether）（図 2.11）を，肝臓や筋肉に大量に蓄積する．

一方，イボダイの仲間のように，食用として供される一部の硬骨魚類のなかにも，筋肉にジアシルグリセリルエーテルを比較的大量に含むものがある．ワックス同様，ヒトの消化酵素はエーテル結合を分解する能力が低いので，これらの魚肉を食する際には注意が必要である［橋本 1977］．上記魚種におけるジアシルグリセリルエーテルの生理機能は明らかでないが，比重が小さいことからワックスと同様に浮力調節に関与していると考えられている．

2.2.6 炭化水素

深海性のサメのなかには，肝臓に大量の炭化水素（hydrocarbon）であるスクアレン（squalene）（図 2.11）を蓄積するものがある．スクアレンはオキシドスクアレンを経て，各種ステロールへと変換される．深海性のサメでは生息域の酸素分圧が低いため，スクアレンをオキシドスクアレンに変換する酵素，スクアレンモノオキシゲナーゼによる反応が進みにくいためにスクアレンが蓄積すると考えられてきた．しかし，深海性の魚類すべてがスクアレンを蓄積しているわけではなく，またスクアレンを蓄積しているサメでも細胞膜を構成するのに必要なステロールは有していることから，スクアレンを積極的に蓄積する機構があるものと考えられる．スクアレンも，ワックスやジアシルグリセリルエーテル同様比重が小さいことから，浮力調節に関与している可能性がある．

スクアレンは免疫増強や抗腫瘍性等の健康機能性を示すことが報告されている［Reddy & Couvreur 2009］ことから，「深海サメ肝油」をうたった健康食品が流布している．しかし，すべての深海性のサメ肝油に多量のスクアレンが含まれているわけではないことや，スクアレンの過剰摂取は，ラットにおいてセボレヤ

症（皮脂漏症）等の弊害を引き起こすことに注意すべきである［橋本 1977］．

2.2.7 ステロールおよびステロールエステル

魚類に含まれるステロール（sterol）は，哺乳類と同様にスクアレンを前駆体として生合成される炭素数27のコレステロール（cholesterol）が主成分であり，細胞膜の重要な構成成分となっている（図2.11）．コレステロールは遊離型または脂肪酸とのエステルとして存在する．これに対し，海産無脊椎動物にはきわめて多岐にわたる構造をもつ特異なステロール類が存在する［池川ほか 1979］．また，海藻類ではフコステロールなど，コレステロールとは異なる構造を有するステロール類（図2.11）が主成分である．

ヒトにおいてコレステロールは，膜の構成成分となるほか，胆汁の構成成分に変換されて体外へ排出される．そのため食餌由来のコレステロールを吸収・蓄積するとともに，自身で生合成も行い，通常はコレステロールの出納を厳密に調節している．しかし，加齢などによりこの調節能が乱れると，血中コレステロール濃度が上昇し，さまざまな生活習慣病を引き起こす可能性がある．海藻等由来のコレステロール以外のステロールは，その化学構造の違いから，腸管におけるコレステロールの過剰吸収を抑える働きがある．

2.2.8 極性脂質

極性脂質には分子内に親水性部分（リン酸，糖，塩基など）と疎水性部分（脂肪酸など）の双方が存在するため，両親媒性を示す．リン原子を有するものはリン脂質（phospholipid），ガラクトースなどの糖類を含むものは糖脂質（glycolipid）と呼ばれる．リン脂質には，ジアシルグリセロールの3位の水酸基にリン酸エステルを介して，コリン，エタノールアミン，セリン，イノシトールなどが結合したグリセロリン脂質（glycerophospholipid）と，4-スフィンゲニン（スフィンゴシン）のアミノ基に脂肪酸がアミド結合したセラミド構造をもつ，スフィンゴリン脂質（sphingophospholipid）がある（図2.12）．これらはその両親媒性により，組織脂質として生体内の膜の構成成分となっている．魚類の筋肉におけるリン脂質の大部分は，ホスファチジルコリン（phosphatidylcholine）とホスファチジルエタノールアミン（phosphatidylethanolamine）である．ホスファチジルコリン

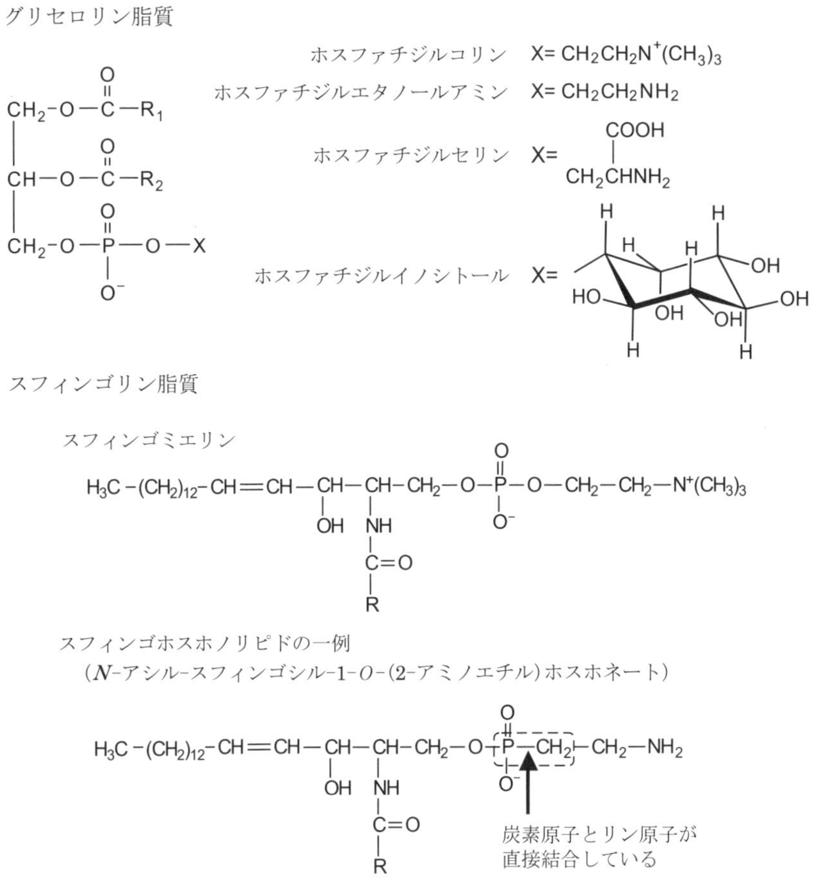

グリセロリン脂質

ホスファチジルコリン　X= $CH_2CH_2N^+(CH_3)_3$

ホスファチジルエタノールアミン　X= $CH_2CH_2NH_2$

ホスファチジルセリン　X= $\underset{CH_2CHNH_2}{COOH}$

ホスファチジルイノシトール　X=

スフィンゴリン脂質

スフィンゴミエリン

スフィンゴホスホノリピドの一例
(N-アシル-スフィンゴシル-1-O-(2-アミノエチル)ホスホネート)

炭素原子とリン原子が直接結合している

図 2.12　さまざまな極性脂質

の構成要素のグリセロールの sn-1 位には，16:0 や 18:1 の不飽和度の低い脂肪酸が結合しているのに対し，sn-2 位には EPA や DHA などの高度不飽和脂肪酸が結合している．この高度不飽和脂肪酸は，単なる膜脂質の構成要素のみならず，4.1 節に述べるように多彩な生理作用をもつ点で重要である．

　その他，水生生物にみられる特異なリン脂質として，リン原子と炭素原子が酸素を介したリン酸結合ではなく，直接結合しているホスホノリピド (phosphonolipid) がある．ホスホノリピドには，グリセロールを構成要素とす

るグリセロホスホノリピドと，4-スフィンゲニンを構成要素とするスフィンゴホスホノリピドの2種があり，後者はカキ，ホタテガイなどの貝柱に多量に含まれる．

2.2.9 水産食品中の脂質の劣化

4.1節に述べるように，魚介類に含まれる脂肪酸はヒトの健康にとって重要であることが明らかになり，水産物の栄養機能性が認識されるようになった．しかし，脂肪酸，特に分子内に二重結合を2つ以上有する多価不飽和脂肪酸は不安定な化合物であり，水産食品の保存や加工中に容易に変質し，変色や異臭の発生，有害物質の生成などの諸問題を引き起こす．これらの脂質の劣化には，脂肪酸の

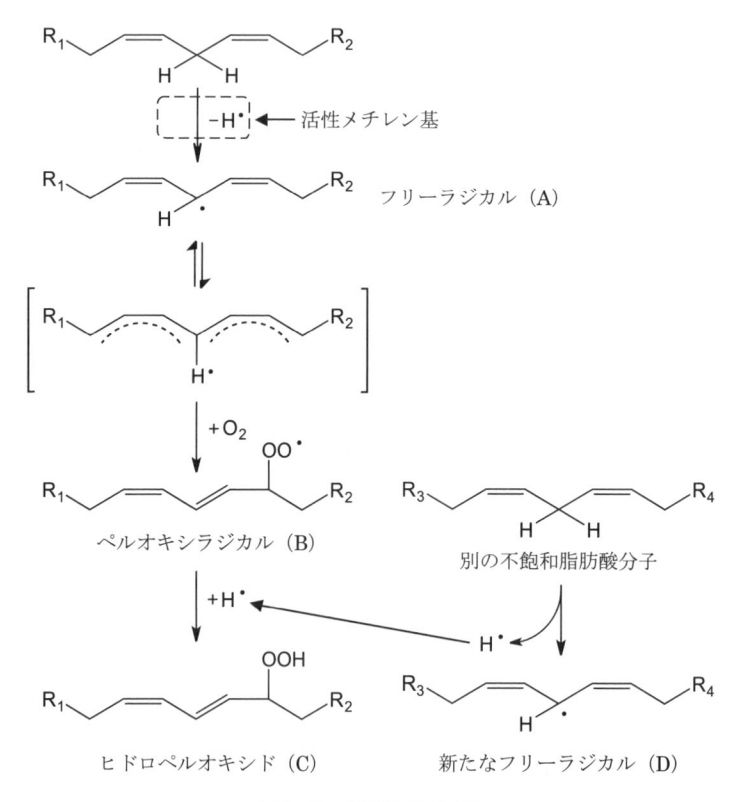

図 2.13 脂肪酸の自動酸化

酸化と，グリセロリン脂質の酵素による加水分解があげられる．

　まず，脂肪酸の酸化であるが，水産物に一般的に含まれる多価不飽和脂肪酸中の二重結合は，前述のようにジビニルメタン構造を有している．二重結合にはさまれたメチレン基は活性メチレン基と呼ばれ，触媒量の外来ラジカル（radical）により水素が1個引き抜かれることで，容易に両側に二重結合を有するラジカル状態の遊離基（フリーラジカル）を生成する（図 2.13 中の A）．このフリーラジカルは，不対電子が両側の二重結合と共鳴構造をとることで非局在化できるため安定である．このフリーラジカルに酸素分子が付加すると，ペルオキシラジカル（peroxyradical）が生成する（図 2.13 中の B）．ペルオキシラジカルは，別の未反応の不飽和脂肪酸分子の活性メチレン基から水素を引き抜き，酸化一次生成物であるヒドロペルオキシド（hydroperoxide）（図 2.13 中の C），および新たなフリーラジカル（図 2.13 中の D）を生成する．

　ヒドロペルオキシドは化学的に不安定であるため，容易に分解してフリーラジカル，アルコキシルラジカル，ペルオキシラジカルへと変化する．これらのラジカルが未反応の不飽和脂肪酸と反応して，新たなヒドロペルオキシドを生成することで，連鎖反応が加速度的に進行する．これを自動酸化（autoxidation）という．一方，ヒドロペルオキシドは酸化二次生成物である低分子のアルコール類，アルデヒド類へも分解される．このときもさまざまなラジカル種が生成し，脂肪酸の酸化反応が連鎖的に進行する．自動酸化が進行し，ラジカルを供給する活性メチレン基を有する脂肪酸が減少し，ラジカルの濃度が高まると，ラジカルどうしが化合して安定な最終産物である重合体を生成し，自動酸化は停止する．

　脂質の自動酸化は光（紫外線），温度の上昇，遷移金属類，ミオグロビン・ヘモグロビンなどのヘム色素，無機塩類などによって促進される．自動酸化の過程で，ヒドロペルオキシドの分解により生成する炭素数が 6～8 程度の低級脂肪酸や，n-ヘプタナールに代表されるアルデヒドなどのカルボニル化合物は，不快な味やにおいを生じさせる．この現象を酸敗（oxidative rancidity）と呼ぶ．また，上記カルボニル化合物は，タンパク質中のアミノ酸などの窒素化合物と非酵素的に反応（アミノカルボニル反応あるいはメイラード反応）し，黄色や茶色の着色物を生じさせることがある．このような変色は油焼け，凍結焼けと呼ばれ，水産物の品質を低下させる．

一方，酵素によるグリセロリン脂質の加水分解であるが，貯蔵中に魚介類の生体膜の主成分であるグリセロリン脂質は，ホスホリパーゼA2の働きでsn-2位の脂肪酸エステルが加水分解され，遊離脂肪酸とリゾリン脂質へと変化する．リゾリン脂質からは，さらにリゾホスホリパーゼの働きにより，もう1分子の遊離脂肪酸が切り出される．脂肪酸が遊離することで酸化が進行しやすくなり，水産物の品質低下をもたらす．一般に酵素反応は低温ほど進みにくいが，このリン脂質の加水分解は−5℃程度で凍結された状態でむしろ促進される．これは凍結に伴う組織の脱水により，膜を構成するリン脂質とホスホリパーゼとの相互作用が容易になるためと考えられている．

　上記のことから水産物中の脂質の劣化を防ぐ手段として，①安定した低温での保存，②凍結する場合は速やかな凍結，③グレースがけや密封（真空）包装による，凍結中の乾燥の防止や酸素との接触の抑制，④抗酸化剤の添加，などがあげられる．

〔岡田　茂〕

文　献

Reddy, L. H., Couvreur, P. (2009). *Adv. Drug Deliv. Rev.*, **61**：1412-1426.
池川信夫ほか（1979）．化学総説　海洋天然物化学（日本化学会編），pp. 157-182，学会出版センター．
手島新一（1985）．養魚飼料−基礎と応用（日本水産学会編），pp. 20-30，恒星社厚生閣．
日本水産学会編（1982）．海洋動物の非グリセリド脂質，恒星社厚生閣．
橋本芳郎（1977）．魚貝類の毒，pp. 131-143，学会出版センター．
文部科学省（2005）．五訂増補日本食品標準成分表　脂肪酸成分表編．
　http://www.mext.go.jp/b_menu/shingi/gijyutu/gijyutu3/toushin/05031801/004/009.pdf

❖ 2.3　ビタミン・ミネラル ❖

　魚介類は種によりいくつかのビタミン（vitamin）を多量に含み，よいビタミン供給源になっている．また，ヒトに必須と考えられているさまざまな微量元素（trace element）が魚介類にはきわめて豊富である．海には塩のみではなく，長年の間に陸上からもたらされたミネラル（mineral）が濃縮されて存在するためである．以下，代表的なビタミンおよびミネラルについて述べる．

2.3.1 ビタミン類

ビタミン類はヒトが体内で合成できない，あるいは合成量が不足である必須の微量栄養素（trace nutrient）で，さまざまな機能の潤滑剤の役割を果たしている．ビタミン類は脂溶性ビタミン4種および水溶性ビタミン9種が知られている．

a. 脂溶性ビタミン

脂溶性ビタミンのうち，魚介類に豊富に含まれるのはAとDである（表2.5）．ビタミンAには海産魚由来のA_1（レチノール retinol）および淡水魚由来のA_2（3-dehydroretinol）があるが，前者の摂取量が多い．緑黄色野菜などに多いβ-カロテンなどはプロビタミン（provitamin）Aと呼ばれ，小腸粘膜や肝臓でレチノールに変換される．

表2.5 魚介類に多いおもなビタミン類（可食部100 g あたり）（香川，2013）

	ビタミンA* (μg)	ビタミンD (μg)	ビタミンB_2 (mg)	ナイアシン (mg)	ビタミンB_{12} (μg)
マアジ	10	2.0	0.20	5.4	0.7
アナゴ	500	0.4	0.14	3.2	2.3
アンコウ（肝臓）	8300	110.0	0.35	1.5	39.1
マイワシ	40	10.0	0.36	8.2	9.5
ウナギ（養殖）	2400	18.0	0.48	3.0	3.5
カツオ（戻りガツオ）	20	9.0	0.16	18.0	8.4
シロサケ	11	32.0	0.21	6.7	5.9
マサバ	24	11.0	0.28	10.4	10.6
サンマ	13	19.0	0.26	7.0	17.7
マダイ（養殖）	11	8.0	0.09	5.4	1.2
マダラ	9	1.0	0.10	1.4	1.3
ヒラメ（養殖）	21	18.0	0.33	6.0	1.0
クロマグロ（赤身）	83	5.0	0.05	14.2	1.3
アワビ	1	0**	0.09	1.0	0.4
マガキ（養殖）	22	0**	0.14	1.4	28.1
ハマグリ	9	0**	0.16	1.1	28.4
ホタテガイ	23	0**	0.29	1.7	11.4
クルマエビ（養殖）	4	0**	0.06	3.8	1.9
スルメイカ	13	0	0.04	4.2	6.5
ウシ（サーロイン，脂身なし）	1	3.0	0.13	4.0	1.1
ブタ（ロース，脂身なし）	5	0.1	0.16	8.0	0.3
ニワトリ（胸肉，皮なし）	8	0	0.10	11.6	0.2

*：レチノール当量（レチノール+1/12×β-カロテン等量）．
**：推定値．

ビタミンAは視覚・嗅覚機能や成長，生殖，免疫など多くの生命活動に必須で，欠乏すると夜盲症になり，失明や免疫機能の低下を引き起こし，感染症を併発する．レチノールは視覚機能や生殖作用を示すものの，成長や免疫機能を発揮するのはレチノールの代謝物であるレチノイン酸（retinoic acid）である［五十嵐・江指 2011］.

　魚にはビタミンAを豊富に含む種が多く，老齢魚や大型魚に多量に含まれる．イシナギの肝臓には過剰症を起こすほど多量のビタミンAが含まれているため，食用が禁じられている．内臓部や肝臓に多いものの，筋肉にも多量に蓄積するヤツメウナギやウナギ，アナゴなどはよいビタミンA供給源である．魚類筋肉は一般に畜肉に比べてビタミンA含量が高い．ウシやブタでも内臓部には多量に含まれる．ノリなどの海藻類にもビタミンAは多い．

　脂溶性ビタミンには耐容上限値（tolerable upper intake levels）が設定されており，妊産婦などではビタミンAの過剰摂取に注意が必要である．しかし，一般に必要量程度かそれ以下の摂取量にとどまっており，推奨値には達していない．

　ビタミンDにはD_2（エルゴカルシフェロール ergocalciferol）とD_3（コレカルシフェロール cholecalciferol）があり，D_2は植物のエルゴステロール（ergosterol），D_3は動物の7-デヒドロコレステロール（7-dehydrocholesterol）から紫外線照射を受けることによって生成する．特に，D_3はヒトの皮膚で内在性7-デヒドロコレステロールからも紫外線により生成する．

　ビタミンDは摂取後肝臓と腎臓で活性型に変換され，機能を発揮する．ビタミンDは小腸からのカルシウムの吸収を促進し，カルシウムの恒常性維持と骨形成に必須のビタミンである．欠乏症の小児のくる病は近年発症例がないものの，最近は骨粗鬆症との関連でカルシウムとともに注目を集めている［阿部2005］.

　魚はビタミンDの最もよい供給源である．アンコウの肝臓を別とすれば，ビタミンDはサンマやサバなどの回遊性赤身魚やサケ，ウナギなどの回遊魚の筋肉に多量に含まれる．無脊椎動物には一般にビタミンDは多く含まれていない．

　その他の脂溶性ビタミンであるビタミンKは血液凝固の必須因子であり，植物や微生物起源である．海藻類では含量が高い．骨の石灰化にも関与するため，骨粗鬆症の治療薬としても用いられている．ビタミンEは老化防止ビタミンと

いわれ植物起源であるが，ウナギや魚卵，ツナ缶などに比較的多い．

b. 水溶性ビタミン

　魚介類にはほとんど期待できないビタミンCを除いて，他のB群のビタミン類はさまざまな酵素類の補助因子（cofactor）として働いている．魚介類に多いB群ビタミンはB_2，ナイアシン，B_{12}などである（表2.5）．

　ビタミンB_2（リボフラビン riboflavin）は黄色の蛍光物質で，体内で補酵素（coenzyme）FMNおよびFADに変換され，これらは酸化還元酵素の補酵素として脂肪酸代謝などで重要な機能を果たす．欠乏すると口角炎や口内炎を生じ，正常に成長できなくなる．ウシやブタの肝臓に多く筋肉には少ないが，回遊性赤身魚では畜肉よりも多い（表2.5参照）．普通筋よりも血合筋に多い．ヤツメウナギやドジョウ，イカナゴなどではB_2含量はきわめて高い．また，特異的にサケのめふん（腎臓）には6 mg/100 g以上含まれる．

　ナイアシン（niacin；nicotinic acid, nicotinamide）は補酵素NAD^+および$NADP^+$の前駆体で，体内でトリプトファンからの合成経路はあるものの，合成量は充分ではない．多くの酸化還元酵素の補酵素として重要な働きを示す．欠乏症として，トウモロコシを主食とする地域ではペラグラと呼ばれる皮膚疾患を生ずることがある．魚はきわめてよいナイアシン給源で，血合筋よりも普通筋に多い唯一のビタミンである．カツオやマグロ，マサバなどの回遊性魚類に多い（表2.5参照）．たらこには特異的に50 mg/100 gも含まれる．

　ビタミンB_{12}（コバラミン cobalamin）はバクテリアの成長の必須因子であり，ヒトでは補酵素型として核酸やアミノ酸の生合成に関与する．欠乏症は悪性貧血で，倦怠感や疲労感を生ずる．植物には存在しないため，ベジタリアンは注意を要するビタミンである．貝類のマガキやハマグリに多く，マサバやサンマもよい供給源である（表2.5参照）．陸上動物の肝臓に多いが（25〜53 μg/100 g），それ以上にアカガイやアサリ，シジミに多く，50〜60 μgにも達する．サケのめふんには330 μg近く存在し，特異的である．

　その他，アミノ酸代謝の補酵素となるビタミンB_6はウシやブタの肝臓よりもカツオ・マグロの赤身に多量に含まれる．なお，魚介類にはビタミンCはほとんど期待できない．そのため，刺身のつまとして用いられる千切りの大根やシソの葉はビタミンCを補う意味もある．ただし，たらこだけは温州ミカン程度の

ビタミンCを含有する．

2.3.2 ミネラル

人体あるいは食品は多くの元素から成り立っている．主要成分である水，タンパク質，炭水化物，脂質，ビタミンなどを構成する元素は酸素（O；62%），炭素（C；21%），水素（H；10%），窒素（N；3%）が主要なもので，合計96%を占めている．残りの4%が無機質あるいはミネラルと呼ばれる．食品学では食品を燃やした後に残る灰の中の成分を灰分（ash）と呼んでいる．

ヒトの生命活動に必須と考えられる元素のなかで，カルシウム（Ca），リン（P），カリウム（K），ナトリウム（Na），マグネシウム（Mg），硫黄（S）*，塩素（Cl）*の7種は比較的存在量が多く，摂取量も多いため，主要ミネラルと呼ばれる．これに対して，鉄（Fe），亜鉛（Zn），銅（Cu），マンガン（Mn），ヨウ素（I），セレン（Se），モリブデン（Mo），コバルト（Co）*，クロム（Cr）の9種類は微量ミネラル（微量元素）といわれる．このうち，*印を付けたものは現在食事摂取基準が定められている13種のミネラルには含まれない［香川 2013］．これらのほか，不足すると欠乏症が発生する微量ミネラルとして，フッ素（F），ケイ素（Si），バナジウム（V），ニッケル（Ni），鉛（Pb），スズ（Sn），ヒ素（As）などが知られている［五十嵐・江指 2011］．したがって，ヒトの生命活動を維持するには，きわめて多くの元素が必要とされることがわかる．これらのうち，摂取量が多いと毒性を発揮する元素もあり，それらには耐容上限値が設定されている．サプリメントなどとして多量に摂取すると危険である．表2.6には魚介類に多い代表的な必須ミネラルを示す．

ミネラルは生体内において，カルシウムやリンのように骨や歯といった生体構造の維持に働くもの，ナトリウム，カリウム，塩素のように体液の浸透圧の維持に重要なものがある．また，カルシウム，マグネシウム，カリウムなどは筋肉や神経系において，機能の調節や情報伝達に寄与している．そのほか，特定のタンパク質・酵素の補助因子として多くの微量ミネラルが働いている．微量ミネラルには活性酸素の消去，免疫機能の活性化，血糖値の低下など，特定の作用を示すものもある．

カルシウム（calcium）はリンとともに骨や歯を形成するのみならず，微量の

表 2.6 魚介類のおもなミネラル（可食部 100 g あたり）(香川, 2013 および鈴木, 1993)

	カルシウム (mg)	マグネシウム (mg)	鉄 (mg)	亜鉛 (mg)	銅 (mg)	セレン (μg)	ヨウ素 (μg)
マアジ	27	34	0.7	0.7	0.08	47	20
アナゴ	75	23	0.8	0.7	0.04	39	15
アンコウ（肝臓）	6	9	1.2	2.2	1.00	200	96
マイワシ	70	34	1.8	1.1	0.14	54	28
ウナギ（養殖）	130	20	0.5	1.4	0.04	50	17
カツオ（戻りガツオ）	8	38	1.9	0.9	0.10	100	25
シロサケ	14	28	0.5	0.5	0.07	31	5
マサバ	9	32	1.1	1.0	0.10	64	19
サンマ	32	28	1.4	0.8	0.11	12	21
マダイ（養殖）	11	34	0.2	0.5	0.02	38	6
マダラ	32	24	0.2	0.5	0.04	31	350
ヒラメ（養殖）	23	30	0.1	0.5	0.04	48	6
クロマグロ（赤身）	5	45	1.1	0.4	0.04	110	14
アワビ	20	54	1.5	0.7	0.36	7	180
マガキ（養殖）	88	74	1.9	13.2	0.89	48	73
ハマグリ	130	81	2.1	1.7	0.10	ND	ND
ホタテガイ	22	59	2.2	2.7	0.13	93	ND
クルマエビ（養殖）	41	46	0.5	1.4	0.42	35	4
スルメイカ	14	54	0.1	1.5	0.34	42	3
ウシ（サーロイン，脂身なし）	3	13	0.8	3.1	0.05	21	ND
ブタ（ロース，脂身なし）	5	24	0.3	1.8	0.06	37	ND
ニワトリ（胸肉，皮なし）	4	27	0.2	0.7	0.03	22	ND

ND：未測定.

カルシウムイオンが筋肉収縮の調節あるいは神経伝達に寄与している．そのため，カルシウムの摂取が不足すると骨や歯が弱くなり，骨粗鬆症や成長期の成長が停滞するのみならず，神経過敏などの障害も発生する．カルシウム摂取の推奨値は成人で男性 650〜800 mg/日，女性で 650 mg/日であるが，摂取量は 500 mg/日程度で充足されていない．

　カルシウムの摂取には乳および乳製品が最も有効とされ，牛乳には 110 mg/100 g，プロセスチーズには 630 mg/100 g 含まれ，これらは比較的多量に摂取するうえ，カルシウムの吸収率も 50% 程度と高い．魚介類は畜肉と比べると一般にカルシウム含量が高いものの，骨ごと食べる小魚ではないとあまり有効とはいえない．小魚は乳および乳製品に次いでカルシウムのよい給源で，イカナゴ（500 mg/100 g），シシャモ（330），ドジョウ（1100）などと含量が高い．

タニシは特異的に 1300 mg/100 g と高い含量を示す．さらに，カタクチイワシの煮干し（2200 mg/100 g），田作り（2500），みりん干し（800），しらす干し（520），素干しサクラエビ（2000）など，乾製品はきわめてよいカルシウム源である．ただし，これら小魚のカルシウムの吸収率は乳および乳製品の 50% 程度である［五十嵐・江指 2011］．

野菜や豆類もカルシウム源の 1 つで，ダイコン葉（400 mg/100 g），葉トウガラシ（490），パセリ（290），ゴマ（1200），ダイズ（240）などの含量が高い．また，素干しアオノリ（720），素干しホソメコンブ（900），干しヒジキ（1400），素干しワカメ（780）などの海藻類もカルシウム供給源として有効である．ただし，吸収率は小魚よりさらに低いと考えられる．

マグネシウム（magnesium）はカルシウムと同様に骨に存在するが，多くの酵素の活性化剤（activator）としても重要な働きを示し，筋肉収縮や神経伝達においても作用している．また，アデノシン三リン酸（ATP）は細胞内ではマグネシウムイオンにより安定化されている．このため，マグネシウムが不足すると筋肉収縮の異常（けいれんやこむらがえり）や神経症状を引き起こす．

マグネシウム源としては，魚よりは貝やイカなどが有効であるが，魚も野菜や肉類よりはマグネシウムに富んでいる．海藻は高い含量を示し，素干しアオノリ（1300 mg/100 g），素干しワカメ（1100），素干しナガコンブ（700）など，群を抜いて高い．アーモンド（310）やゴマ（370），ダイズ（220）などもよい給源である．

鉄（iron）はヘモグロビン，ミオグロビン，シトクロムなどのヘム構造に結合したヘム鉄として，また非ヘム鉄酵素と結合して存在するものが多く，酸素の運搬，貯蔵，細胞呼吸などにおいてきわめて重要な機能を果たしている［阿部 2005］．細胞内で活性酸素の消去に働く酵素類もヘム鉄を有する．カルシウムと同様に不足しがちなミネラルで，不足すると鉄欠乏性貧血になる．貧血は女性に多く，運動能力や免疫力の低下も引き起こす．鉄は肝臓のフェリチンとして貯蔵されているが，女性ではこの貯蔵鉄も男性よりも少ない．

鉄欠乏性貧血にはブタ肝臓（13 mg/100 g）が勧められるが，貝類はよい供給源で，表に示した以外ではアカガイ（5.0），シジミ（5.3），アサリ（3.8）などは有効である．魚ではミオグロビン含量の高い赤身魚に多く，また普通筋よりも

血合筋に多い．魚の加工品も鉄含量の高いものがあり，カタクチイワシの煮干し (18.0) やアサリの佃煮 (18.8) などはきわめて有効である．

亜鉛 (zinc) は亜鉛酵素と呼ばれる多くの酵素の補欠分子族 (prosthetic group) を形成し，その他さまざまな酵素の活性化剤でもある．また，DNA に結合して転写を調節する亜鉛含有タンパク質（ジンクフィンガー zinc finger）を構成し，核酸やタンパク質の合成に必須である．このため，亜鉛が不足すると発育不全，性機能や免疫力の低下，視力や皮膚の障害などの原因となり，老化に伴う症状に類似した多くの症状を引き起こす．若年層の亜鉛欠乏性味覚障害は最近増加傾向にある．

亜鉛はマガキに最も多量に含まれ，一般に貝類に多い．表には示していないが，タニシ (6.2 mg/100 g)，ホヤ (5.3)，ウニ (2.6)，ケガニ (3.3) などの無脊椎動物で含量が高い．魚では淡水魚に多い傾向があるが，煮干し (7.2) や田作り (7.9)，するめ (5.4) などの加工品にも多い．その他，種実類（ナッツやゴマ），ダイズ，チーズ，ウシ・ブタの肝臓なども亜鉛のよい供給源である．亜鉛の摂取量は推奨値には達していない．

銅 (copper) は銅酵素（ブルーオキシダーゼと呼ばれる酸化酵素など）の補欠分子族として活性中心に結合しており，ヘムやコラーゲンの合成あるいは活性酸素の消去など多くの基本的機能に寄与している．銅の摂取が不足すると貧血になりやすく，成長障害や髪の毛の脱色などさまざまな症状が発生する．銅も魚よりも無脊椎動物に多く，ホタルイカ (3.42 mg/100 g)，イイダコ (2.96)，シャコ (3.46)，サクラエビ (2.05) には豊富に含まれる．肉類には少ないものの，ウシ肝臓 (5.3) は最もよい銅給源である．

セレン (selenium) はビタミン E に似た抗酸化作用を示すミネラルで，過酸化水素消去系のグルタチオンペルオキシダーゼの補欠分子族である．このため，セレンは老化に伴う諸症状（心筋梗塞，動脈硬化，白内障など）の予防や発がんの抑制に効果があるとされる．血中セレン濃度と乳がんあるいは虚血性心疾患の死亡率は負の相関を示す．セレンはまた，水銀などの毒性を緩和する作用をもっている．魚介類はセレンのよい供給源で，アンコウ肝臓やカツオ，マグロに多いが，たらこ (130 μg/100 g)，すじこ (290*)，ウニ (220*)，ケガニ (300*) などにも多い．丸干しイワシ (2900*) や煮干し (1400*) は極端に高含量である [*印

は鈴木 1993 による].

　ヨウ素（iodine）は甲状腺ホルモン（thyroid hormone）の（チロキシン thyroxine，トリヨードチロニン triiodothyronine）の構成成分であり，甲状腺に存在する．甲状腺ホルモンはエネルギー代謝に関与し，成長期の発育を促進する．ヨウ素が不足すると甲状腺が肥大し（甲状腺腫），発育不全や精神障害，肥満などの症状を引き起こす．逆に，ヨウ素の摂取が過剰でも甲状腺腫をきたし，バセドウ病（甲状腺機能亢進症）になる．ヨウ素はよく知られているように海藻に極端に多い．コンブ類（21〜24万 μg/100 g）を筆頭に，ヒジキ（4.7万），アオノリ（2800），焼のり（2100），生ワカメ（1600）などである．魚類や無脊椎動物は海藻に次ぐヨウ素源であり，マダラやアワビのほかに，スケトウダラ（170），たらこ（130），サザエ（97）などに多い．

　水産物はミネラルの供給源としてきわめて優れている．特に，伝統的な加工食品である乾製品や佃煮，あるいは最近はあまり食べることのないタニシやドジョウなどがミネラルの豊富な食品であることがわかる．ただし，注意しなければならないことは，水産物は種によっては毒性の高いメチル水銀やヒ素の含量が高いということである．日本人が摂取するこれらの有毒なミネラルの多くは水産物由来である．したがって，健康にいいからと1つの食品だけを日々多量に摂取することは避けなければならない．

〔阿部宏喜〕

文　献

阿部宏喜（2005）．魚の科学事典（谷内　透ほか編），pp. 437-440，朝倉書店．
五十嵐修・江指隆年編（2011）．ビタミン・ミネラルの科学，朝倉書店．
香川芳子監修（2013）．食品成分表 2013，女子栄養大学出版部．
鈴木泰夫編（1993）．食品の微量元素含量表，第一出版．

3 魚介類のおいしさの科学

❖ 3.1 魚介類の環境馴化とおいしさ ❖

　魚介類は陸上動物に比べて環境の影響を強く受け，生息環境の水温，塩分濃度，酸素濃度，水圧などに適応しており，また日々のこれら環境要因の変化に対して必死で馴化（順応 acclimation）しながら生きている．このような環境要因への馴化は，細胞内のタンパク質をはじめとする体成分の変化により実現される．したがって，環境馴化は魚介類の栄養素含量に影響を与え，またエキス成分組成の変化を通じて味にも影響することになる．さらに，このような魚介類が生きているときの環境への馴化が，死後の品質を左右する大きな要因となる．本節ではこのような観点から，最近明らかにされてきた魚介類の品質の向上について述べる．

3.1.1　生息水温は死後硬直に影響する

　次節で述べるように，魚の死後変化にはさまざまな要因が関与する．その大きな要因の1つが，魚が生きていたときの生息水温である．コイを5，10，20および30℃の水温に1ヶ月以上馴化させたのち，活けしめして0あるいは10℃に貯蔵し，死後硬直（rigor mortis）の進行を調べたところ，興味深い結果が得られた［阿部 1991］．図3.1では馴化温度と貯蔵温度の差を示してある．すなわち，温度差が30℃とは30℃馴化コイを0℃に貯蔵した場合であり，温度差が10℃とは20℃馴化コイを10℃に貯蔵した場合か10℃馴化コイを0℃で貯蔵した結果である．

　これらの結果から，明らかに馴化温度と貯蔵温度の差が大きいほど，死後硬直が速く進行することがわかる．また，温度差が大きいほど最大硬直時の硬直度が大きくなることもみてとれる．30℃馴化コイを0℃で貯蔵すると，24時間後には

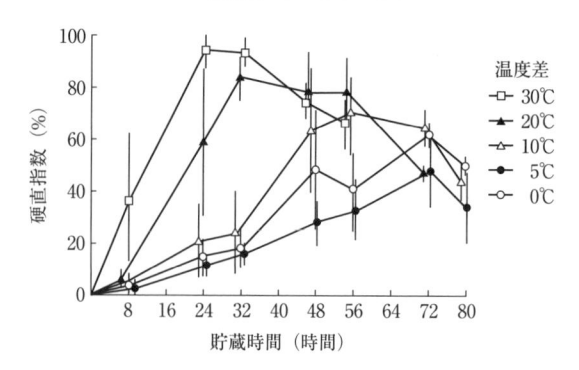

図 3.1 順応温度と貯蔵温度の差によるコイの死後硬直の進行
[阿部 1991]
5, 10, 20, 30℃に1ヶ月以上順応させたコイを即殺後，0あるいは10℃に貯蔵し，死後硬直を温度差別に示したもの（各2～7尾）．

ほぼ100%硬直に達するのに対して，5℃馴化コイを0℃に貯蔵した場合には72時間経っても40～60%程度しか硬直しなかった．すなわち，生息水温と貯蔵水温の差が大きいほど，貯蔵中に筋小胞体の損傷が大きくなり，速やかにしかも強く硬直することが明らかである．

死後硬直のメカニズムについては次節でも述べるが，生息水温が魚の品質に与える影響がきわめて大きいことがわかる．このことから，漁獲後には魚は10℃以下の低温で貯蔵することが一般的であるため，夏に漁獲された魚よりは，冬の冷たい海水に馴化した魚の方が死後変化は遅れ，品質が長く保たれることが理解できる．

3.1.2 漁獲後の蓄養の効果

魚は漁獲時に大きなストレスを受け，体成分が極限にまで変動することは容易に理解できる．この状態で出荷されれば，その後の死後硬直は速やかに進行し，品質の劣化は速いであろう．そこで，漁獲後魚をしばらく網いけす中で休養させ，体力を回復させてから出荷する方法が考案された．これは「蓄養(aquafarming)」と呼ばれ，養殖(aquaculture)とは異なり給餌は行わない．

蓄養に成功し，ブランド魚のはしりとして高値で取引されているのは大分県佐賀関町漁協の「関あじ・関さば」である．潮流の速い豊後水道で鍛えられたマサ

バやマアジを一本釣りし，網いけすに移して蓄養した後ていねいに活けしめして出荷するもので，しっかりとした歯ごたえが特徴である［望月 1999］．

その後一本釣りではなく，まき網で漁獲されたサバやアジでもしばらく蓄養して出荷することが，九州の各地で行われるようになってきた．蓄養により，魚の品質の保持のみならず出荷調整が可能になり，価格の上昇やブランド化も期待できるため，漁業者にとっては価値のある技術であろう．常識的には魚を漁獲後に蓄養すればストレスからは回復するものの，餌を与えないため脂肪が抜けてしまうように思われる．しかしながら，ゴマサバでは夏には脂質含量は蓄養 5 日目に最大値に達し，その後急激に減少した．一方，冬には蓄養 13 日目が最大値で，その後減少することが確認されている［福島ほか 2012］．このことは蓄養中に内臓脂質がエネルギー源として用いられ，筋肉にもまわされることを示している．また，蓄養が長引けば筋肉脂質は減少するものの，冬にはこの変化が遅いことも

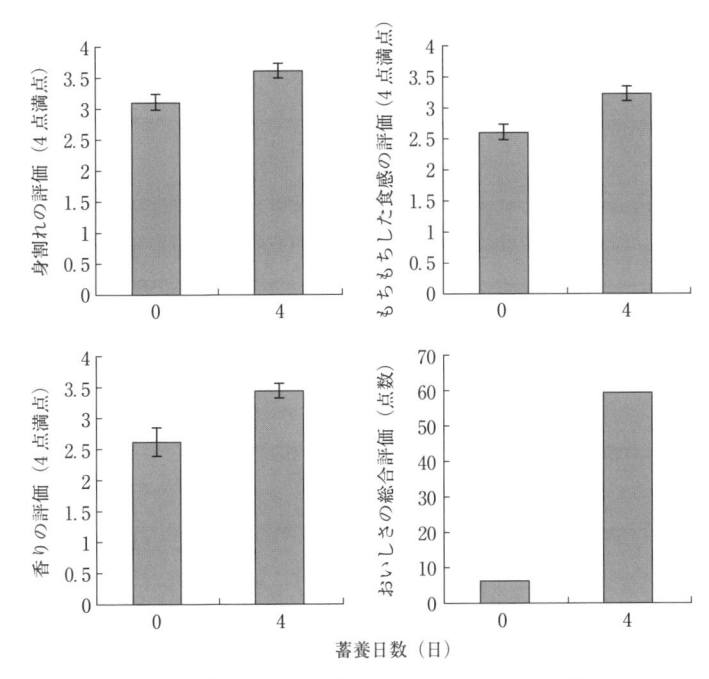

図 3.2 蓄養ゴマサバの刺身の官能評価［保ほか 2012］
身割れの程度，食感および香りは 4 点満点．総合評価は 100 点満点で評価．いずれも，$p<0.01$ で有意差ありと判定されている．

知られた．したがって，ゴマサバの蓄養は夏季には1週間，冬季では2週間ほど可能であることが明らかになっている．一方，マアジでは蓄養6日目に脂質含量は最大となり，その後の減少は緩慢であった．そのため，最適蓄養期間は2～3週間と判定されている．

ゴマサバは蓄養により，身割れが起きにくくなり，もちもちした食感が強くなり，生ぐさ臭は抑えられ，有意においしくなると評価されている（図3.2）．一般に魚はきわめて絶食に強いことが知られている．このことが蓄養による品質の向上を生みだす要因となっているものと考えられる［保ほか 2012］．

3.1.3　海洋深層水でコントロールできるウニの成熟

ウニの可食部は生殖腺で，卵巣，精巣ともに食用となるが，産卵期はウニの種によって異なり，産卵期前の生殖腺が成熟した時期が最良であり，産卵期直前には"身溶け"と呼ばれてドロドロになり，商品価値を失う．エゾバフンウニは冷水性の美味なウニで，キタムラサキウニとともにウニの漁獲量の半分を占める重要種である［萱場ほか 2012］．

世界遺産の知床半島の羅臼町には，夏に多くの観光客が訪れるものの，エゾバ

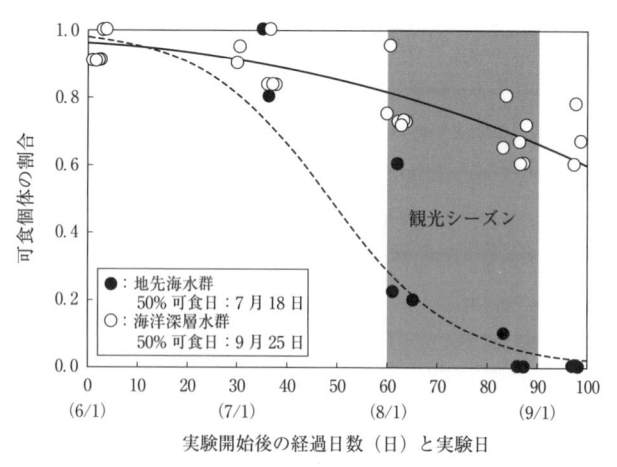

図3.3　低温海洋深層水で飼育したエゾバフンウニの熟成抑制効果
　　　　［萱場ほか 2012］
水温は海洋深層水群で3～6℃，地先海水群では3～20℃．

フンウニは夏の海水温の上昇に伴って成熟が進行し，夏の産卵期にはほとんど食用にならない"身溶け"ウニになってしまい，需要をまかなえなかった（図3.3）．そこで，夏になる前に未熟なウニを水槽にたくさん収容し，低温の海洋深層水（deep ocean water）で飼育することで，成熟を遅らせることが試みられている［萱場ほか 2012］．海洋深層水は夏でも3〜6℃の低温を保ち，8月の観光シーズンでも成熟した生殖腺をもつ個体が70%を超え，観光客の需要をまかなえることがわかった．ウニは給餌をしなくても大きな影響はないものの，羅臼のコンブ養殖場の間引きコンブを与えると生殖腺が充実することも確認されている．この方法は海洋深層水の有効利用にもつながり，地域活性化のためにもきわめて有効であろう．

3.1.4　エビ・カニ，貝類の高塩分馴化

汽水域に生息する甲殻類や貝類は環境水の塩分濃度の大きな変動に耐え，細胞内の浸透圧（osmotic pressure）をできるだけ一定に保つメカニズムを獲得してきている．彼らは開放血管系をもち，血リンパ（hemolymph）の浸透圧は環境水のそれとほぼ同じである．しかし，細胞内では血リンパの浸透圧に応じて，非必須のアミノ酸やトリメチルアミンオキシド，グリシンベタイン等を合成あるいは分解して濃度を変動させることにより，血リンパの浸透圧に対抗することができる．これは等浸透調節（isosmotic regulation）と呼ばれている．非必須アミノ酸ではグリシン（Gly），アラニン（Ala），プロリン（Pro），グルタミン（Gln），タウリン（Tau）などが等浸透調節のオスモライト（osmolyte）として用いられる［阿部 2004］．

淡水産のアメリカザリガニは50%海水には問題なく馴化し，時間をかけると100%海水にも馴化可能である．75%海水への馴化により，筋肉の遊離アミノ酸総量は2倍以上に増加する（図3.4）．海水馴化に伴って水分は10%ほど低下し，遊離アミノ酸も濃縮されるものの，特定のアミノ酸のみを合成して濃度を高めている．筋肉で増加したアミノ酸はGly, Ala, GlnおよびProであった．また，Alaのほぼ半分はD型である．増加するアミノ酸は組織によっても異なり，肝膵臓ではTauも増加し，神経組織ではほとんどD-, L-Alaのみでまかなわれていた．この種においては，これらのアミノ酸が主要なオスモライトと考えられる．煮熟

[グラフ: 無脊椎動物の筋肉遊離アミノ酸組成]

アメリカザリガニ
　淡水
　50%海水
　75%海水

クルマエビ
　50%海水
　100%海水
　150%海水

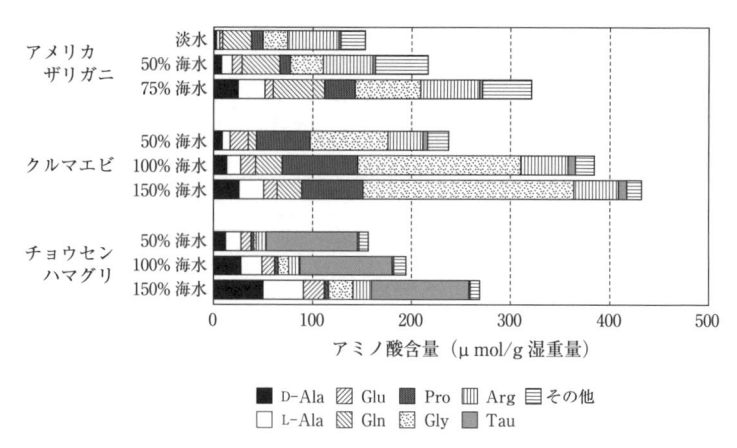

チョウセンハマグリ
　50%海水
　100%海水
　150%海水

横軸: アミノ酸含量（μmol/g 湿重量）0, 100, 200, 300, 400, 500

凡例: ■ D-Ala　▨ Glu　■ Pro　▥ Arg　▤ その他
　　　□ L-Ala　▨ Gln　▨ Gly　▨ Tau

図3.4 無脊椎動物の高あるいは低塩濃度順応時の筋肉遊離アミノ酸組成の変化
［阿部 2004］
それぞれ5尾の平均値．アメリカザリガニは50%海水に入れて2日後に75%に移し，2日順応．他はそれぞれ75あるいは125%海水に2日順応させてから50あるいは150%海水中で2日間順応させた．

後の筋肉の味は海水馴化ザリガニが顕著に強い甘味を呈し，美味であった．この呈味向上には多少の塩分の増加と水分の減少も寄与していると考えられる．

クルマエビは150%海水中ではD-, L-AlaとGlyのみを増加させるものの，50%海水への馴化ではGlnおよびProも減少し，特にGlyの減少が大きかった．クルマエビは潮汐に伴って日々大きな塩分濃度の増減を経験するものの，おそらく経験したことのない150%という高濃度の海水にも十分馴化できる能力をもっていることは明らかである．アメリカザリガニでもクルマエビでも，どの塩濃度においてもヌクレオチド組成はATPが大半を占めていた．このことは，塩分濃度の高いあるいは低い海水中においてもエネルギー状態は良好であり，塩分濃度の変化が大きなストレスになっていないことを示している．

チョウセンハマグリでは，50および150%海水に馴化させると，足筋の遊離アミノ酸は高濃度側で大きく増加した．最も大きく増加したのはD-, L-Alaで，次いでGlyであったが，グルタミン酸（Glu）およびアルギニン（Arg）もやや増加を示した．最も多量に存在するTauは変動を示さなかった．一方，50%海水中ではD-, L-AlaとGlyのみが減少を示した．

一方，ホタテガイについて実用規模での実証試験も行われている（図3.5）．

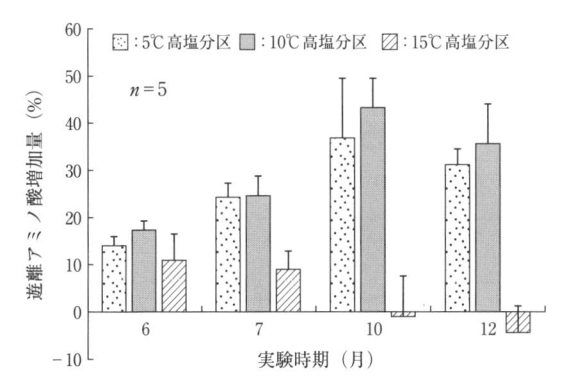

図 3.5 蓄養ホタテガイ貝柱の遊離アミノ酸総量に及ぼす高塩分，水温および実験時期の影響［辻ほか 2012］
塩分は 45‰（普通海水は 35‰），蓄養期間は 1 日．

羅臼町では海洋深層水からミネラルウォーターを製造しているが，その際に利用価値の低い濃縮深層水（塩分 5%）が副産物となる．これを用いて正常海水 35‰ から 45‰ の高張海水に 1 日馴化させることにより，遊離アミノ酸総量を 35〜45% も増加させることに成功している．増加量のほとんどは Gly で，ホタテガイでは Ala は含量も少なく，増加も認められなかった．6 および 7 月では大きくは増加していないものの，産卵後の回復期の 10 および 12 月には大きく増加している．水温が 15℃ では増加が認められないのは，この時期は水温低下に向かう時期であるためと思われる．高塩分馴化ホタテガイ貝柱は官能試験で，塩味，うま味およびおいしさの点で明らかに優れていることが確認されている［辻ほか 2012］．

このような実験から，種および組織によってもやや異なるものの，容易に合成あるいは分解可能なアミノ酸を増減させることにより，無脊椎動物は環境水の浸透圧の変動に耐えているものと考えられる．高濃度の海水中では Gly や Ala などの甘味アミノ酸が増加することから，無脊椎動物の養殖あるいは蓄養する際には，高張海水中で行うことが推奨される．

以上のように，最近の実験結果から，魚介類が生きているときの環境への応答が，品質に大きく影響を与えることが明らかである．したがって，漁獲前の魚介類の状態をコントロールすることにより，より美味な，高品質な魚介類を創出す

ることが可能であろう．今後のさらなる検討が期待される課題である．

〔阿部宏喜〕

文　献

阿部宏喜（1991）．魚類の死後硬直（山中英明編），pp. 62-73，恒星社厚生閣．
阿部宏喜（2004）．水産物の品質・鮮度とその高度保持技術（中添純一・山中英明編），pp. 23-32，恒星社厚生閣．
萱場隆昭ほか（2012）．沿岸漁獲物の高品質化―短期蓄養と流通システム（福田　裕・渡部終五編），pp. 89-105，恒星社厚生閣．
保　聖子ほか（2012）．沿岸漁獲物の高品質化―短期蓄養と流通システム（福田　裕・渡部終五編），pp. 46-63，恒星社厚生閣．
辻　浩司ほか（2012）．沿岸漁獲物の高品質化―短期蓄養と流通システム（福田　裕・渡部終五編），pp. 76-88，恒星社厚生閣．
福島英登ほか（2012）．沿岸漁獲物の高品質化―短期蓄養と流通システム（福田　裕・渡部終五編），pp. 35-45，恒星社厚生閣．
望月　聡（1999）．魚博士が教える魚のおいしさの秘密（坂口守彦他編），pp. 81-114，はまの出版．

◆ 3.2　魚介類の鮮度と死後変化 ◆

3.2.1　魚介類の鮮度とその判定法

　ウシやブタなどの畜肉ではと殺後一定期間貯蔵して熟成させた後に食すが，魚介類では高い鮮度（freshness）が重視され，致死後速やかに生食されたり，2～3日中に調理加工されるものがほとんどである．個体の死後でも残留する酸素を用いて末梢組織の細胞は生命を維持できるが，呼吸の停止からしばらく経過すると末梢組織でも酸素が枯渇し，嫌気的な代謝が進行してさまざまな生化学的・物理化学的変化が生じる．一般に魚介類ではこの一連の変化が速やかに起こり，魚介類をおいしく食べるために，さまざまな致死法，冷蔵法，冷凍法および輸送法などが開発されている．

　魚類の死後変化は，図3.6に示すように経時的にいくつかのステージに分けることができる．このような死後変化は種によって大きく異なることから，種の特徴を生かす消費方法や調理方法が生み出されてきた．ヒラメなどでは他の魚種に比べて比較的死後変化が遅いため，古くから刺身として食されてきた．一方，マイワシ，マサバやサンマなどは死後変化が速やかに進行するため，刺身での消費

3.2 魚介類の鮮度と死後変化

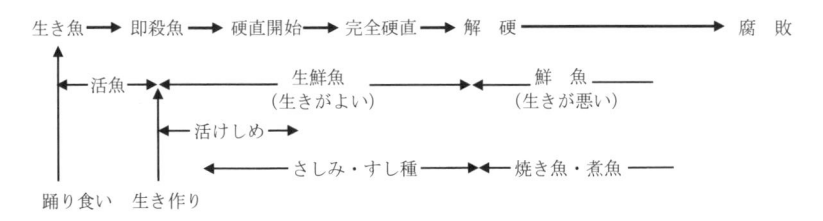

```
生き魚 → 即殺魚 → 硬直開始 → 完全硬直 → 解 硬 ─────────→ 腐 敗
  ↑      ↑←── 活魚 ──→←── 生鮮魚 ──→←── 鮮 魚 ──→
  │      │           (生きがよい)        (生きが悪い)
  │      └← 活けしめ
  │           ←── さしみ・すし種 ──→←─ 焼き魚・煮魚 ─→
踊り食い 生き作り
```

図 3.6 魚の死後の鮮度と調理［阿部 1995］

表 3.1 死後変化に影響を与える因子［渡部編 2010］

致死前の因子	生息水温 疲弊度
致死時	致死方法
致死後の因子	貯蔵環境（温度，酸素濃度など） 微生物の繁殖

は少なかったが，最近では流通スピードや鮮度保持技術の向上によって刺身での消費が可能なものも流通している．また，死後変化は致死前の生理的状態，致死方法，貯蔵温度などさまざまな外的・内的要因によって影響を受けることも知られている（表 3.1）．

これらのことから，数多くの魚介類の鮮度を判定する手法が確立されてきた．最も一般的な手法は，官能的な検査である．官能検査（sensory test）は大がかりな機器類を使用せずに実施できることが利点であり，十分に訓練されたパネリスト（panelist）を用いれば十分に再現性の高い結果が得られ，においなど場合によっては機器分析をしのぐ感度が得られる．しかし，機器分析に比べて評価の数量化が困難であり，他の鮮度判定法との互換性にも乏しいのが欠点である．古くから市場などで経験的に行われている外観（体表の光沢および色，うろこの有無，目の色，えらの色，肉の透明感や色など）による判定が官能検査の代表であるといえる．そのほか，におい（種特有の香気，腐敗臭，異臭など）や硬さ（死後硬直の進行状況など）なども鮮度判定に用いることができる．これらの鮮度判定に加えて，調理後のおいしさの予測などを含めた総合的な品質評価を「目利き」と表現することもある．

致死後でも高度に鮮度が高い状態の場合は，外的刺激によって末梢組織や神経の応答が認められることがある．延髄刺殺した魚の胸鰭付近をたたくなどして刺

激すると，脊髄反射によって鰭や筋肉が動くことを利用した，きわめて高鮮度な状態を判定する手法が市場などで行われている．すし屋などで活けアカガイをまな板にたたきつける風景を見ることがあるが，これは同様な生理学的応答を利用して高鮮度をアピールする手法に利用されている．

　化学的な機器分析を利用した手法として最も有名なものがK値である．生体エネルギー物質として各組織で共通して用いられるアデノシン三リン酸（adenosine 5′-triphosphate：ATP）が分解されてアデノシン二リン酸（adenosine 5′-diphosphate：ADP），アデノシン一リン酸（adenosine 5′-monophosphate：AMP），イノシン酸（inosine 5′-monophosphate：IMP），イノシン（inosine：HxR），ヒポキサンチン（hypoxanthine：Hx）に順次分解される過程を，液体クロマトグラフィーなどを用いて分析し，次式によりK値が算出される．

$$\text{K値 (\%)} = \frac{\text{HxR} + \text{Hx}}{\text{ATP} + \text{ADP} + \text{AMP} + \text{IMP} + \text{HxR} + \text{Hx}} \times 100$$

この式をみてわかるように，K値はATPの分解産物であるイノシンやヒポキサンチンの蓄積を評価するものであり，これらの蓄積が認められない非常に高鮮度のものや分解過程の異なるものには適用できない．

　K値と同様にATP関連化合物に着目した判定法としてアデニレートエネルギーチャージ（adenylate energy charge：A.E.C.）値もアワビやアカガイなどの軟体類で有効とされており，次式で表される．

$$\text{A.E.C.値 (\%)} = \frac{\frac{1}{2}(2\text{ATP} + \text{ADP})}{\text{ATP} + \text{ADP} + \text{AMP}} \times 100$$

致死直後のきわめて鮮度が高い状態の魚介類について鮮度判定を行う場合は，ATPそのものやクレアチンリン酸，アルギニンリン酸などの高エネルギーリン酸化合物も用いることができるが，これらの物質の分解は非常に速いため，液体窒素などによる急速凍結後，酵素が機能しない状態で抽出を行うなどの工夫が必要である．

　オピン類は軟体類の解糖最終産物の1つであり，軟体類の鮮度指標の1つとして用いることができる．

　上述したように死後変化には種差があり，これらのエネルギー物質の分解速度

や蓄積速度も種によって異なることから，これらの指標を用いて種を超えた鮮度比較をすることは困難なことが多い．

微生物の代謝が関与する指標として，ポリアミン類（polyamines）や揮発性塩基窒素（volatile basic nitrogen）も鮮度判定に利用できるが，高鮮度の指標とはならない．

一般に，魚介類肉のテクスチャーは鮮度の低下に伴って低下するため，これを利用して，レオメーター（rheometer）などが鮮度判定に利用できる．ただし，テクスチャーは種差が著しく大きく，生時の栄養状態などにも強く影響を受けるため，種間や養殖・天然間などで鮮度比較をすることは困難である．細胞が破壊されて変化する電気的特性を利用した電気化学的センサーも利用できるが，組織による誘電特性の差や種差が大きい点が欠点である．ATPなどに含まれる^{31}Pの結合状態をモニターする手法として核磁気共鳴を用いて非破壊検査を行うこともできるが，機器が高価で大がかりであるなど一般に用いることは困難である．非破壊検査方法として注目されている近赤外分光法は組織による透過・反射効率の差や種差が問題点であるが，簡易計測が可能である点から今後の発展が期待される．

3.2.2　死後硬直と解硬

生時の筋肉では，十分なATPの存在下でミオシンとアクチンが緩く相互作用している．上述したように，死後，鮮度が低下してATPが消失すると，ミオシンとアクチンは硬直複合体［山中 1991］を形成して解離しなくなり，筋肉は柔軟性を失う．魚体全体としては硬化した状態となり，死後硬直（rigor mortis）と呼ばれる．死後硬直の進行状況は魚種によって大きく異なり，一般に赤身の魚では速やかに進行し，ヒラメなどの白身の魚では比較的ゆっくりと進行する（表3.2）．

筋肉組織は，おもに収縮を担う筋細胞と筋細胞を取り囲むように存在して筋細胞の束を物理的に支える結合組織などによって形成される．死後一定時間を経過した筋肉では，上述の死後硬直の進行と並行して結合組織の脆弱化も進行する．このような状態の筋肉では，硬直複合体の形成によって筋肉が柔軟性を失うとともに結合組織の脆弱化も進行しているため，外から強い力を加えると容易に筋肉

表 3.2 即殺後 0℃ に貯蔵した魚の死後硬直の進行（時間）[阿部 1995]

魚　種	硬直開始時間	完全硬直時間	解硬開始時間	ATP 消失時間 (＜1 mM)
マイワシ	1	6	10＜	8
マサバ	2	4	10＜	—
ハマチ	2	8	24	9
マゴチ	7	16	72＜	24
イシダイ	2	12	72＜	17
マダイ（天然）	4	12	56	16
（養殖）	4	8	72	12
ヒラメ（天然）	3	20	72	15
（養殖）	3	20	72	18

の構造が崩れてしまう．そのため，魚体の取り扱いには注意が必要である．

3.2.3　死後変化に影響を及ぼす因子

生息水温や生時の生理的状態などは魚類の死後変化に大きく影響を与える．また，致死方法や貯蔵温度などの死後の因子も死後変化に影響を及ぼす．

a.　生息水温

魚類は変温動物であるため，多くの場合その体温は環境温度にほぼ一致し，生息水温や飼育温度が種々の生命反応に影響を与える．マダラなど低水温に適応した魚種のタンパク質は熱帯魚など高水温に適応した魚種のタンパク質よりも熱安定性に欠け，一般に死後変化も速やかに進行する．また，海洋回遊魚は好ましい水温を遊泳することによって選択できるが，コイなどの淡水魚は夏冬と大きな水温差にさらされる．彼らはこのような環境変動に対して，温度に応じた筋肉タンパク質を遺伝子レベルで発現制御することによって適応している．そのため，5℃程度の比較的低温に馴化したコイと 30℃ 程度の比較的高温に馴化したコイを氷蔵すると，高温馴化魚で ATP の分解や死後硬直など死後変化が速やかに進行する．海水魚でもヒラメのように回遊しない魚種の場合は，夏季に漁獲されたものより，冬季に漁獲されたものの方で死後硬直の進行が遅いことも知られる．

b.　生理的状態

漁獲前に暴れたり，苦しむような漁獲法（定置網，底引き網，刺網，延縄など）で漁獲すると，水揚げ時にすでに魚体が疲弊して ATP を消費した状態となり，

次項で述べる即殺を行っても,鮮度低下が速やかに進行する.これを防ぐために,一部の魚種についてはいけすで数日から2週間程度休息させる蓄養が行われることがある(3.1節参照).たとえばヒラメでは,苦悶後2時間以上蓄養するだけで死後硬直の進行を著しく遅延できることが明らかとなっている.

c. 致死方法

上述したように生理的状態が鮮度に影響を及ぼすが,特に致死方法は死直前の生理状態を決定するものであり,最も重要な因子となる.漁獲後の魚体を大気中に放置して窒息死させる方法を野じめという.苦悶の際に魚体が疲弊してATP含量が著しく低下するだけでなく,擦れや打ち身などで品質の低下も招く.一度に大量に漁獲される魚種の場合は,漁獲後速やかに海水氷に入れて致死させる水氷じめが行われることが多く,苦悶死に比べると鮮度の低下は遅延される.活けしめ(延髄刺殺)は,脳と脊髄の連関を包丁や手鍵などで絶つことで,速やかに致死させる方法である.延髄刺殺を行うと,同時に血管も切断することになり,脱血も同時に行うことができる.延髄刺殺では,水氷じめに比べて死後硬直を含む鮮度低下がさらに遅延される.延髄刺殺の直後に針金などによって脊髄破壊を行うことがある.延髄刺殺直後では,ハンドリングによって脊髄反射が起こって筋肉が運動することがあり,脊髄破壊によってこの脊髄反射による鮮度低下が遅延される.一般に鮮度低下の速度は野じめ,水氷じめ,延髄刺殺,延髄刺殺+脊髄破壊の順で遅延されるが,その手技はこの順で煩雑さが増すため,魚種や環境に応じて使い分けられている.

d. 貯蔵環境

漁獲後の鮮度を決定づける因子として,特に重要なものが貯蔵温度である.一部の例外もあるが,一般に,鮮度の低下にかかわる酵素反応は一般の化学反応と同様に貯蔵温度が高いほど速やかに進行する.生鮮魚介類の貯蔵に最も頻繁に用いられるのが,氷蔵である.氷蔵法には,氷と魚体を直接接触させる上げ氷法,氷を水や海水とともに用いて冷却する水氷法がある.細かい粒状の氷を用いたシャーベット状の氷を用いるスラリーアイスは流動性があり,魚体の形状に応じて変形して接触面積が増えるため,冷却効率も高い.また,魚体を傷つけにくいなどの利点もある.冷蔵庫のような空冷法は伝熱効率が低いために冷却効率はよくないが,水氷法などで冷却が完了した後に用いることは可能である.

延髄刺殺などによって即殺した直後の魚体を氷蔵すると，筋原線維によるATP分解反応が促進される現象が観察される．これを氷冷収縮と呼ぶ．筋肉の収縮は筋細胞内のカルシウムイオン（Ca^{2+}）濃度によって制御され，そのCa^{2+}濃度は筋細胞内の小器官である筋小胞体によって制御されている．冷却によって筋小胞体によるCa^{2+}濃度制御能が低下して筋細胞内Ca^{2+}濃度が上昇し，筋収縮が惹起されることが原因であるとされる．氷冷収縮を起こした魚体ではATPが速やかに減少するため，死後硬直の開始も早くなる．一方，10 mg/mL程度のカフェインを含む水中でもゼブラフィッシュは正常に遊泳するが，水温を5℃程度に冷却すると，魚体全体がけいれん・拘縮状態となり，生きたまま氷冷収縮と同様の現象を観察することができる．カフェインが冷却による筋小胞体Ca^{2+}放出を促進するためである．

e. 微生物の繁殖

　長時間の貯蔵では微生物の繁殖が無視できなくなる．漁獲直後の筋肉内には一般に微生物は存在しにくいが，貯蔵時間の経過に伴って体表や鰓などに付着した微生物が増殖し，筋肉内にも浸潤して最終的には食品として利用できなくなる．一般に低温では微生物の増殖力は低下するが，*Listeria* 属の細菌などは0℃でもゆっくり増殖し，チルド食品による食中毒の原因ともなる．　　　　　　〔潮　秀樹〕

文　献

阿部宏喜（1995）．魚の科学（鴻巣章二監修，阿部宏喜・福家眞也編），pp. 43-55，朝倉書店．
山中英明編（1991）．魚類の死後硬直，恒星社厚生閣．
渡部終五編（2010）．水産利用化学の基礎，恒星社厚生閣．

◀ 3.3　魚介類のエキス成分と味 ▶

　魚介類の味はさまざまで，同種であっても季節，生息環境，漁獲時の状況などによって変化する．このように変化に富む魚介類の味は，食を通じて季節の趣を楽しむなど，古来より食生活を豊かにしている．魚介類の味の主体は，エキス成分のうち呈味成分（taste component）と呼ばれる味を呈する成分である．エキス成分組成の違いや変化が魚介類の味に大きく影響している．味を感じる感覚，

すなわち味覚は，五感のうち嗅覚とともに化学感覚であり，呈味成分の化学受容によってもたらされる感覚である．

3.3.1 魚介類のエキス成分

一般にエキス（extract）とは，植物や動物の組織から成分を水やアルコールなどにより溶かし出したもののことである．一方，エキス成分（extractive component）とは，生物組織の構成成分のうち，水溶性の有機成分でタンパク質，色素，ビタミン，多糖以外の成分のことである．エキス成分は，窒素を含む含窒素エキス成分と窒素を含まない無窒素エキス成分に大別される．含窒素エキス成分には，遊離アミノ酸，ペプチド，核酸関連化合物，グアニジノ化合物，尿素，メチルアミンなどがあり，無窒素エキス成分には，糖，有機酸がある．魚介類の味に関与しているおもなエキス成分について以下に概説する．

a. 遊離アミノ酸

遊離アミノ酸（free amino acid）は呈味成分として最も重要なエキス成分である．アミノ酸はそれぞれ独自の味をもつものの，砂糖や塩のようにそれぞれ甘味や塩味というように単一の味をもつのではなく，甘味とうま味，甘味と苦味などのように複数の味をもっている．さらに，アミノ酸の味はその濃度，pH，他の成分との味の相互作用によって変化する［早川ほか 2003］．このように，アミノ酸の味は，複雑であるため，魚介類の味もさまざまである．

b. ペプチド

ペプチド（peptide）は2個以上のアミノ酸がペプチド結合によって結合した物質である．特に2～10個程度のアミノ酸が結合したオリゴペプチド（oligopeptide）が，呈味効果が大きいと考えられている．魚介類では，以下のジペプチド（dipeptide；2つのアミノ酸が結合したペプチド）が呈味成分として明らかにされているが，それ以外のペプチドの呈味への影響の有無は不明である．ジペプチドのうち，イミダゾールジペプチドと呼ばれているアンセリン（anserine）とバレニン（balenine）のコクの増強効果が報告されている．また，ウナギ筋肉には，同じくイミダゾールジペプチドのカルノシン（carnosine）が大量に含まれている．カルノシンは牛肉エキスのおいしさに関係するといわれているが，ウナギのおいしさへの関与については不明である［福家 1994，須山・鴻巣 1987］．

c. 核酸関連化合物

核酸関連化合物で味に寄与するのは，ヌクレオチド（nucleotide）である．ヌクレオチドでは，イノシン酸（inosinic acid：IMP），グアニル酸（guanylic acid：GMP），アデニル酸（adenylic acid：AMP）がうま味に関与することが明らかにされている．これらは，アミノ酸であるグルタミン酸の一ナトリウム塩（monosodium glutamate：MSG）とのうま味の強い相乗効果（synergistic effect）を示す．

うま味を有するヌクレオチドは，プリン核を有すること，リボースの5′の位置にリン酸基があること，プリン核の6位にOH基があることが条件であるとされている．これらのヌクレオチドのなかで，AMPはプリン核の6位にアミノ基をもつのでほとんど無味であるが，MSGとのうま味の相乗効果を有することが知られていた．さらに近年，AMPが一部のアミノ酸のうま味や甘味などを増強する作用をもつことが報告されており[Kawai et al. 2002, Yoshii 1987]，AMPを多く蓄積する無脊椎動物のうま味やおいしさには，AMPによるうま味の相乗作用や増強作用が働いているものと考えられる．

IMPはそれ自体は無味で，うま味を感じるのは唾液中に含まれているMSGとの相乗効果によるという説もある．一方，マウスではIMPによる味神経応答が報告されている．また，マウスの行動実験から，IMPの味はうま味成分であるMSGとは異なる味質であることが示唆されている[Murata et al. 2010]．これらのことから，IMP自体のうま味については，いまだ不明な点が多い．そのほか，食品には含まれていないが，IMPの誘導体などに強いうま味を有するものも発見されている．

d. グリシンベタイン

グリシンベタイン（glycine betaine）は古くは第4級アンモニウム塩基とも呼ばれていたが，近年メチルアミンやアンモニア化合物などに分類されるベタインの1種である．甘味を呈し，ズワイガニの甘味に関与している．水産無脊椎動物には多量のグリシンベタインを含む種類も多いが，グリシンベタインの含量と甘味との関係は明らかではない．

e. トリメチルアミンオキシド

トリメチルアミンオキシド（trimethylamine oxide）はグリシンベタインと同

様にメチルアミンの一種で，サッカリンのような甘味と苦味を有する．これを多く含む魚介類では甘味に関与しているといわれているが，官能評価によりネズミザメ合成エキスではいくぶん甘味に寄与し，ズワイガニ合成エキスでは甘味への関与は確認されなかったという報告がある．

f. 有機酸

魚類ではおもに乳酸（lactic acid）が魚肉の酸味に関与している．乳酸はかつお節だしで緩衝能を高める要因となり，味の増強に役立っているといわれている．

貝類では，コハク酸（succinic acid）が呈味成分の1つであると考えられている．アサリでは，コハク酸がアサリらしい味の演出に必須であるという報告がある．一方，コハク酸は貝殻を閉じた嫌気条件下で増加することから呈味には関与しないという説もあり，コハク酸の呈味への影響については不明な点も多い．

3.3.2　基本味とそれ以外の味

a. 基本味

現在，味は甘味，苦味，塩味，酸味，うま味の5つの基本味（basic taste）として分類されている．これらは以下の基本味の条件に基づいた分類である．①明らかに他の基本味とは異なった味である．②その味を呈する物質が特殊な物質で，普遍的な味である．③他の基本味を組み合わせても，その味を作り出せない味である．④分子生物学的および神経生理学的に他の基本味とは独立な味であることが証明された味である．

基本味は長い間，甘味，苦味，塩味，酸味の4つに分類されていた．うま味は，1908年旧東京帝国大学の池田菊苗博士によって発見された味である．しかし，欧米の研究者からはうま味が基本味であることが長い間認められなかった．さらに，ラットを用いた電気生理学研究から，うま味はナトリウムイオンの応答であると結論されたことが，うま味が基本味であるという考えを遠ざけていた．うま味が基本味であることは1985年に国際的に認められた．さらにその後，イヌを用いた電気生理学研究，マウスやサルを用いた神経生理学研究によっても，うま味が4基本味とは独立した5番目の基本味であることが確認されている．

b. 味覚ではない味

基本味は味覚神経によって脳へ味刺激の伝達が行われる．一方，辛味，渋味，

炭酸の刺激味は，脳への刺激の伝達が味覚神経ではなく，三叉(さんさ)神経によって伝達される体性感覚（触，圧，痛，温，冷などの感覚）である．なお，渋味の一部は苦味受容体を介し，味覚神経によって脳へ伝達されるといわれている［駒井 2004］．

3.3.3 味覚受容体

味覚の受容・伝達機構は，近年分子生物学的手法の進展により解明が進んでおり，現在でも新たな知見が次々と見出されている．したがって，現在の時点での知見について以下に概説する．

基本味の味覚受容・伝達機構については，図3.7に示すようなことが現在わかっており［Niki *et al.* 2010］，おもに2つのメカニズムに大別される．1つは甘味，うま味，苦味の受容と伝達で，これらの味刺激はT1RおよびT2Rファミリーと呼ばれるGタンパク質共役型受容体（GPCR）を介して，エフェクター酵素を活性化する．この酵素により，セカンドメッセンジャーといわれる化学伝達物質が産生される．

この化学伝達物質の濃度上昇によって，細胞内のカルシウムイオン（Ca^{2+}）濃度が上昇し，陽イオンチャネルが開口し，ナトリウムイオン（Na^+）が細胞内に流入して細胞に脱分極が起こり，味細胞から味神経に向かって伝達物質が放出さ

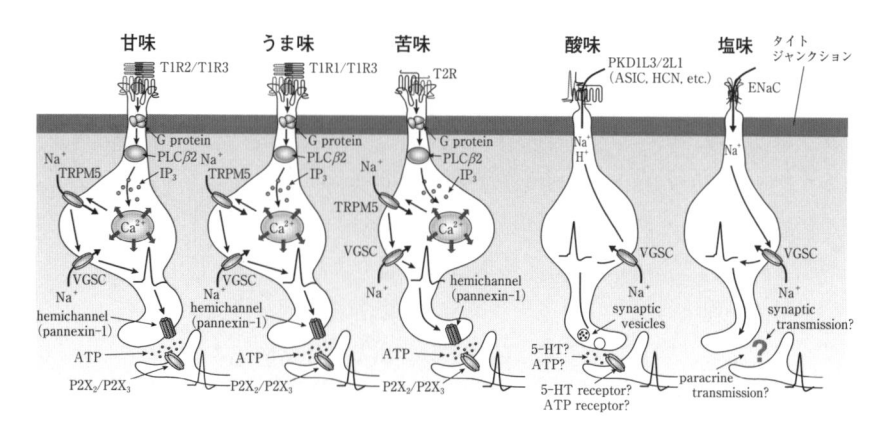

図3.7 5基本味の味覚受容体と味の伝達機構［Niki *et al.* 2010］

れると考えられている.

　もう1つは酸味と塩味の受容・伝達に働くもので，イオンチャネルを介して細胞内が脱分極することでナトリウムチャネルが開口し，次いで細胞膜のカルシウムチャネルが開口し，Ca^{2+}の流入によって，シナプス小胞から伝達物質が味神経へ放出される伝達である［二ノ宮・重村 2004，實松ほか 2012］.

a. 苦　味

　苦味の受容体はT2Rファミリーであり，これまでに少なくともマウスでは35種類，ヒトでは25種類のT2Rが苦味受容体として機能していることが報告されている．苦味受容体はT2R38がフェニルチオカルバミド，T2R10がストリキニーネを受容するなどのように，苦味物質によって異なっている．苦味物質は種類が多く，苦味もさまざまであることから，さらに新たなT2Rの発見も予測される．一方，複数の異なるT2Rが結合したヘテロオリゴマーを形成することが明らかにされているが，苦味物質の受容との関係は解明されていない．このように，苦味受容のメカニズムには，いまだ未解明な点も多い［二ノ宮・重村 2004，實松ほか 2012］.

b. 甘　味

　甘味の受容体は，T1Rファミリーに属するT1R2とT1R3が結合したヘテロ二量体であることが明らかにされている．味の応答はT1R2，T1R3ともにそれぞれ単独では機能せず，二量体で応答することが，培養細胞にこれらの遺伝子を発現させた解析から明らかにされている．この受容体は天然糖だけでなく人工甘味料にも応答し，甘味としての情報を脳に伝達している［二ノ宮・重村 2004，實松ほか 2012］.

c. うま味

　うま味の受容体は，T1Rファミリーに属するT1R1とT1R3が結合したヘテロ二量体であることが明らかにされている．甘味受容体と同様に，二量体でうま味受容体として機能している．培養細胞にT1R1とT1R3を発現させた解析から，マウスおよびラットのうま味受容体は，グルタミン酸を含む多くのL-アミノ酸に応答するが，ヒトのうま味受容体ではグルタミン酸のみに応答することが報告されている［Nelson *et al.* 2002，Li *et al.* 2002］.

　なお，IMPはうま味を呈するが，マウス，ラットおよびヒトのいずれのうま

味受容体にも応答しないことが報告されている．先にも述べたが，IMPのうま味はマウスの行動実験から，グルタミン酸とは異なることが示唆されている．IMPの受容機構は明らかにされていない．このほか，うま味受容体候補には，taste-mGluR4, truncated mGluR1などが報告されているが，これら以外の受容体が存在する可能性もある．MSGとIMPのうま味の相乗効果について，受容体レベルでのメカニズムにはいくつか報告があるものの不明な点も多い［實松ほか 2012］．

d. 塩　味

ナトリウムイオンによる塩味はアミロライド（ナトリウムチャネルをブロックする薬物）により抑制されることから，上皮性アミロライド感受性ナトリウムチャネル（ENaC）により受容され，このチャネルを介して細胞を脱分極させると考えられている．一方，カリウムイオン（K^+）も塩味を感じさせることや，酢酸ナトリウムには塩味を感じないことから，ENaCによる受容のメカニズムには不明な点も多い．また，カプサイシン（capsaicin）受容体（TRPV1）の変異体などENaCとは別のチャネルの関与も示唆されている［實松ほか 2012］．

e. 酸　味

酸味は水素イオン（H^+）によるもので，塩味と同様にイオンチャネルを介して細胞を脱分極させると考えられている．これまでに，酸感受性イオンチャネル（ASICs），過分極活性化環状ヌクレオチド依存性チャネル（HCN），カリウムチャネルなどさまざまなイオンチャネルの関与が報告されている．近年，酸味受容チャネルの有力候補として多発性嚢胞腎様イオンチャネル（PKD2L1とPKD1L3）のヘテロ二量体が発見されたが，酸味の後味に関与する可能性が推定されている［實松ほか 2012］．

3.3.4　魚介類の味

魚介類の味は多様であるが，魚類はそのおもな可食部が筋肉であるのに対して無脊椎動物では，おもな可食部が筋肉だけではなく，中腸腺などを含めた内臓部分や生殖巣なども含まれ，筋肉もその構成タンパク質などの点で魚類とは異なることが多い．そこで，魚類および無脊椎動物に分けて述べる．それぞれの味成分の構成は，おおよそ図3.8および図3.9のパターンで示すことができる．

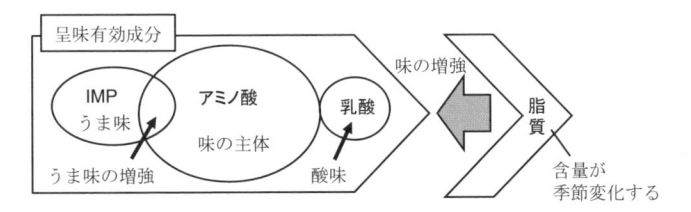

図 3.8 魚の味の構成

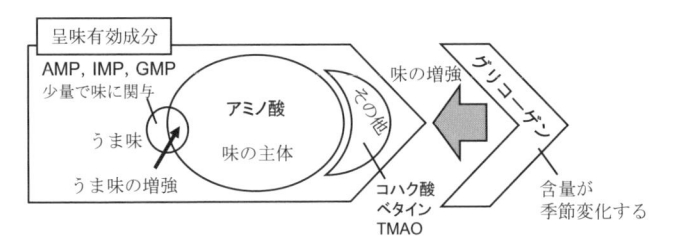

図 3.9 無脊椎動物の味の構成

a. 魚類の味

図 3.8 は魚類のおもな可食部である筋肉の呈味成分の構成について図式化したものである．魚類の味の主構成成分はアミノ酸であるが，アミノ酸だけで味を感じるには量的に不十分である．魚のおいしさを感じるには IMP の存在が重要である．図 3.10 はアジ筋肉中の ATP 関連化合物の経時変化を示したものである．IMP から HxR, Hx への分解速度は魚種によって異なるが，いずれの魚種でも ATP が死後分解して IMP が生成する（3.2 節参照）．魚が獲れたてよりもしばらくおいたものの方がおいしいといわれるのは，死後しばらくしてから IMP が蓄積するためである．

魚類の味はまた，脂質含量の変動によって大きく影響される．脂質そのものは無味であるが，味に濃厚感やコクなどを付与し，間接的に味に関与するといわれている．すなわち，同じ魚類でも脂質含量が高い時期は，濃厚感とコクに富む一方，脂質含量が低い時期は，あっさりした淡白な味になる．一般に天然魚よりも養殖魚の方が脂質含量が高い傾向にあるが，これは運動量や餌の組成によるものと考えられている．特に，人工餌料で飼育した養殖魚では，天然魚にはない餌由来の独特の風味を有する．今や養殖ウナギの味がウナギ本来のおいしさだと思わ

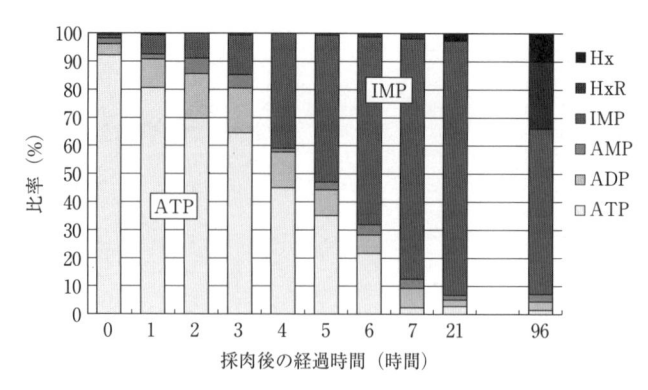

図 3.10 ATP 関連化合物の経時変化（アジを即殺直後採肉，5℃で保管）

れているのもその一例である．脂質の味については近年，脂質構成成分である脂肪酸に応答する受容体の発見が報告されており，脂質にも味がある可能性が示唆されている [Degrace-Passilly & Besnard 2012]．

　魚類の味にはこれらの成分のほかに有機酸が関与している．おもな有機酸は乳酸であり，多くの場合好ましくない酸味に関与している．乳酸は漁獲時に暴れるなど（いわゆる苦悶死），激しい筋肉運動時に蓄積する．また，赤身魚は死後，乳酸を蓄積しやすい．筋肉への乳酸の蓄積は，おいしさに悪影響を及ぼすだけでなく，pH を低下させてタンパク質の安定性に影響を及ぼすことでも，好ましくない成分である．

　魚類の筋肉には，その大部分を占める普通肉のほかに血合肉があり，マグロやカツオなどの回遊性の赤身魚に多量に分布している．血合肉は普通肉に比べ，脂質やビタミン類などの栄養成分に富み，活性の高い酵素を含んでいる．一方，普通肉に比べて，鮮度低下が速く，臭気も発生しやすいため，食用にするにはデメリットが多い [坂口ほか 1999]．

b. 無脊椎動物の味

　おもな食用無脊椎動物の可食部は，エビ，カニでは脚や腹部の筋肉，ホタテガイ，アワビでは貝柱や足の筋肉，イカでは外套の筋肉，カキやアサリでは貝柱と内臓部のすべて，ウニでは生殖巣とさまざまである．これらの味の構成はおおよそ図 3.9 のパターンで表せる．味の主成分はアミノ酸で，魚類に比べてその含量

は高いため，アミノ酸組成でおおよその味の特徴を表すことができる [Fuke & Konosu 1991]．多くの無脊椎動物の筋肉にも ATP は含まれているが，死後分解によって生成する成分が魚類とは異なるものも多い．また，無脊椎動物は活の状態で調理，加工に用いられることが多いこと，死後の腐敗の進行が速いことなどからも，魚類のように死後 IMP の生成に伴っておいしさが増すことはほとんどない．ただし，可食部中に少量の IMP や AMP，GMP が分布しており，これら自身がうま味に関与するほか，アミノ酸の甘味やうま味を増強していると考えられている．

　無脊椎動物の多くは，魚類のような遊泳能力をもたないものが多く，このような動物は生息水域での塩分変化などの激しい環境変化に適応する能力を有する．特に，浸透圧調節に伴い遊離アミノ酸が増加することによって，呈味性が向上する（3.1 節参照）．また，ウニでは，餌によって生殖巣中の栄養細胞の遊離アミノ酸組成が大きく変わり，呈味に影響する．したがって，無脊椎動物では，その可食部のアミノ酸組成が種特有の味を表すとともに，アミノ酸組成の変動がおいしさに大きく影響している．

　マガキなどの貝類では，産卵前のいわゆる旬の時期にグリコーゲン（glycogen）を蓄積するのでおいしいといわれている．本来グリコーゲンは無味であるが，遊離アミノ酸の呈味に対して影響を及ぼすことが報告されている [村田 2010]．旬の時期では，産卵のために多くの遊離アミノ酸を蓄積すると考えられ，これらの遊離アミノ酸の呈味がグリコーゲンによって高められ，さらにおいしさが増すのではないかと考えられている．

3.3.5　魚介類の旬

　魚介類の旬は，1 年のうちで最も美味で，漁獲量も多くなる時期のことである．タイは春，アユは夏，サンマは秋，アンコウは冬というように旬は種類によって異なる．また，サワラの旬は関東では冬，瀬戸内では春というように，回遊魚などでは地域によって旬が異なるものもある．旬は通常年 1 回であるが，カツオの旬が春と秋などのように年 2 回の魚もある．魚介類の旬の多くは産卵期の前である．この時期は産卵のために活発に摂餌し，エネルギー源となる脂肪やグリコーゲンを多く蓄える時期である．前述のように，これらが濃厚感やうま味などの好

ましい味の増強や，苦味などの好ましくない味の軽減により，おいしさを付与するものと考えられている．

また，旬の時期にアミノ酸が増えておいしくなるというデータもあり，養殖マボヤでは旬の初夏から初秋にかけて遊離アミノ酸や核酸関連化合物が増加することが報告されている．一方，クルマエビの産卵期は初夏〜初春であるが，冬に肉質が締まり美味になるといわれ，この時期にはグリシンが多量に蓄積されるという報告がある［須山・鴻巣 1987］．

魚介類のエキス成分と呈味について説明した．しかし，おいしさなど食味は食品にとって重要な要素であるが，味の種類が多様であること，ヒトによる感じ方もさまざまであること，感じ方の数値化が困難であることなどから未解明の部分が多い．一方，近年分子生物学的手法などの発達により，味覚のメカニズムの新たな知見が次々と得られている．今後の味覚研究の発展が単なるアカデミックなものだけにとどまらず，健康かつ豊かな食生活の発展につながることを期待する．

〔村田裕子〕

文　献

Degrace-Passilly, P., Besnard, P. (2012). *Curr. Opin. Clin. Nutr. Metab. Care*, **15**：107-111.
Fuke, S., Konosu, S. (1991). *Physiol. Behav.*, **49**：863-868.
Kawai, M. *et al.* (2002). *Chem. Senses*, **27**：739-745.
Li, X. *et al.* (2002). *Proc. Natl. Acad. Sci. USA*, **99**：4692-4696.
Murata, Y. *et al.* (2010). *Physiol. Behav.*, **98**：481-488.
Nelson, G. *et al.* (2002). *Nature*, **416**：199-202.
Niki, M. *et al.* (2010). *Biol. Pharm. Bull.*, **33**：1772-1777.
Yoshii, K. (1987). *Umami：A Basic Taste* (Kawamura, Y., Kare, M. R. eds.), pp. 219-232, Marcel Dekker.
駒井三千夫（2004）．味のなんでも小事典（日本味と匂学会編），pp. 86-91，講談社．
坂口守彦ほか（1999）．魚博士が教える魚のおいしさの秘密，はまの出版．
實松敬介ほか（2012）．化学受容の科学（東原和成編），pp. 48-57，化学同人．
須山三千三・鴻巣章二編（1987）．水産食品学，pp. 48-89，恒星社厚生閣．
二ノ宮裕三・重村憲徳（2004）．味のなんでも小事典（日本味と匂学会編），pp. 63-70，講談社．
早川有紀・河合美佐子（2003）．日本味と匂学会誌，**10**：463-466.
福家眞也（1994）．おいしさの科学（山野善正編），pp. 46-81，朝倉書店．
村田裕子（2010）．日本味と匂学会誌，**17**：309-310.

3.4 魚介類の色素成分

魚介類・海藻類がもつ色素はそれらの生物において，呼吸，光合成，紫外線の防御，保護色など，さまざまな生命現象に役立っている．一方，魚介類・海藻類を食品としてとらえた場合，色素は「見た目」という食の嗜好性に大きな影響を与える要因である．以下，魚介類・海藻類の色素について述べる．

3.4.1 呼吸色素

a. ヘモグロビン

一般に魚類の血液はヒトの血液と同様に赤色をしている．これは赤血球中にヘモグロビン（hemoglobin）という赤い色素タンパク質が含まれているからである．ヘモグロビンは分子量約 1 万 7000 のポリペプチド鎖 4 本から構成される，分子量 6 万～7 万の球状タンパク質である．4 本のポリペプチド鎖はそれぞれ 1 つの発色団（クロモフォア chromophore）を有している．この発色団はヘム b あるいはプロトヘムと呼ばれるプロトポルフィリン IX（protoporphyrin IX）の鉄錯体（図 3.11）である．プロトポルフィリン IX の中心に位置する鉄イオンは，4 個のピロール環の窒素原子と配位するとともに，タンパク質部分（アポタンパク質）であるグロビン中にあるヒスチジン残基のイミダゾール基と結合しており，

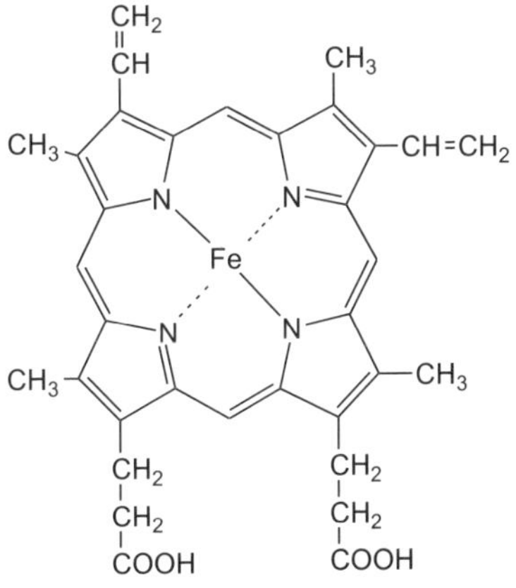

図 3.11 プロトヘムの構造

分子状酸素と可逆的に結合することができる.

　ヘモグロビンが酸素分子と結合するとオキシヘモグロビンと呼ばれ,鮮赤色を呈する.一方,脱酸素されたデオキシヘモグロビンは紫紅色を呈する.このヘモグロビンの可逆的酸素結合能は,酸素分圧に依存している.魚の呼吸器官である鰓（えら）の血管において,赤血球に含まれるヘモグロビンは酸素分圧（酸素濃度）が高い環境水と接触し,ヘム部に酸素分子を結合させる.酸素を結合させたヘモグロビン（オキシヘモグロビン）が血流により酸素分圧の低い組織まで到達すると,酸素結合能が下がることで酸素が放出され,細胞へ酸素が供給される.

　さらにヘモグロビンには,二酸化炭素濃度の上昇によりpHが低下した環境下において酸素結合能が低下する性質（ボーア効果）もある.通常抹梢組織は酸素分圧が低く,かつ二酸化炭素濃度が高いことから,上記のヘモグロビンの性質は,より効率的に酸素を末端組織・細胞へと運搬することを可能にしている.魚類以外の水生動物では,軟体動物のアカガイは血球にヘモグロビンを有しているため,その血液は赤い色調を呈する.また,ある種の無脊椎動物の血漿にはエリスロクルオリンと呼ばれる分子量300万以上の巨大ヘモグロビンが存在する.

b. ヘモシアニン

　エビ・カニなどの甲殻類やイカ・タコなどの軟体類では,脊椎動物とは異なる開放血管系を有しており,そこに流れる血液は無色透明か,ときとして青みがかった色調を呈する.それは,これらの動物では赤血球にヘモグロビンをもたない代わりに,血リンパにヘモシアニン（hemocyanin）と呼ばれる銅原子が結合したタンパク質を大量に有しており,酸素の運搬を行っているからである.節足動物のヘモシアニンは分子量7万5000のポリペプチド鎖単量体が6つ,あるいはその倍数集まって多量体を形成する.それに対し軟体動物のヘモシアニンは,分子量35万〜40万程度の10量体,あるいはその倍数からなる多量体を形成する.ヘモシアニンに含まれる銅原子は,タンパク質部分に直接結合しており,銅2原子に対し酸素1分子が結合する.酸素が結合していない状態では無色だが,酸素と結合すると青色を呈する.エビの貯蔵中にメラニンの蓄積により黒変する現象には,ヘモシアニンが関与していると考えられている［Adachi *et al.* 2003］.

c. ミオグロビン

　カツオやマグロの筋肉は全体的に赤い色を呈し,血合部分では特にその色が濃

表 3.3 魚類筋肉中のミオグロビン含量
(mg/100 g 湿重量) [橋本 1976]

生物種	普通筋	血合筋
マダイ	5.4	494
サバ	6.7〜9.4	748〜823
ブリ	12〜30	384〜792
クロマグロ	490〜590	3580〜5090*

*：深部血合筋の分析値で約 10% のヘモグロビンを含む．

い．また，マダイ等の白身魚の筋肉も，血合部分は赤色を呈する．これはミオグロビン（myoglobin）という色素タンパク質が存在し，酸素を貯蔵することで筋肉細胞での好気呼吸を支えているからである．

ミオグロビンは 2.1 節で述べたように，ヘモグロビンとよく似た性状をもつ水溶性タンパク質である．ヘモグロビンと同様に，酸素と結合した状態は鮮赤色を呈し，オキシミオグロビンと呼ばれるのに対し，酸素を解離したデオキシミオグロビンは紫紅色を呈する．表 3.3 に魚類の普通筋および血合筋のミオグロビン含量を示す［橋本 1976］．普通筋におけるミオグロビン含量を魚種間で比較すると代表的な白身魚であるマダイの普通筋で含量が低く，クロマグロの普通筋，いわゆる赤身で最も高含量である．サバやブリなど，普通筋が白身魚と赤身魚の「中間的」な色調を呈する魚種においては中間的な数値を示していることから，ミオグロビンが魚肉の色調に重要な役割を果たしていることがわかる．

マグロなどの魚肉を放置すると，鮮やかな赤色から褐色へと変化する．この変色はミオグロビン中のヘム鉄が，2 価（Fe^{2+}）から 3 価（Fe^{3+}）へと変化する自動酸化により生じるもので，メト化と呼ばれる．メト化した魚肉は見た目が悪く，食品としての価値が下がることから，その進行を防ぐことが食品流通上重要である．最近は餌にユズなど植物由来の成分を添加することで，養殖魚の血合筋の褐変の進行を遅らせる技術などが考案されている［深田ほか 2010］．

3.4.2 体表の色素

魚介類はさまざまな体色を示す．これは色素を有する色素胞（chromatophore）と呼ばれる細胞が，体表に存在するためである．色素胞はメラニンを主とする黒

色素胞（メラノフォア），カロテノイドやプテリジンを主とする黄色素胞（ザンソフォア）や赤色素胞（エリスロフォア），主としてグアニン結晶を含み，光を反射する虹色素胞（イリドフォア）などがある．これらの色素胞は互いに重なり合うことで複雑な色調をつくり出し，生物にとっては保護色や，仲間や異性とのコミュニケーションのための色などとして機能している．色素胞中の色素顆粒はホルモンやシグナル伝達物質により凝集・拡散されるため，生物は状況によりその体色を変化させることができる．

a. カロテノイド

カロテノイド（carotenoid）は炭素数5のイソプレン単位からなるテルペノイド化合物の一種であり，その多くは炭素数40のテトラテルペンである．炭素原

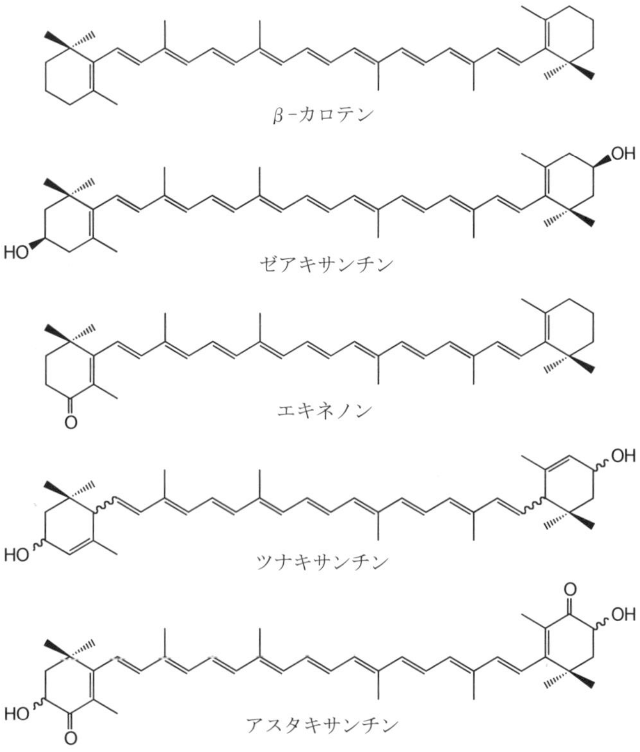

図 3.12　魚介類によくみられるカロテノイド

子と水素原子のみからなるカロテン類と，水酸基やケト基などの酸素原子を含む官能基を有するキサントフィル類（xanthophyll）に大別される．いずれも脂溶性の色素で，共役二重結合の数の違いにより，黄色から赤色の色調を示す．魚介類によく見出されるカロテノイド類を図3.12に示す．

β-カロテン（β-carotene）はニンジンのオレンジ色をつくり出す色素である．ゼアキサンチン（zeaxanthin）はトウモロコシの実の黄色をつくり出す色素であるが，魚介類にも広く分布する．エキネノン（echinenone）はウニの生殖巣に存在するオレンジ色の色素である．ツナキサンチン（tunaxanthin）は，その名の通りマグロ類の鰭（ひれ）の黄色をつくり出す色素であるが，多くの海産魚類の色素胞に存在し，ブリ類の側線部の黄色帯の発色にも関与している．アスタキサンチン（astaxanthin）は赤色のカロテノイドであり，マダイの体色，加熱後のエビ・カニの赤い体色，また体表の色ではないが，サケ・マス類の筋肉および卵巣（イクラ）の色調をつくり出すカロテノイドである．

魚介類は自身でカロテノイドの基本骨格を生合成する能力を有しておらず，食餌由来のカロテノイドを代謝して，別のカロテノイドに変換・蓄積している．しかし，その変換能力は生物種により異なる．たとえば，クルマエビはβ-カロテンを摂取し，それに酸化的に水酸基やケト基を導入することで，アスタキサンチンまで変換することができる（図3.13）．それに対し，マダイはβ-カロテンからアスタキサンチンを生成することはできないが，餌から取り込んだアスタキサンチンを還元的に代謝して，ツナキサンチンへと変換できる．そのため，養殖魚介類の餌飼料にカロテノイドを添加して体色改善（色揚げ）を行う際には，対象生物のカロテノイドの代謝能に注意する必要がある．

魚類の色素胞に存在するカロテノイド分子中の水酸基は，通常脂肪酸とエステル結合をしている．それに対し，サケ・マス類の筋肉に存在するアスタキサンチンは，遊離型で存在する．その含量はサケ・マス類のなかでも高級とされているベニザケやギンザケで高く，シロザケ（サケ）やカラフトマスで低いことから，アスタキサンチンの蓄積は，種ごとに遺伝的に制御されていると考えられている［金光・青江 1958］．また，生のエビ・カニの体色は，褐色，灰色など複雑な色調を呈する．これは甲殻類の体表のカロテノイドは色素胞に単体として存在するほかに，主としてアスタキサンチンがタンパク質と結合したカロテノプロテイン

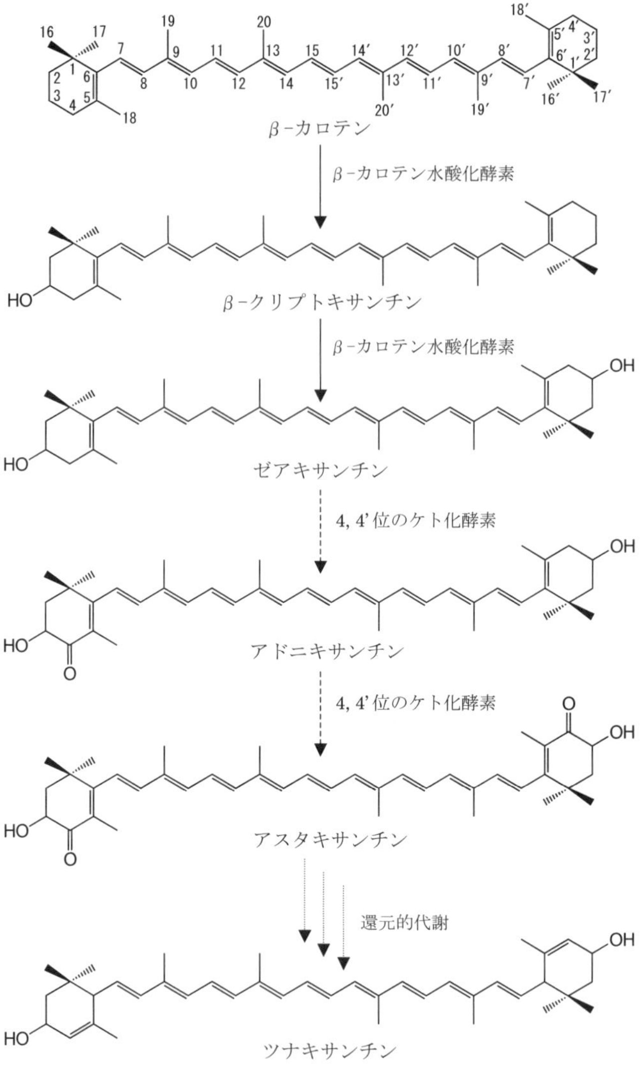

図 3.13 β-カロテンから各種キサントフィルへの代謝

（carotenoprotein）として存在しているためである．カロテノプロテインは青や黄色など，結合しているアスタキサンチン本体とは異なる色調を呈し，それらが単体のカロテノイドなどと重なり合うことで，さまざまな色調を呈する［Okada *et al.* 1995］．加熱によりエビ・カニの体色が一様に赤くなるのは，カロテノプロテインのタンパク質部分が変性することで，タンパク質と結合していたアスタキサンチン本来の赤色が現れるためである．

　カロテノイドは分子内に多くの共役二重結合を有していることから，可視光の吸収により体色の発現に関与するのみならず，紫外線からの防御機能や，カロテノイド自身が酸化されることで他の成分の酸化を防ぐ，抗酸化剤として機能していると考えられている．また，β-カロテンはβ-カロテン-15,15′-ジオキシゲナーゼの働きにより，分子の中央から開裂して2分子のレチナールへと変換され，最終的には2分子のレチノール（retinol）（ビタミンA）を生成する．

b． メラニン

　メラニン（melanin）は5,6-ジヒドロキシインドールが主体となって重合した高分子化合物で，分子量や構成単位の配列が異なるさまざまなものが存在する（図3.14）．硫黄原子を含まないものをユーメラニン（eumelanin），含むものをフェ

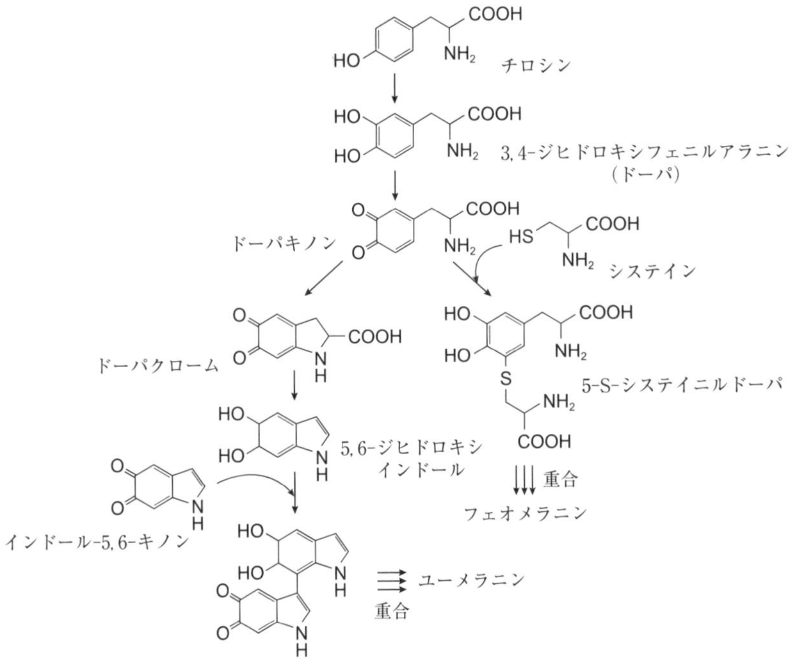

図3.14　メラニンの生合成経路

オメラニン(pheomelanin)と呼ぶ.ユーメラニンは水や有機溶媒に溶けず,主として黒色を呈するのに対し,フェオメラニンは希アルカリ水溶液に溶け,黄,赤褐色を呈する.これら2タイプのメラニンは通常,タンパク質と結合したメラノソーム顆粒として黒色素胞内に共存し,細胞内で凝集・拡散することで,魚介類の体色の変化に関与している.また,魚類の腹腔内の黒膜や,イカやタコ類が外敵から身を守るのに使う墨にもメラニンが含まれる.カツオやサバなどの回遊魚の背側は青く見えるが,これは青い色素が存在するからではなく,黒色素胞が皮膚の深いところに分散しており,白色光が散乱されて青い光だけが目に届くためである.このように色素が存在しないにもかかわらず,光の散乱により生じる色を構造色と呼ぶ.

ヒトなどの陸上動物では,メラニンが紫外線を吸収することで皮膚障害を防いでいることが知られているが,水深の浅い養殖いけすで飼育されたマダイの体表でもメラニンが増加し,体色が黒ずんで商品価値が下がることがある.これを防

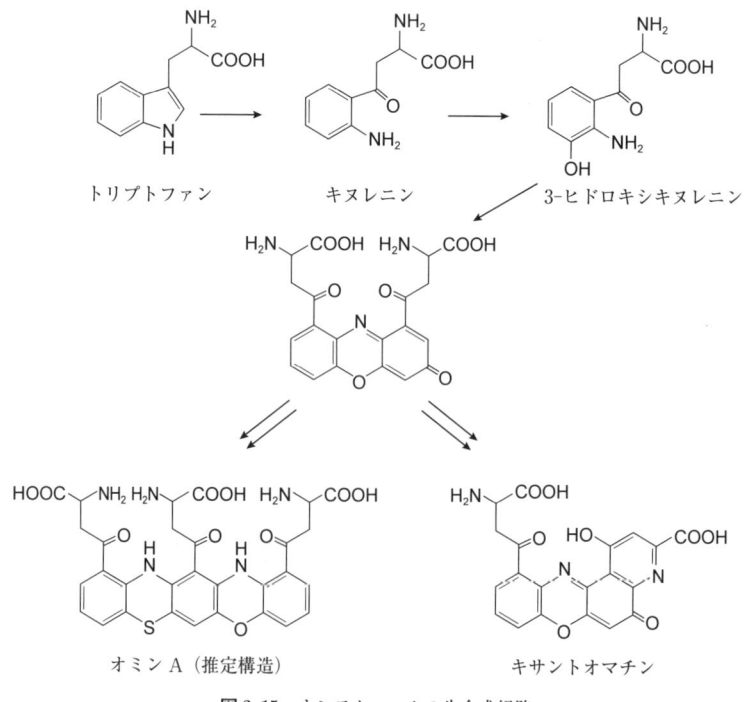

図3.15 オンモクロームの生合成経路

ぐために,「日よけ」で養殖いけすを遮光することが行われている.

c. オンモクローム

オンモクローム (ommochrome) は軟体動物や節足動物の眼や外皮に存在し,赤,黄褐色,暗紫色など多彩な色調を呈する水に不溶の色素である.水生生物に存在するオンモクロームには,オミン,オマチンの2種類がある(図3.15).オミンおよびオマチンは,トリプトファンを前駆体とし,中間体である3-ヒドロキシキヌレニンが2分子縮合することで生成する.イカやタコを加熱すると赤紫色に変色するのは,タンパク質に結合していたオンモクロームが遊離するためと考えられている.

d. プリン類

カツオやタチウオの体表における鏡のような光沢は,虹色素胞に存在するプリン(purine)類のグアニンや尿酸の板状結晶が光を反射し,その薄膜干渉現象に

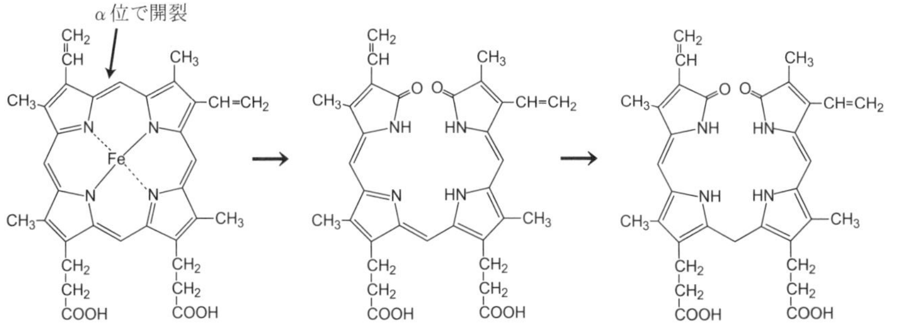

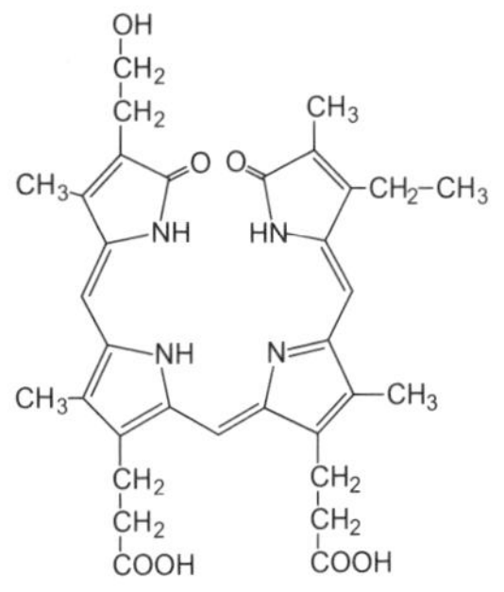

図3.16 胆汁色素

より生じる.また,ソラスズメダイなどの鮮やかな青色も,青い色素によるものではなく,無色のプリン類の結晶に反射した光の作用による構造色である.

e. 胆汁色素

メラニンの項で述べたように,魚類の青い体色の多くは光の反射・干渉による構造色であるが,例外的な青い色素として胆汁色素（bile pigment）がある.胆汁色素は開環型テトラピロール誘導体で,その名のとおり胆嚢に含まれる胆汁の色を作り出す化合物である.ヘム IX のテトラピロール環が酵素的に開裂して緑色のビリベルジン（biliverdin）が生成し,さらにビリベルジン還元酵素により黄色のビリルビン（bilirubin）が生じる（図 3.16）.ビリベルジンはタンパク質と複合体を形成し,サンマの鱗や骨,ウナギの血清,ベラやブダイ類の青い色の発現に寄与している［Yamaguchi & Matsuura 1969］.また,体表の色ではないが,アワビやサザエの卵巣の緑色は,クロロフィルのヘムから生成したターボベルジンと呼ばれるテトラピロールが,タンパク質と複合体を形成したものである［Ogata *et al.* 1979］.

3.4.3 光合成色素

食用となる大型藻類には,緑藻,紅藻,褐藻の 3 タイプがある.これらは光合成を行うため,光を捕集する色素を有している.

a. クロロフィル類

クロロフィル（chlorophyll）はテトラピロールの中心に,主としてマグネシウムが配位した脂溶性の金属ポルフィリン色素である（図 3.17）.いわゆる葉緑素と呼ばれる色素で緑色を呈し,光合成の明反応において光エネルギーを獲得する際に,中心的な役割を果たす.緑藻,紅藻,褐藻のいずれにおいても,クロロフィル *a* が主要な光合成色素である.緑藻にはそのほかにクロロフィル *b* が,褐藻にはクロロフィル *c* 類が存在する.

春先のアワビの内臓を食すると,顔面や手足など光の当たる部位に発赤や腫れ,疼痛が生じる光過敏症が起きることがある.これはアワビ内臓に含まれる,クロロフィルの分解物であるフェオホルバイド（pheophorbide）が原因物質とされている.

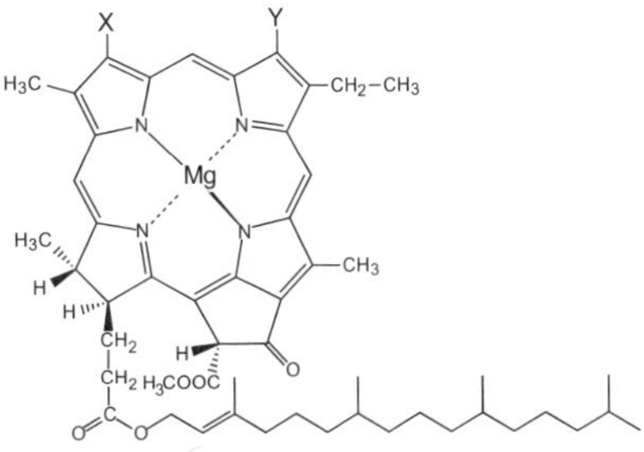

クロロフィルa　X：CH=CH$_2$，Y：CH$_3$
クロロフィルb　X：CH=CH$_2$，Y：CHO

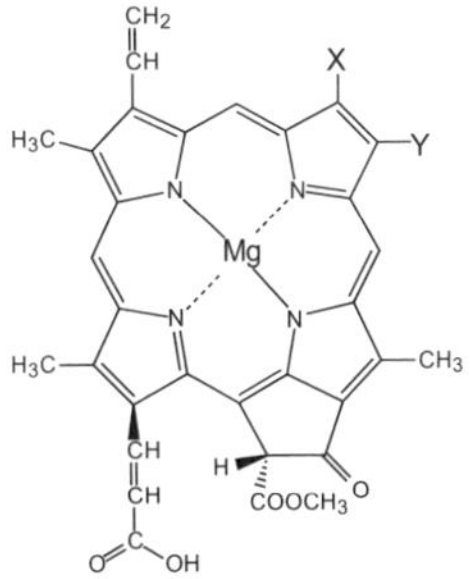

クロロフィルc_1　X：CH$_3$，Y：CH$_2$CH$_3$
クロロフィルc_2　X：CH$_3$，Y：CH=CH$_2$
クロロフィルc_3　X：COOCH$_3$，Y：CH=CH$_2$

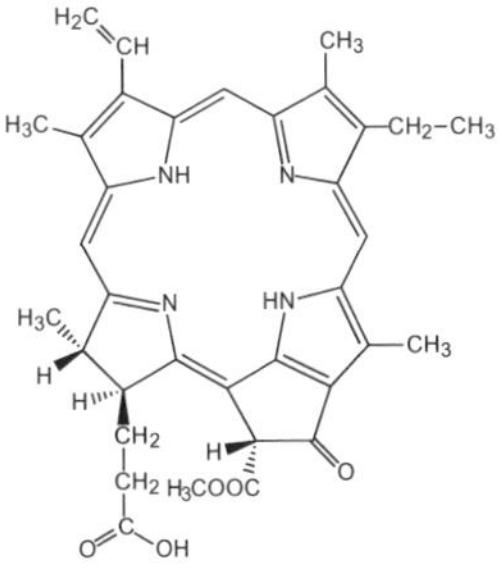

フェオホルバイドa
（クロロフィルaからフィトール
およびマグネシウムが外れたもの）

図3.17　海藻のクロロフィル類の構造

b. カロテノイド類

　前述のように，カロテノイドは黄から赤色を呈する脂溶性の色素である．緑藻のカロテノイド組成は陸上植物に類似しており，β-カロテンのほか，ルテイン（lutein）やビオラキサンチン（violaxanthin），ゼアキサンチンなどを含む（図3.18）．紅藻の主要なカロテノイドは，β-カロテン，ゼアキサンチン，ルテインなどである．

　褐藻には橙色のフコキサンチン（fucoxanthin）が大量に含まれており，総カロテノイド量／クロロフィル量の比が緑藻などに比べて大きいため，名前の通り褐色に見える．生のワカメが褐色であるのに対し，湯通しすると緑色に変化するのは，加熱によりフコキサンチンが褪色し，クロロフィルの色調が勝るからである．また，フコキサンチンには，抗腫瘍作用や［Hosokawa $et\ al.$ 1999］，マウスなどを用いた動物実験での抗肥満作用が認められている［Maeda $et\ al.$ 2005］．

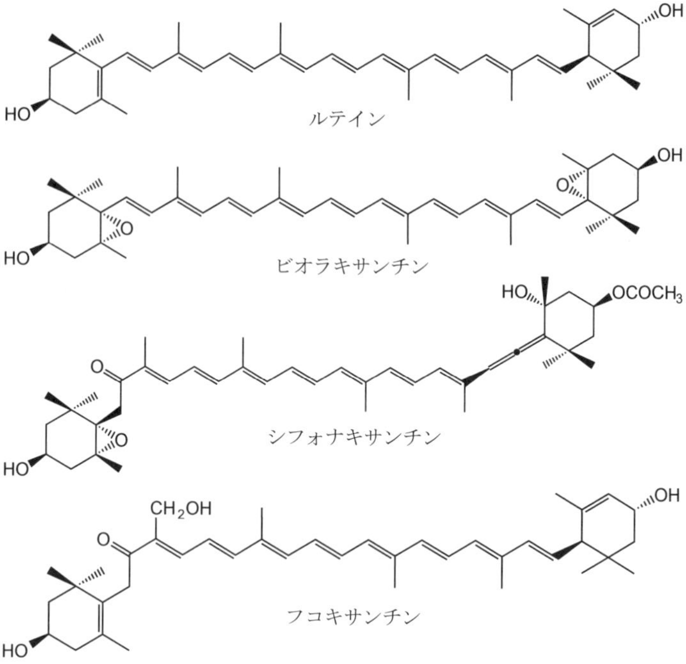

図 3.18 藻類のカロチノイド

c. フィコビリン

紅藻は緑藻や褐藻と異なり，クロロフィル a 以外のクロロフィル類をもたないが，その代わりにフィコビリン（phycobilin）という水溶性の色素を，光合成における光捕集に用いている．この色素により紅藻は，名前のごとく紅く見える．タンパク質に結合している発色団であるビリンは直鎖状の開環テトラピロールであり，フィコエリトロビリン，フィコシアノビリン，フィコウロビリン，フィコビオロビリンの4つが知られている（図 3.19）．

フィコビリンはその吸収スペクトルの違いにより，アロフィコシアニン，フィコシアニン，フィコエリトリンに大別されていたが，現在では発色団の性質や，タンパク質1分子あたりの発色団の数などにより，さらに細かく分類されている．刺身のツマや海藻サラダに用いられるトサカノリの商品には，赤，緑，白の3タイプがみられる．赤色のものはフィコビリンの色が残った状態のもので，緑色の

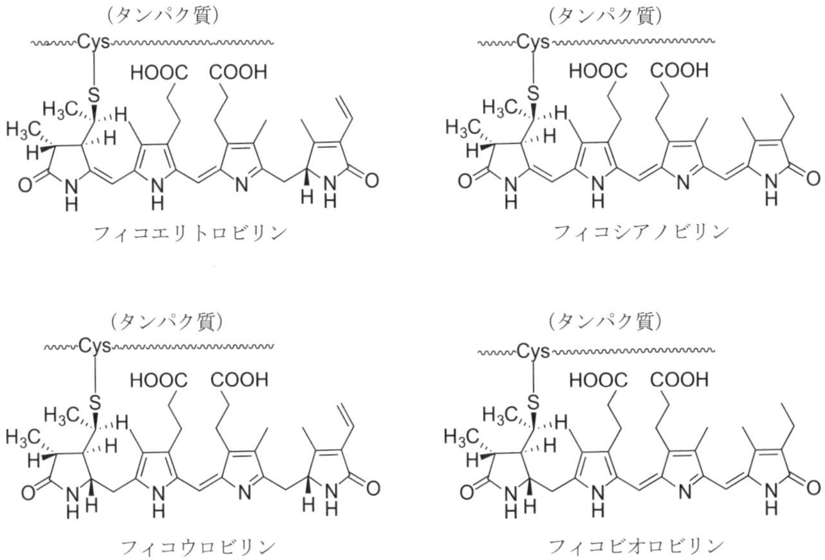

3.4 魚介類の色素成分　　91

フィコエリトロビリン　　フィコシアノビリン

フィコウロビリン　　フィコビオロビリン

図 3.19　フィコビリン類の色素部分の構造

ものは石灰でアルカリ処理することにより，フィコビリンの色を除いたもの，白いものはアルカリ処理と天日干しを繰り返して徹底的に脱色したものである．

〔岡田　茂〕

文　献

Adachi, K. *et al.* (2003). *Comp. Biochem. Physiol.*, **134B**：135-141.
Hosokawa, M. *et al.* (1999). *Food Sci. Technol. Res.*, **5**：243-246.
Maeda, H. *et al.* (2005). *Biochem. Biophys. Res. Commun.*, **332**：392-397.
Ogata, T. *et al.* (1979). *Comp. Biochem. Physiol.*, **63B**：239-243.
Okada, S. *et al.* (1995). *Fish. Sci.*, **61**：964-967.
Yamaguchi, K., Matsuura, F. (1969). *Nippon Suisan Gakkaishi*, **35**：920-926.
金光庸俊・青江　弘（1958）．日水誌，**24**：555-558.
橋本周久（1976）．白身の魚と赤身の魚（日本水産学会編），pp. 28-41, 恒星社厚生閣.
深田陽久ほか（2010）．日水誌，**76**：678-685.

❦ 3.5 魚介類のにおい ❧

　魚介類やその加熱調理時のにおいに関する基本的な研究が盛んに行われていた時期が以前あったが，その後コールドチェーンの発達により国内では鮮度低下による生ぐささの強くなった魚類の流通が減少したためか，研究が一時低調になっていた．しかし近年では，より高品質・高付加価値をめざした魚介類のにおいの研究が注目を浴びるようになってきた．こうした観点から本節では，魚介類のにおいについて最近の幅広い知見を述べる．

3.5.1　においとは

　においに関する日本語を並べてみると，におい，ニオイ，匂い，臭い，香り，薫り，馨り，フレーバー，香味，風味，…と限りない．それぞれ異なるニュアンスをもっているため使い分けが必要であり，ここでは一般的に"におい"を使用する．食物を食べるとき，口の中で味わうとともににおい成分が嗅覚を刺激する．この味とにおいを総合的にとらえたものをフレーバー，香味，風味という．たとえば鼻をつまんで食品を食べるとおいしくないことに気づき，においが食品の二次機能（おいしく食べる）の発現に重要であることを認識できる［宮崎ほか 2012a］．
　味に関しては基本五味（甘味，塩味，酸味，苦味，うま味）が知られている．一方，においに関しては古来多くの研究者がいろいろと試みたが，基準となる明確な"原臭"は定まっていない．においは40万種以上あるともいわれるにおい物質の混合物であり，においを絶対表現することは困難である［白木 1965］．また，におい物質は濃度によってヒトの感じ方が変わってくる．たとえば品質劣化したガザミなどから検出されるインドールは高濃度だと糞便臭がするが，低濃度だとジャスミンやスミレのようなにおいになることから香水などにも使われている．また，塩素臭あるいは金属臭と表現される異臭魚を分析すると石油成分が検出されることが多く，これも低濃度ではにおいの感じ方が異なる例である．におい物質の嗅覚閾値（いきしきい）（においを感知できる最小濃度）がppt（1兆分の1）レベルであるものも少なくなく，ガスクロマトグラフィー質量分析装置では検出できないが，においが感じられることもある［宮崎ほか 2012b］．

3.5.2 においの機能性

焼きイカやサンマの焼けるにおいを嗅ぐだけで食欲がかき立てられるように、においは食品のおいしさを決定する。また、たとえばバニラ（バニリン）、レモンやミルクのにおいは感覚的な甘味を増強することが明らかになっており、においは味覚とともにおいしさに寄与する[Sakai et al. 2001]。このようににおいは、食品の二次機能を担っている。

一方においは、それを嗅ぐことによって身体にさまざまな生理的・心理的影響を及ぼすことが知られており、いわゆるアロマテラピーとして樹木・ハーブ・柑橘類等々の精油などの効果に関する研究が数多く行われてきている。しかし、こうした食品の三次機能としての魚介類のにおいの効果については、磯（海藻）の香りの快・不快に関する研究などが始まったばかりである［アロマサイエンス シリーズ21編集委員会 2003, 梶原 2002］。

3.5.3 生鮮品のにおい

a. 海産魚類

漁獲直後の魚類はほとんど無臭であるが、鮮度低下が進むにつれて生ぐさ臭が増す。鮮度低下、冷凍・冷蔵、加熱に伴ってトリメチルアミン（trimethylamine：TMA）、ジメチルアミン（dimethylamine：DMA）などのアミン類、ピペリジン（piperidine）、アセトアルデヒド、ジメチルスルフィド（dimethyl sulfide：DMS）などの含硫化合物に加えて、特に多脂肪魚では酢酸、酪酸、揮発性カルボニル化合物、酸、アルコール、炭化水素などが増加し、魚臭を形成する。魚種、鮮度によって検出される成分やその量は異なる［平野 1989］。

表3.4に非常に鮮度のよい数種魚類普通筋を氷蔵した場合の、各種揮発成分が最初に検出された日数の比較を示す。アジ、サバ、カツオなどの赤身魚では、死後ただちにアルデヒド類など増加してくる成分が多く、アジではさばいている間でもヘキサナールが急増し、まな板や手指に草のようなにおいが付く。一方、タイやフグのような白身魚では死後3～4日の氷蔵では揮発成分の増加は赤身魚より少ない。これらの成分は酵素的あるいは非酵素的な酸化反応によって生成するため、魚種により脂質含量やリポキシゲナーゼなどの酵素活性の相違でにおいの違いが生じると考えられる[Miyasaki et al. 2011]。

表3.4 普通筋氷蔵中に増加傾向の認められたおもな揮発成分が最初に検出された氷蔵日数 (Miyasaki et al. 2011)

	マアジ	マサバ	カツオ	マダイ	シロサバフグ
アルデヒド					
pentanal	2	>4	>3	>3	>4
hexanal	0	1	0	0	4
heptanal	0	2	0	>4	>4
octanal	0	2	0	2	4
nonanal	0	2	0	0	4
(E)-2-hexenal	1	2	>3	>3	>4
4-heptenal	1	4	3	>3	>4
(E)-2-octenal	1	2	3	>3	>4
2,4-hexadienal	1	2	>3	>3	>4
(E,E)-2,4-heptadienal	1	2	2	>3	>4
(E,Z)-2,4-heptadienal	1	1	0	0	>4
(E,Z)-2,6-nonadienal	1	2	0	>3	>4
(E,Z)-2,4-decadienal	2	2	0	>3	>4
アルコール					
1-hexanol	1	1	3	>3	>4
1-pentanol	1	3	>3	>3	>4
1-penten-3-ol	1	0	0	>3	4
(Z)-2-penten-1-ol	1	1	0	0	>4
1-heptanol	1	2	3	>3	>4
1-octen-3-ol	1	1	0	1	1
2-octen-1-ol	1	2	2	>3	4
ケトン					
2,3-pentanedione	1	1	1	>3	>4
5-methyl-1,3,6-heptatriene	1	1	0	0	0
3,5-octadien-2-one	1	2	2	>3	4
アミン					
trimethylamine	2	2	3	>3	0
フラン					
2-ethylfuran	3	4	2	3	>4

　海産魚では淡水魚には含まれていない無臭のトリメチルアミンオキシド (trimethylamine oxide : TMAO) が酵素的に分解されて，TMAが生成する．腐敗が始まると細菌の働きでTMAなどの生成が加速されてアミン臭が増すとともに，各種揮発成分も増加し臭くなる．TMAはDMAや各種の揮発性酸類との共存により，濃度やpH依存的に官能的なにおいが大きく変化し，魚の複雑なにおいが形成される［平野 1989］．

血合筋には量，種類ともに普通筋よりも多くの揮発成分が含まれ，においが強く，人々に嫌われる．これは赤身魚の場合と同様に，TMAO 分解酵素や血合筋に多く含まれるヘムタンパク質による TMAO の還元の促進，あるいは酵素的な脂質の酸化によるものと考えられている［久保田 1994，Song *et al.* 2004］．

b． 淡水魚類

従来コイ，キャットフィッシュ（ナマズ），マス類などの淡水性の魚の泥臭いにおいはピペリジンとピペリジンアセトアルデヒド反応生成物（1,1-bispiperidinoethane と考えられている）と考えられ，海水魚ではこれらの成分に TMA のにおいが合わさって魚のかすかなにおいに関与するといわれてきた．しかし，近年の報告ではピペリジンの含まれている魚は，産卵後のサケやソウギョなどに限られ，むしろピロリジンが淡水魚に広く含まれているとされる［Kawai 1996］．

淡水魚の泥臭いあるいはカビ臭いにおいは，水質の悪化で増殖した藍藻や放線菌が産生する 2-メチルイソボルネオール（2-methylisoborneol）やゲオスミン（geosmin）である場合が多い．特にゲオスミンの嗅覚閾値は水溶液中で 0.01～0.02 ppb（10億分の1）であるとされ，微量で魚が着臭する．淡水魚養殖ではこうした異臭を取り除くため，出荷前に清水で飼育することが多い［Kawai 1996］．

アユのキュウリ・スイカ様のにおいは，(E)-2-ノネナール（(E)-2-nonenal），(E,Z)-2,6-ノナジエナール（(E,Z)-2,6-nonadienal），3,6-ノナジエノール（3,6-nonadienol）などであり，天然アユに多い EPA から生成されると考えられている［Kawai 1996］．

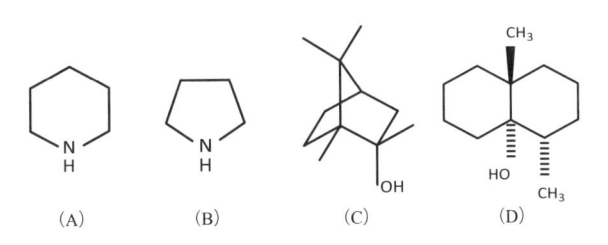

図3.20　ピペリジン（A），ピロリジン（B），2-メチルイソボルネオール（C），およびゲオスミン（D）

c. 広塩性の魚類

サケ，マスなどの海水域と淡水域の両方に生息できる魚類は，産卵遡上前ではエタノールや数種の炭素数8の不飽和アルコール（1,5-オクタジエン-3-オール（1,5-octadien-3-ol），1-オクテン-3-オール（1-octen-3-ol），2,5-オクタジエン-1-オール（2,5-octadien-1-ol））などが少量検出されるだけである．しかし，淡水域で産卵期になると多種，多量のカルボニル化合物やアルコール類が検出されて，においが強くなり食品としての価値が下がる．こうした増加成分のほとんどは加工された海水魚の魚油から検出される成分であることから，魚油加工中に起こる高度不飽和脂肪酸の酸化と同じ反応が魚体内で起こっていると考えられ，これは淡水への馴化と産卵のストレスが原因ではないかと考えられている[Kawai 1996]．

d. 淡水魚と海水魚の相違

淡水魚から検出される揮発成分は，海水魚よりも一般に種類・量ともに多い．また淡水魚だけに検出される成分の嗅覚閾値は，海水魚で検出される成分の閾値より小さいものが多いことから，淡水魚は海水魚よりにおいが強いとされる[Kawai 1996]．

e. 甲殻類

甲殻類に限らず水産物の揮発成分の抽出は，溶媒抽出法や水蒸気蒸留法などで行うことが従来多かったが，簡便に生の試料から揮発している成分をそのまま濃縮できる固相マイクロ抽出（SPME）が近年よく使われるようになった．表3.5にカニの分析例を示した．カニでも魚類と同様に高度不飽和脂肪酸から酸化して生成したと考えられるアルデヒド，ケトンなどのカルボニル化合物やアルコール類が多く検出され，DMS，TMAやリモネン（limonene），インドール（indole）なども検出されている．こうした成分は加熱により増加する．また，ガザミでは品質劣化の指標としてTMAとインドールが利用できるとの報告もある[矢野原・小谷 2012, Sarnoski et al. 2010]．

f. 海 藻

ワカメ精油の90%以上はキュベノール（cubenol）が占めているが，コンブでは10%程度しか含まれていない．ミツイシコンブ精油は（2E）-ノネナール，（2E）-ノネノール（(2E)-nonenol）などが主で，ヘキサナール（hexanal），（2E）-ヘ

表3.5 SPME法によるカニの主要な揮発成分［Sarnoski *et al.* 2010；矢野原・小谷 2012］

	ガザミ	ベニズワイガニ			
	生	生		蒸煮で増加	
	肉	脚肉	カニみそ	脚肉	カニみそ
アルデヒド					
propanal			○		
pentanal	○		○		○
hexanal		○		○	○
nonanal			○		○
hexadecanal	○				
octadecanal	○				
アルカン・アルケン					
hexadecane	○				
1, 1, 3-tetradecadiene	○				
アルコール					
ethanol			○		
3-methyl-1-butanol	○				
1-penten-3-ol		○	○	○	○
1-pentanol			○		○
2-penten-1-ol			○		○
1-hexanol	○				
1-octen-3-ol	○		○	○	○
ケトン					
1-penten-3-one			○		○
2-propanone	○				
2-butanone			○		
2-pentanone	○				
2-heptanone	○				
2-nonanone	○				
2-undecanone	○				
その他					
dimethyl sulfide	○				
limonene	○				
trimethylamine	○	○	○	○	○
indole	○				
styrene	○				
butylated hydroxytoluene	○				

キセノール（(2*E*)-hexenol），(3*Z*)-ヘキセノール（(3*Z*)-hexenol）なども含まれ，陸上植物と同様のC6, C9の不飽和アルデヒド類やアルコール類がグリーン

図 3.21 キュベノール (A), β-シクロシトラール (B), 1-ヨードオクタン (C), および β-ヨノン (D)

ノート（草のようなにおい）をつくり出している．コンブ類ではさらに β-シクロシトラール（β-cyclocitral），β-ホモシクロシトラール（β-homocyclocitral），ジヒドロアクチニジオライド（dihydroactinidiolide），β-ヨノン（β-ionone）なども含まれる．これらカロテノイドの分解物であるノルカロテノイド類はノリ類のにおいとしても重要である［梶原 1993］．

コンブでは，数種の揮発性のヨウ素化合物を含み，1-ヨードオクタン（1-iodooctane）は"乾燥コンブとノリを合わせたような調香"であるとされる．におい嗅ぎ法でマコンブのにおいに寄与が大きい成分として，1-ヨードオクタン，ノナナール（nonanal），(2E)-ノネナール，(E,Z)-2,6-ノナジエナール，1-オクテン-3-オール，(E)-2-ノネン-1-オール（(E)-2-nonen-1-ol），(E,Z)-2,6-ノナジエン-1-オール（(E,Z)-2,6-nonadien-1-ol），ジアセチル（diacetyl），β-ヨノンが同定されている［高橋ほか 2002］．

アオサ，ヒトエグサ，アオノリなどは (8Z,11Z,14Z)-ヘプタデカトリエナール（(8Z,11Z,14Z)-heptadecatrienal），(8Z,11Z)-ヘプタデカジエナール（(8Z,11Z)-heptadecadienal），(Z)-8-ヘプタデセナール（(Z)-8-heptadecenal）などの長鎖アルデヒド類が主要成分である［梶原 1993］．

3.5.4 異臭魚介類

ヨメゴチ属のヤリヌメリが硫化水素（hydrogen sulfide），メチルメルカプタン（methyl mercaptan），DMS，ジメチルジスルフィド（dimethyl disulfide）な

どのイオウ化合物で着臭することがあるが，原因は明らかでない［山中 1989］．DMSによる着臭は，植物プランクトンや海藻に含まれるジメチル-β-プロピオテチン（dimethyl-β-propiothetin）が食物連鎖を通じて餌から魚体内に取り込まれ，熱分解などによりDMSに転換されたと考えられる事例がマダラやマサバで報告されている［飯田ほか 1986］．

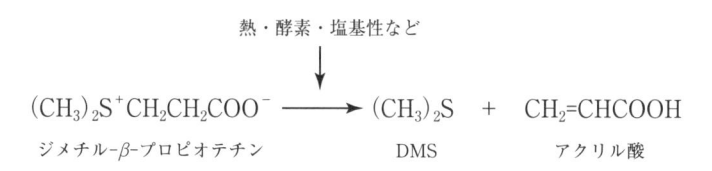

$$\underset{\text{ジメチル-}\beta\text{-プロピオテチン}}{(CH_3)_2S^+CH_2CH_2COO^-} \xrightarrow{\text{熱・酵素・塩基性など}} \underset{\text{DMS}}{(CH_3)_2S} + \underset{\text{アクリル酸}}{CH_2=CHCOOH}$$

淡水魚の異臭としては前述の2-メチルイソボルネオールやジオスミンによる着臭事例が多いが，養殖エビなどで生じることもある［山中 1989］．

日本の高度成長期には，工場排水等による水質汚染で魚介類が着臭する事例が多く報告されたが，規制が厳しくなった昨今少なくなったように思われる．しかし，筆者らが異臭クレームのあった魚介類を分析したところ，輸入キスから石油成分が検出されたり，流通過程での細菌増殖によると思われる異臭物質の生成がスジコ，サケ，アマダイ等で認められており，現在でも異臭魚の問題は無視できない［宮崎 2012］．

3.5.5 養殖魚のにおい

養殖魚は天然魚に比べて一般に脂質含量が多く，風味等で劣ることが多い．ユズなどの柑橘類果汁をブリなどの養殖魚に与えると，柑橘類のにおい成分が魚肉に移行し，風味と肉質の改善が図れる［深田ほか 2010］．飼料による畜肉のにおいの改善は古くから多くの知見があるが，養殖魚での知見はいまだ少ない．筆者らは，脂質酸化物が多く含まれるにおいの強い魚油を魚に与えると魚肉も脂質酸化物が多くにおいの強いものとなるが，ヒジキやアナアオサなどの海藻を同時に与えると，こうしたにおいが減少することを明らかにした［宮崎ほか 2012a, b］．このように飼料により魚肉のにおいは畜肉と同様に大きく変化する．アイゴやメジナのような海藻食性の魚には特徴的なにおいが強く，市場には受け入れられない．飼料の改善でこうした未利用資源の有効利用を図ることや，消費者受けのよ

りよい養殖魚の開発が望まれる．また，大豆タンパク質で飼育した魚のにおいや，養殖魚と天然魚のにおいの相違といった課題もこれからである．　　〔宮崎泰幸〕

文　　献

Kawai, T. (1996). *Critical Rev. Food Sci. Nutr.*, **36**：257-298.
Miyasaki, T. *et al.* (2011). *J. Food Sci.*, **76**：C1319-C1325.
Sakai, N. *et al.* (2001). *Percept. Mot. Skills*, **92**：1002-1008.
Sarnoski, P. J. *et al.* (2010). *Food Chem.*, **122**：930-935.
Song, X. A. *et al.* (2004). *More efficient utilization of fish and fisheries products* (Sakaguchi, M. ed), pp. 209-222, Elsevier.
アロマサイエンス シリーズ21編集委員会編 (2003). 香りの機能性と効用，フレグランスジャーナル社.
飯田　遥ほか (1986). 日水誌, **52**：2155-2161.
梶原忠彦 (1993). 化学と生物, **31**：676-681.
梶原忠彦 (2002). 21世紀初頭の藻学の現況（堀　輝三ほか編），pp. 132-135, 日本藻類学会.
久保田紀久枝 (1994). 魚の科学（鴻巣章二監修，阿部宏喜・福家眞也編），pp. 70-76, 朝倉書店.
白木善三郎 (1965). 食品のにおい，光琳.
高橋英史ほか (2002). 食科工誌, **49**：228-237.
平野敏行 (1989). 水産物のにおい（小泉千秋編），pp. 31-41, 恒星社厚生閣.
深田陽久ほか (2010). 日水誌, **76**：678-685.
宮崎泰幸 (2012). 調理食品と技術, **18**：39-46.
宮崎泰幸ほか (2012a). 水産増殖, **60**：307-312.
宮崎泰幸ほか (2012b). 水産増殖, **60**：349-357.
矢野原泰士・小谷幸敏 (2012). 鳥取県産業技術センター研究報告, **15**：58-61.
山中英明 (1989). 水産物のにおい（小泉千秋編），pp. 53-61, 恒星社厚生閣.

❖ 3.6　魚介類のテクスチャー ❖

　食品のテクスチャー（texture），すなわち口あたり，舌触り，歯ごたえはおいしさの重要な因子の1つである．魚介類の形態が多様であるように，魚介類のテクスチャーもそれぞれ特徴がある．わが国は，新鮮な魚介肉を生で賞味する習慣があり，テクスチャーは鮮度とも関連があり，重要な食味因子である．また，加熱調理によって生肉とは異なったテクスチャーに変化し，種による違いも大きく，食生活を豊かなものにしている．

3.6.1 魚肉のテクスチャー

日本人の魚食文化の大きな特徴として，刺身やすしに代表される生食嗜好があげられる．刺身のおいしさは味よりもテクスチャーの寄与するところが大きい．これは，イノシン酸含量が即殺直後の魚肉では少ないこともあるが，生の魚肉は加熱した魚肉に比べて液汁が分離しにくく，口中で咀嚼したときに味を感じにくいためである．たとえば，マダイ，ヒラメ，ハマチの天然魚の生肉および加熱肉を2万8000×gで30分間遠心分離したときの分離液量はそれぞれマダイでは4.9および16.6％，ヒラメで2.3および16.8％，ハマチで16.7および20.6％であった［畑江ほか 1989］．

即殺直後の鮮度の高い魚介肉は，独特の弾力があり，生肉の硬さは筋基質タンパク質のコラーゲン含量と相関が大きい．畑江らは，肉質の異なる5魚種について加熱肉および生肉の硬さとコラーゲン量との関連を調べ，コラーゲン含量の高い肉ほど生肉は硬くなることを明らかにした［畑江ほか 1986］（図3.22）．さらに，硬い肉は20℃の水に溶解しないコラーゲンの割合が多いことを報告している．逆に，加熱肉では，コラーゲン含量の高い肉ほど軟らかく，コラーゲン含量の低い肉は加熱すると硬くなる．また，佐藤らは，魚肉のコラーゲン含量と官能

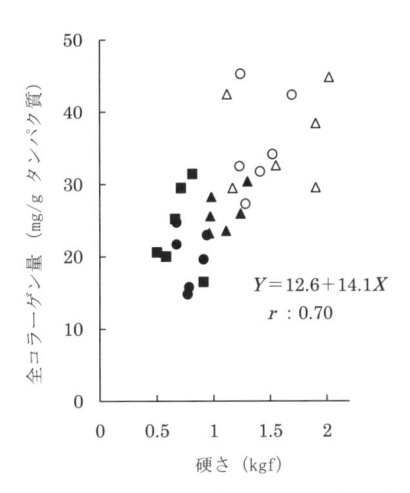

$Y = 12.6 + 14.1X$
$r : 0.70$

図3.22 生魚肉の硬さと全コラーゲン量との関係
［畑江ほか 1986］
●:カツオ，▲:トビウオ，■:マアジ，△:ヒラメ，
○:キチジ．

評価で得られた生肉の硬さとの関係を 22 魚種について調べ，同様の結果を得ている [Sato et al. 1986].

コラーゲンは結合組織（connective tissue）の主要な成分であり，無脊椎動物から脊椎動物まで広く分布している．魚肉の場合，可食部の大半を占める骨格筋は多数の筋線維（muscle fiber）から成り立っており，筋線維の周囲は筋線維鞘と呼ばれる結合組織で包まれている．また筋節は筋隔膜で仕切られている．前述の 22 魚種の背部筋肉のコラーゲン含量について調べた結果によると，湿重量あたり 0.34% から 2.19% と種による差が大きい．このような魚類におけるコラーゲン含量の違いは遊泳方式と関連が深く，遊泳時に大きく体を屈曲させる部位の筋肉ほどコラーゲン含量が高い [Sato et al. 1986].

刺身では弾力のあるテクスチャーを賞味するが，肉質の硬さに応じて刺身の切り方は異なる．歯で嚙んだときに筋肉組織の変化を明らかにするために，荷重をかけた後の筋肉構造を調べたところ，結合組織の崩壊がみられ，筋線維間が分離していた [Ando et al. 1993]．したがって，新鮮な魚肉の歯ごたえは，結合組織の崩壊に伴うものであり，刺身の切り方の多様性は，魚種によるコラーゲン含量の違いを考慮しているものといえる．

3.6.2 冷蔵中の魚肉テクスチャーの変化

魚肉は畜肉に比べて低温貯蔵中に速やかに軟化し，品質が低下する．図 3.23 は 6 種の魚を 4℃ で 7 日間貯蔵し，即殺直後の破断強度を 1 として，貯蔵時間に伴う変化割合をみたものである．イシガレイ，ヒラメ，マダイは 6 時間後にいったん硬くなった後に軟化したが，シマアジはほとんど変化がなく，マイワシ，マアジでは冷蔵 24 時間後までの軟化が著しい．このような軟化の原因の 1 つとして，筋原線維の変化，すなわち Z 線の脆弱化 [関 1991] や筋原線維タンパク質のなかでも高分子成分であるコネクチン（connectin），ネブリン（nebulin）の分解と関連が深いことが報告されている [Mitsuhashi et al. 2002].

また，軟化の要因として生肉のテクスチャーに大きく寄与するコラーゲン線維の崩壊がある．図 3.24 は，軟化のきわめて速いマイワシについて，即殺時と 4℃ で 24 時間冷蔵後の結合組織の変化をみたものである [豊原・安藤 1991]．24 時間後には即殺時に比べ結合組織を構成するコラーゲン線維のネットワークが粗構

3.6 魚介類のテクスチャー

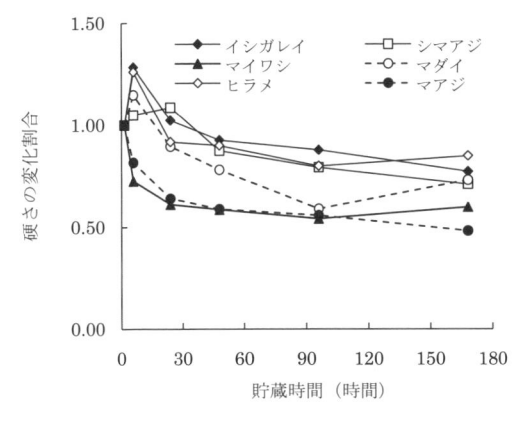

図3.23 貯蔵による魚肉の硬さの変化［畑江 2005，三橋 2003］

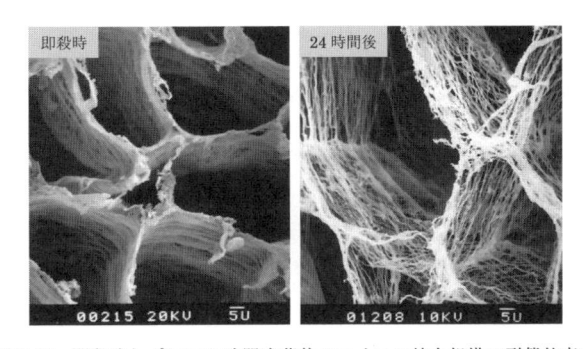

図3.24 即殺時と4℃で24時間冷蔵後のマイワシ結合組織の形態的変化
（安藤正史博士提供）［豊原・安藤 1991］
アルカリ浸漬法により筋線維タンパク質を選択的に溶解し，残った結合組織の変化を走査型電子顕微鏡で観察した．

造になっていることが示されている．

　魚類筋肉には主要なⅠ型コラーゲンのほかに，微量成分としてⅤ型コラーゲンが存在し，Ⅰ型コラーゲンに比べて細い線維を形成している．魚肉軟化に伴いⅤ型コラーゲンの溶解性が増大することから，魚肉の軟化現象にはⅤ型コラーゲンの崩壊が関与し，この崩壊が酵素による特異的な分解に起因すると推定されている［佐藤 1997］．

3.6.3 水生無脊椎動物のテクスチャー

水生無脊椎動物の可食部は魚肉とは異なった独特のテクスチャーを示す．これらのテクスチャーの多くは魚類と同様に，結合組織に存在するコラーゲンに起因している．表3.6に魚介類筋肉のコラーゲン含量を示す．魚肉よりもイカ，アワビ，サザエ筋肉のコラーゲン含量は高く，硬いテクスチャーを発現している．巻貝の代表種であるアワビやサザエは，磯の香りとともにコリコリとした硬いテクスチャーを味わっているが，種間や部位間で異なる生食時の硬さはコラーゲンの量に比例する［Watabe et al. 1986, Olaechea et al. 1993］．また加熱時の急激な軟化は，コラーゲンの加熱変性によることが明らかにされている［Hatae et al. 1996］．

ナマコ類体壁は，上皮のぬめりをとって酢の物などにしてコリコリとしたテクスチャーを味わう．ナマコ体壁の水分は90％に及ぶが，強い歯ごたえをもつ．これは体壁のタンパク質がコラーゲンに富み，その隙間を酸性ムコ多糖が埋めており，タンパク質と複合体を形成したプロテオグリカンとなっているためである［Kariya et al. 1990］．

トリガイは旬である4〜8月にかけては生トリガイが出まわるが，多くは85℃で15秒間ほど加熱してから，すし種や酢の物などにしている．官能検査により生および加熱トリガイ足部のテクスチャーを調べたところ，生および加熱試料ともに噛み切りにくく，試料が薄いために，歯切れのよさおよび歯ごたえについて

表3.6 魚介類筋肉のコラーゲン含量［畑江ほか1986, Mizuta et al. 1994a, b, Hatae et al. 1995, Watabe et al. 1986］

	全重量に対する割合（％）	タンパク質量に対する割合（％）	部位など
カツオ	0.4	2.0	背肉
マコガレイ	0.7	3.6	背肉
クルマエビ	0.6	3.5	腹部
スルメイカ	1.0	5.4	外套膜筋肉
クロアワビ	1.7	9.3	筋肉中央部（夏季）
サザエ	8.2	45.0	足肉

コラーゲンに特異的に含まれるアミノ酸であるヒドロキシプロリンの含量からコラーゲン含量を算出し，全重量に対する割合およびタンパク質量に対する割合でそれぞれ表した．

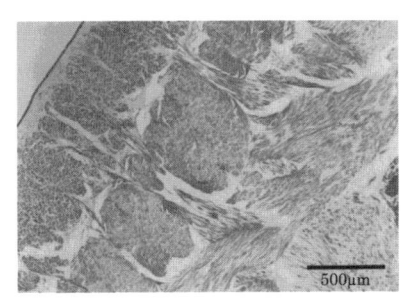

図 3.25 トリガイ足部の光学顕微鏡像（笠松千夏博士提供）[畑江 2005, 笠松 2003]

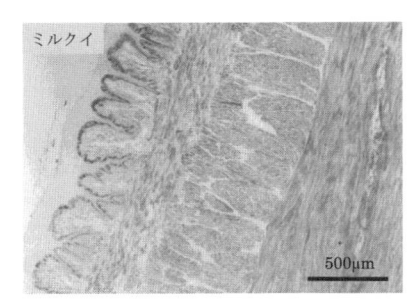

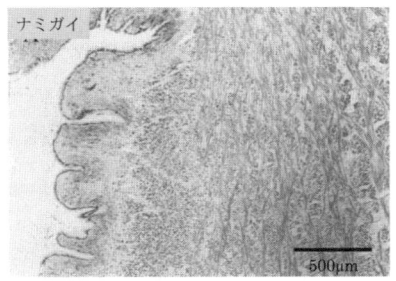

図 3.26 ミルクイ水管およびナミガイ水管の光学顕微鏡像（笠松千夏博士提供）[畑江 2005, 笠松 2003]

は両試料間に差はみられなかった [Yoneda et al. 2002]．一方で，生試料はねっとりさが強いと判定された．光学顕微鏡観察により組織構造をみると，トリガイ足部は表層から奥まで貫く筋線維が走り，強固な構造となっていた（図 3.25）[畑江 2005, 笠松 2003]．また，加熱試料の引っ張り強度は生試料よりも高く，加熱処理により足部が収縮し，より強靭なテクスチャーになり，加熱調理後の冷凍，冷蔵でも変化しなかった [Yoneda et al. 2002]．

ミルクイは，高級すし種として弾力のあるテクスチャーが特徴であるが，近年，安価なナミガイが代替品として用いられている．ともに水管を可食部とする両貝試料について光学顕微鏡観察により組織構造をみると（図 3.26），ミルクイは筋線維束に規則的な方向が観察され，筋線維束が密に並んで層を形成していたのに対して，ナミガイは筋線維束の走っている方向がばらばらで筋線維束間に隙間が多く，ミルクイのような層構造は観察されなかった．透過型電子顕微鏡による観

察では両貝試料とも，平滑筋に特有な紡錘形の筋線維細胞がみられ，1つ1つの細胞は長い筋原線維で構成されていた．また，ナミガイには間充織が多かった．ミルクイ水管の繊維質で「シコシコ」と表現される歯ざわりをもち，噛み切りにくく弾力のあるテクスチャーは，細い筋線維が密に長く配列し，かつ筋線維が層状に集合し，3次元の立体構造を成していることと関連していると考えられる．さらに，ナミガイの「コリコリ」と表現される歯切れがよく，破断後口中に分散するようなテクスチャーは，筋線維よりも間充織に由来するものと推察される［畑江 2005, 笠松 2003］．

イカ外套膜では冷蔵貯蔵中のテクスチャー変化が明らかにされており，死後1日以内にねっとり感の指標となる付着性が増加し，針入度で硬さをみると，貯蔵3～5時間後にいったん硬くなり，その後軟化した［畑江 2005, Kagawa et al. 2002］．冷蔵1日以内に起こるテクスチャー変化を筋原線維の電気泳動分析と対応させて，スルメイカで詳細に調べたところ，0時間ではα-コネクチンの

α：α-コネクチン，β：β-コネクチン

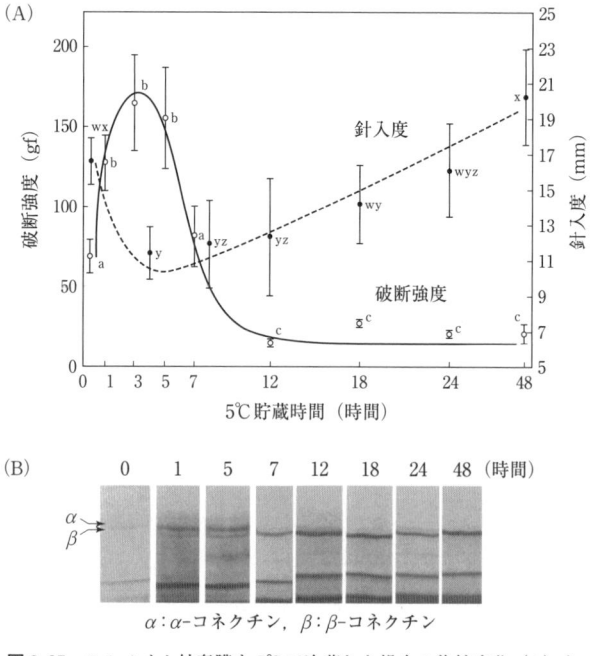

図3.27 スルメイカ外套膜を5℃で冷蔵した場合の物性変化（A）とタンパク質の変化（B）［畑江 2005, Kasamatsu 2004］

みであるが，貯蔵 1 時間および 5 時間後には α-コネクチンと β-コネクチンのバンドが検出された．貯蔵 12 時間後には α-コネクチンのバンドは消失し，β-コネクチンのみになり，コネクチンの分解と硬さの低下が対応していた（図 3.27）[Kagawa *et al.* 2002, Kasamatsu *et al.* 2004]．

　以上に述べたように，魚介類のテクスチャーは種間の差が大きく，また貯蔵時間の経過，すなわち鮮度との関連も深い．さらに，冷凍貯蔵，加工および調理の過程でも変化する．近年，魚離れが指摘される若年層において，すし，刺身などの生食調理は人気があるが，一方で焼き魚はあまり好まれない．テクスチャーを表現する用語の認知度，使用度は年齢が上がるとともに増加し，食経験も関連している［早川ほか 2007］．今後，魚介類の多様なテクスチャーをとらえる食感覚が若年層において育っていくことも，彼らの食生活を豊かにすることにつながるのではないだろうか．
〔米田千恵〕

文　献

Ando, M. *et al.* (1993). *Nippon Suisan Gakkaishi*, **59**：1073-1076.
Hatae, K. *et al.* (1995). *J. Food Sci.*, **60**：32-35.
Hatae, K. *et al.* (1996). *Fish. Sci.*, **62**：643-647.
Kagawa, M. *et al.* (2002). *Fish. Sci.*, **68**：783-792.
Kariya, Y. *et al.* (1990). *Connective Tissue Res.*, **25**：149-159.
Kasamatsu, C. *et al.* (2004). *Biosci. Biotech. Biochem.*, **68**：1119-1124.
Mitsuhashi, T. *et al.* (2002). *J. Agric. Food Chem.*, **50**：7499-7503.
Mizuta, S. *et al.* (1994a). *Fish. Sci.*, **60**：323-328.
Mizuta, S. *et al.* (1994b). *Fish. Sci.*, **60**：467-471.
Olaechea, R. P. *et al.* (1993). *Biosci. Biotech. Biochem.*, **57**：6-11.
Sato, M. *et al.* (1986). *Nippon Suisan Gakkaishi*, **52**：1595-1600.
Watabe, S. *et al.* (1986). *Nippon Suisan Gakkaishi*, **52**：737-744.
Yoneda, C. *et al.* (2002). *Fish. Sci.*, **68**：1138-1144.
笠松千夏（2003）．水産軟体動物の食味に関する研究．お茶の水女子大学 博士学位論文．
佐藤健司（1997）．魚介類の細胞外マトリックス（木村　茂編），pp. 83-90，恒星社厚生閣．
関　伸夫（1991）．魚類の死後硬直（山中英明編），pp. 31-41，恒星社厚生閣．
豊原治彦・安藤正史（1991）．魚類の死後硬直（山中英明編），pp. 42-49，恒星社厚生閣．
畑江敬子（2005）．さしみの科学―おいしさのひみつ，pp. 20, 60, 66-67，成山堂書店．
畑江敬子ほか（1986）．日水誌，**52**：2001-2007．
畑江敬子ほか（1989）．日水誌，**55**：363-368．
早川文代ほか（2007）．食科工誌，**54**：488-502．

三橋富子（2003）．魚肉物性の死後変化におよぼすコネクチン，ネブリンの役割．お茶の水女子大学 博士学位論文．

4 魚介類の健康機能

❖ 4.1 脂質の機能性 ❖

　食品としての水産脂質の利用は古くは脂溶性ビタミンであるビタミンA・Dの供給源である肝油や，トリアシルグリセロール（TAG）を構成する脂肪酸の二重結合部分に水素を添加した水素添加（硬化）魚油のマーガリンへの利用が主要

表 4.1　各種動植物油の主要脂肪酸組成 ［阿部 1988；Koriyama *et al.* 2002］

	脂肪酸組成（%）								
	12:0	14:0	16:0	18:0	18:1	18:2	18:3	20:5	22:6
植物油脂									
カカオ脂			24.4	35.4	38.1	2.1			
パーム油	0.2	1.1	44.0	4.5	39.2	10.1	0.4		
大豆油		0.1	13.5	5.1	27.5	41.6	10.9		
菜種油（カノーラ種）		0.5	3.7	1.6	56.3	20.6	7.2		
コーン油		0.7	11.9	2.5	38.8	43.4	0.7		
ヒマワリ油			6.7	3.7	19.1	70.1	0.7		
綿実油		0.9	23.4	1.9	16.7	56.0			
オリーブ油		0.7	10.6	3.1	76.7	4.9	0.3		
動物脂									
牛　脂	0.2	4.2	31.1	19.0	38.1	1.6	0.5		
豚　脂		1.3	26.8	12.5	41.9	12.5	1.5		
水産油脂									
イワシ油	0.1	7.9	21.0		16.7	3.1	1.2	15.8	8.4
サバ油		5.6	15.4	3.1	18.7	1.1		8.1	10.6
マグロ油		3.4	15.8	4.3	19.4	1.8	0.4	7.6	22.9
スケソウダラ肝油		4.9	12.5	2.1	25.9	0.5		12.6	6.0
イカ内臓油		4.0	13.3	3.8	17.6	1.6	0.4	10.2	15.2
マッコウクジラ油	2.4	6.1	11.4	2.9	25.9	0.9	0.8		

なものであった．特に魚油の脂肪酸鎖長は多岐にわたり，水素添加した場合に独特の物性を有することから，マーガリン用の油脂として高く評価されてきた．しかし近年，水素添加によって生じるトランス脂肪酸が心疾患のリスクを高める可能性が指摘され，使用量は減少している．その他，食品ではないが水産脂質の物性上の特性を利用した製品としては，ヒウチダイ油に含まれるワックスが化粧料基材や皮革加工油に，深海性サメ類の脂質に特異的に多く含まれる炭化水素スクアレン（squalene；$C_{30}H_{50}$）に水素添加したスクアランが化粧料基材に，それぞれ用いられてきた．

4.1.1 水産脂質の機能性

食品の三次機能として水産脂質が大きく注目されたのは，1960年代にダイエルベルグ（J. Dyerberg）らがイヌイットを対象に行った疫学調査に端を発する．この調査において，魚や海獣類を多食するグリーンランド在住のイヌイットは，ほぼ同じ量の脂質を摂取しているデンマーク在住の白人と比較して動脈硬化，脳梗塞，心筋梗塞の発症がきわめて少ないことが確認された．その原因として，摂取した脂質に含まれる脂肪酸のうち n-3 脂肪酸であるイコサペンタエン酸（icosapentaenoic acid：EPA）が多く含まれているからではないかという報告がなされた [Dyerberg et al. 1975a]．実際に血漿中の EPA はイヌイットで 26.5%，デンマーク人では 0.2% であった．この研究を発端に，EPA と循環器系疾患の関連性について日本をはじめ欧米でも研究が盛んに行われてきた．水産脂質に多く含まれる n-3 系列の EPA が循環器系疾患の予防と治療に有効であることが認められて以来，n-3 系高度不飽和脂肪酸は水産食品の三次機能を代表するものとして位置づけられるようになった．その後，EPA と同様 n-3 脂肪酸であるドコサヘキサエン酸（docosahexaenoic acid：DHA）についても特有の機能性が報告され，現在においても EPA・DHA 各々の代謝産物であるレゾルビン E1・プロテクチンにも強い抗炎症作用が新たに発見されるなど，今後もさらなる研究が期待されている [Spite 2013]．

本節ではこの n-3 脂肪酸の機能性を中心に述べることとする．

a. n-3 脂肪酸と n-6 脂肪酸

2.2 節に述べられているように，水産脂質の代表的高度不飽和脂肪酸である

4.1 脂質の機能性

EPA と DHA は n-3（ω3）系列であるのに対し，油糧植物油の多価不飽和脂肪酸はリノール酸を主とした n-6 系列である（図 4.1）．図 4.2 に両系列の生合成経路を示す．両系列とも前駆物質は動物体内で合成不可能であり，食物からのみ供給される．また，動物や高等植物では既存の二重結合よりメチル末端側へ 2 重結合を導入することはできないため，n-6 脂肪酸が n-3 脂肪酸に変換されることはない．この 2 つの代謝系列はいずれも同じ酵素で行われることから，両系列

● 炭素　● 酸素　○ 水素

n-3 系列　　5,8,11,14,17-icosapentaenoic acid（EPA）

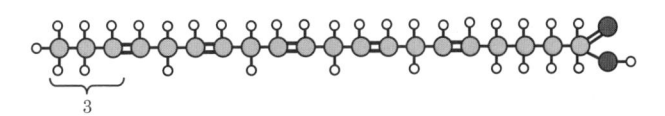

n-6 系列　　9,12-octadecadienoic acid（リノール酸）

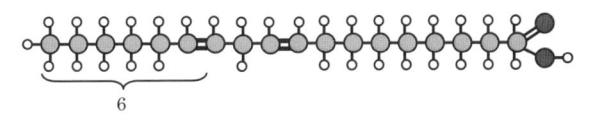

図 4.1　n-3 脂肪酸と n-6 脂肪酸

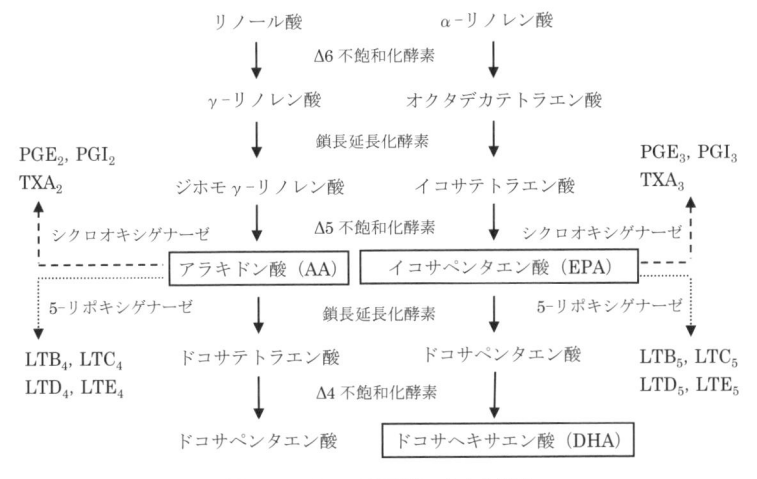

```
        リノール酸              α-リノレン酸
            ↓  Δ6 不飽和化酵素       ↓
        γ-リノレン酸           オクタデカテトラエン酸
            ↓  鎖長延長化酵素       ↓
PGE₂, PGI₂                                          PGE₃, PGI₃
TXA₂    ジホモγ-リノレン酸      イコサテトラエン酸    TXA₃
    シクロオキシゲナーゼ  Δ5 不飽和化酵素  シクロオキシゲナーゼ
            ↓                        ↓
        ［アラキドン酸（AA）］  ［イコサペンタエン酸（EPA）］
    5-リポキシゲナーゼ   鎖長延長化酵素   5-リポキシゲナーゼ
            ↓                        ↓
LTB₄, LTC₄  ドコサテトラエン酸    ドコサペンタエン酸    LTB₅, LTC₅
LTD₄, LTE₄      ↓  Δ4 不飽和化酵素       ↓           LTD₅, LTE₅
        ドコサペンタエン酸    ［ドコサヘキサエン酸（DHA）］
```

図 4.2　n-3, n-6 脂肪酸の生合成経路

表 4.2 世界の n-3, n-6 脂肪酸推奨(適正)量

	n-3 脂肪酸/n-6 脂肪酸
FAO/WHO[*1]	EPA+DHA 250 mg/日
NATO (1989)[*2]	1/4 EPA+DHA 270 mg/日
国際脂肪酸・脂質学会 ISSFAL2000 提案[*3]	1.3/2 適正量 EPA+DHA 650 mg/日,最低量 各 220 mg/日
米 国	1/4〜10[*2] IOM, n-3 脂肪酸 男性 1.6 g/日 女性 1.1 g/日[*4]
米国心臓協会 (AHA)[*5]	EPA+DHA 500〜1800 mg/日
カナダ[*6]	1/4〜10
日 本[*7]	EPA+DHA 1000 mg/日

[文献] [*1]: Uauy 2010, [*2]: 菅野 1997, [*3]: Simopoulos *et al.* 2000, [*4]: Institute of Medicine 2002, [*5]: AHA Scientific Statement 2002, [*6]: Scientific review committee 1990, [*7]: 厚生労働省 2010.

の脂肪酸代謝は競合関係にある.さらに,生体での α-リノレン酸(α-linolenic acid;C18:3n-3)より EPA への変換は少なく,ヒトは EPA および DHA を多く含む水産物からこれらを摂取する必要がある[Dyerberg *et al.* 1975b].

n-6 脂肪酸のアラキドン酸(AA, C20:4n-6)と n-3 脂肪酸の EPA は,生体内酵素のシクロオキシゲナーゼによりプロスタグランジン(PG)やトロンボキサン(TX),5-リポキシゲナーゼによりロイコトリエン(LT),とそれぞれ人体にとって重要な生理活性物質(イコサノイド icosanoid)に変換されることから,各々をバランスよく摂取することが必要である.厚生労働省は「日本人の食事摂取基準」(2010 年版)において EPA+DHA 目標量を下限値として 1 g/日を設定している.

現在の食生活においては n-6 脂肪酸の多い植物油を摂取する機会が多くなっているため,積極的に魚を摂るなど n-3 系列と n-6 系列の脂肪酸摂取バランスに気をつける必要があろう.表 4.2 に各国の機関が推奨する n-3 不飽和脂肪酸と n-6 不飽和脂肪酸の比を示す.

b. EPA の機能性

ダイエルベルグのイヌイットと白人の比較研究[Dyerberg 1975a]に続いて,日本においても魚を多食する千葉県の漁村(EPA 2.5 g/日)と比較的魚の

摂取が少ない千葉県の農村（EPA 0.9 g/日）との比較調査が行われた［Hirai et al. 1980］．その結果，漁村の住民の血漿 EPA 濃度は農村住民に比較して 1.7 倍と明らかに高く，かつ血小板凝集能が低かった．また，両村の三大成人病（虚血性心疾患，脳血管障害，悪性新生物）による死亡率を比較したところ，漁村ではいずれの疾患も農村より低く，特に男性の循環器系疾患では 40% も低いという結果が得られている．また，疫学研究だけではなく，EPA に富む魚肉や魚油を一定期間ヒトに摂取させた効果についても，おもに血液性状の変化の面から調べられている．その結果，短期的および長期的，いずれの投与期間においても血中の EPA/AA 比が上昇し，血小板凝集能が低下している．

EPA 摂取による血小板凝集能低下作用については，PG に関連する研究から以下のように説明される．AA と EPA は細胞膜リン脂質のおもに sn-2 位に結合しており，ホスホリパーゼ A_2 により遊離して，イコサノイドである PG，プロスタサイクリン（PGI），TX，LT 等の生理活性物質に変換されるが（図 4.2 参照），このうち AA から合成される TXA_2 は血小板凝集作用と血管収縮作用を示すのに対し，PGI_2 は逆に血小板凝集を抑制し血管平滑筋を弛緩するため，これらの 2 種の生理活性物質がバランスをとって血液の恒常性が保たれている．EPA は AA と同様に代謝され TXA_3，PGI_3 となるが，TXA_3 には血小板凝集作用がなく，PGI_3 は PGI_2 と同様，血小板凝集を抑制する．血小板凝集抑制と血管拡張作用を有する PGE の活性も EPA 由来の PGE_3 の方が AA 由来の PGE_2 より強い．また，EPA は AA の酵素系による代謝を拮抗的に阻害することから，血小板凝集因子である TXA_2 総量を低下させる．

このように，EPA による血小板凝集能の低下は血小板や血管壁の EPA/AA 比が増加して，生成する PG 類のバランスが血小板凝集抑制の方向に働くためと考えられている．そのほか，n-3 脂肪酸のアテローマ性動脈硬化抑制作用の機構として，血小板凝集抑制作用に加え，内皮細胞における接着因子発現抑制作用と EPA で顕著な血中 TAG 低下作用，赤血球変形能促進作用，平滑筋細胞遊走増殖抑制作用なども関与している［森崎ほか 2000］．EPA と DHA の混合物による冠動脈性心疾患を予防するのに必要な最小量は 450 mg/日程度と推定されており，上限としては，4 g/日程度の摂取ならば安全上特に問題はないとされている［斉藤 2001］．

イコサノイドのうち，AAからのシクロオキシゲナーゼ代謝生産物PGおよびTX，リポキシゲナーゼ代謝生産物LTはアレルギー・炎症系のメディエーターとしての活性が強いが，EPAからはシクロオキシゲナーゼ代謝生産物はつくられにくい．また，リポキシゲナーゼ代謝生産物では特にアレルギー反応に関連するLTに関して，AA由来のLTB$_4$が強い白血球遊走作用を有するのに対し，EPA由来のLTB$_5$にはそのような機能が非常に少ない．

このように，EPAはAAと競合し代謝酵素を阻害することによりAA由来イコサノイドを抑制することに加え，EPAより生成されるイコサノイドの量および活性も低いことからアレルギーや炎症性疾患にも有効ではないかと考えられ，リウマチやアトピー性皮膚炎に対する効果も研究されている．また，最近の研究により，EPAのシグナルによって小腸細胞から分泌されるホルモン様物質GLP-1がインスリン分泌調節や中枢を介した食欲抑制などにかかわることが判明していることから［Morishita et al. 2008］，インスリン抵抗性や肥満への影響も興味がもたれる．

c. DHAの機能性

DHAの生理機能としては，まずDHAはEPAと同じn-3脂肪酸であることから，その一部が生体内酵素のレトロコンバージョン（逆変換）によりEPAに変換されEPAとして機能するほか，DHA特有の機能を有する．

DHAの大きな特徴は脳，神経，網膜の細胞膜の主要な構成脂肪酸であることであり，これらの器官において重要な働きをしていることが予想される．DHAは動物の脳の発達に主要な役割を占めていると報告されて以来，脳および神経系におけるDHA特有の機能性が研究されてきた［Salem Jr & Pawlosky 1992, Horrocks & Farooqui 2004］．DHAは脳・網膜の機能維持とともに，ドーパミンが関与する神経情報伝達にも影響を及ぼすことから神経機能の維持に必要である．また，DHAは脳内細胞膜の流動性に影響を与えることや，大脳皮質の神経間伝達物質であるアセチルコリンの放出を亢進すること，記憶のメカニズムに関与する N-メチル-D-アスパラギン酸（NMDA）受容体の刺激を増幅することが明らかになっており，痴呆予防や精神の安定にも効果があると考えられている．

老人性痴呆症は脳血管障害型とアルツハイマー型に分けられ，日本人には脳血管障害型痴呆症が多い．脳血管障害型の痴呆は脳の血管が詰まることによっ

て起こることから，抗血栓作用のあるEPAとDHAが有効であると考えられるが，さらにDHAはアルツハイマー型でも有効であったと報告されている［宮永ほか 1995］．そのほかにも，DHAは注意欠陥多動性障害（ADHD）や失読症にも有効であること［Stanley 2003］，攻撃性を緩和する精神作用効果があることも報告されている［Hamazaki *et al.* 1996］．

DHAは母乳にも脂質あたり0.2～1.0%含まれており，乳児の脳や網膜の発達に重要な役割を果たしている．同様にAAは乳児の身体成長に大きな働きをしている［米久保 1999］．胎児および乳児はリノール酸およびEPAからAAとDHAを合成する酵素活性が著しく低いことから，結果としてAAとDHAを直接摂取する必要がある．

d. その他の機能性成分

EPA・DHA以外の機能性を有する脂質成分としては，甲殻類やサケ・マス類の赤い色素であるアスタキサンチン，オキアミ・魚卵およびイカ肝油に豊富に含まれるリン脂質がある．カロテノイド色素であるアスタキサンチンは一重項酸素の消去能力を有し，他のカロテノイド類と比較して高い生体内抗酸化性を発揮することから，ルテインやリコペンとともに酸化ストレスからの防御物質として期待されている．

水産脂質のリン脂質はほとんどがホスファチジルコリン（PC）およびホスファチジルエタノールアミン（PE）であり，リン脂質を多く含むオキアミではPCがリン脂質の80%，PEが10%を占めている．リン脂質結合型のEPA・DHAを多く含むオキアミオイルではTAG型と比較してヒトでのEPA・DHAの体内吸収がよいこと［Schuchardt *et al.* 2011］，認識能力改善効果が高いこと［Konagai *et al.* 2013］が報告されている．これはPCやEPA・DHAといった単独の物質による効果ではなく，EPA・DHAを高度に含有する複合脂質PCが独自に有する機能として考えられており，興味深い．

4.1.2 水産脂質の機能性を利用した製品

a. 健康食品

2012年消費者庁調査事業「機能性評価モデル事業」において，EPA・DHAの機能性は最も高いエビデンスを有していることが確認され，心血管リスク低減作

用，血中中性脂肪低下作用，関節リウマチ症状緩和で A 評価（機能性について明確で十分な根拠がある）を得ている．米国の FDA は n-3 高度不飽和脂肪酸についてサプリメントと一般食品での強調表示（Qualified Health Claim）を許可している．内容としては EPA・DHA（ω3 脂肪酸）と冠状動脈性心疾患のリスク軽減について，ほぼ確実な限定的証拠があるとした．EU では欧州食品安全機関（EFSA）が EPA・DHA は心臓の正常な機能に，DHA は正常な脳機能と視力の維持に有効とのヘルスクレームをすべての食品において認めている．

サプリメント製品としては水産物から抽出しただけではなく，酵素や物理化学的手法（分子蒸留，溶剤ウィンタリング（脱ロウ操作））を用いて EPA や DHA 濃度を高くした製品も販売されている．その他，生体内抗酸化性を有するカロテノイド色素アスタキサンチンと EPA・DHA をリン脂質（PC）の形で含むオキアミオイルが新しい n-3 脂肪酸サプリメントとして評価されている．一方，深海性サメ類の脂質に特異的に多く含まれるスクアレンもいわゆる健康食品として販売されているが，その効果とメカニズムは未だ明確になってはいない．

b. 医薬品

1990 年，世界に先駆けて日本でイワシなどの青魚から製造された高純度 EPA エチルエステルが閉塞性動脈硬化症の治療薬（医薬品）として認可され，その後 1994 年には高脂血症にも適応症が拡大された．その後，2012 年に EPA と DHA 混合物のエチルエステルも高脂血症薬として販売が開始された．EPA 医薬品の効果の確認および投与の指針として，血中の EPA と AA の比（EPA/AA 比）が測定され，脂質異常症治療の重要指標として浸透している．

海外では，EPA と DHA 混合物のエチルエステルが主として高脂血症薬として米国，欧州，中国，韓国等で承認されているほか，2013 年に高純度 EPA エチルエステル製剤が米国において高脂血症薬としての販売が開始された．新薬開発ステージにある製剤も数種類存在していることから，医薬品分野での注目が高まってきている．そのほか，医薬品またはメディカルフーズとして精製魚油乳化物が脂肪輸液・経腸栄養剤にも利用されている．

c. 育児用調製粉乳

育児用調製粉乳は日本では厚生労働省の認可が必要な特別用途食品に分類される．乳幼児の成長に関して AA と DHA は非常に重要であり，母乳には双方の脂

肪酸が一定量以上含まれていることから，調製粉乳には乳幼児にとって不可欠なこれらの2種の脂肪酸がバランスよく添加されている．日本においては，世界に先駆け1987年にDHAを添加した調製粉乳が販売され，グローバルには2007年のCODEX（国際食品規格）委員会において育児用調製粉乳へのDHAとn-6高度不飽和脂肪酸であるAAの添加が推奨された．この推奨を受けてDHAの調製粉乳への添加はより拡大すると思われる．また，魚油から抽出されたコレステロール（神経組織構成成分）も調製粉乳に添加されている．

d. 特定保健用食品

特定保健用食品はいわゆる「健康食品」とは異なり，健康効果を科学的に評価する審査を通過した食品について，健康強調表示を許可する制度「特定保健用食品表示許可制度」に基づいて表示を許可された食品である．これは1991年栄養改善法の改正により発足したもので，食品の健康効果を表示することを認可する世界最初の制度である．2003年3月に初めて水産脂質のEPAとDHAを有効成分として含む飲料（各々600 mgおよび260 mg/100 mL）が特定保健用食品として許可された．表記は「中性脂肪を低下させる作用のあるEPAとDHAを含んでおりますので，中性脂肪が気になる方に適した食品です」とEPAとDHAの代表的な機能である中性脂質低下作用をうたっている．

高脂血症は血中脂質が高い状態であり，この状態が続くと血管壁に強い負担がかかって動脈硬化が進み，狭心症，心筋梗塞などの虚血性心疾患や脳血管障害にかかる危険性が高くなる．実際，日本においては動脈硬化性疾患の増加はEPAの摂取量低下と相関している［田村 1990］．

本食品の特定保健用食品としての効果を確認する試験結果を図4.3に示す［藤本ほか 2011］．試験は中性脂肪値が120〜200 mg/dL（正常値は150 mg/dL以下）と高めの人を中心とした113人の被験者を用いて行われたが，EPA・DHA配合飲料がプラセボであるオリーブ油配合飲料に比較して，中性脂肪値を有意に低下させていることがわかる．この理由として，EPAとDHAは肝機能を活発にすることで中性脂肪を合成しにくくさせるとともに，EPAは細胞の核内受容体のペルオキシソーム増殖剤応答性受容体（PPARs）を刺激することで，遺伝子レベルで中性脂肪分解酵素を活性化し，血中の中性脂肪を低下させることが考えられる．その後，EPA・DHAを有効成分とする特定保健用食品として魚肉ソーセー

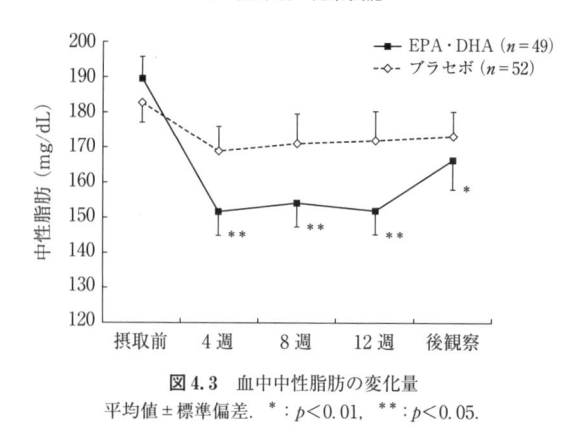

図 4.3 血中中性脂肪の変化量
平均値 ± 標準偏差. *：$p<0.01$, **：$p<0.05$.

ジの形でも承認販売されている．特定保健用食品のなかには食後の中性脂肪の増加を抑制する機能を有するものがほかにもあるが，健康診断などで測定される中性脂肪値を低下させる機能を有するものは本食品が初めてであり，生活習慣病予防の期待がいっそう高まっている．

　EPA・DHA の市場は日本のみならずグローバルな展開がなされているさなかにある．医薬品での応用は日・米での新薬販売に加え，既存薬と後発品の拡大が進んでおり，先進国以外での新薬開発も進行中である．サプリメントでは米国での市場拡大が進み，カテゴリーとしてはビタミン類に次ぐ位置を占めている．この EPA・DHA の主要な原料はペルーのイワシ油，日本およびタイのカツオ・マグロ油であるが，原料産地では高品質化（食品用途）と持続可能な供給に取り組んでいる．同時に魚油以外の原料に関する注目も進み，遺伝子組換え酵母によるEPA 産生，微細藻類による DHA 産生，遺伝子組換え大豆による EPA 前駆体（ステアリドン酸）産生がすでに産業として成り立っている．高齢化が進む社会において効果が期待される EPA・DHA であるが，用途のみならずその原料も多様化してきており，これはとりもなおさず EPA・DHA の重要性がグローバルに認識されていることの表れであろう．

4.1.3　水産脂質利用時における注意点

　2.2 節で述べたように，水産脂質の機能性を代表する EPA・DHA は分子内に二重結合を各々 5 個および 6 個含むため反応性に富み，空気中では酸化，高温で

は酸化重合等の反応を起こしやすい [Cho et al. 1987]．サプリメントのような酸素透過度の低いゼラチンカプセルの場合はそう大きな問題ではないが，一般食品に添加して摂取しようとする場合，水産脂質の機能を有効に活用するにはこの酸化を徹底的に抑えて使用する必要がある．いくら食品の三次機能である健康機能性が高くても二次機能である嗜好性を損なってしまっては，その食品は市場に存在し得ないであろう．そのためには食品に応用できる程度まで精製された油脂を使用することに加え，抗酸化物質および酸化促進物質との接触回避，包材，賞味期限，有効な添加量などを複合的に考えた処方が必要である． 〔郡山　剛〕

文　献

AHA Scientific Statement (2002). *Fish consumption, fish oil, omega-3 fatty acids and cardiovascular disease*, #71-0241 Circulation, **106**: 2747-2757.
Cho, S. Y. et al. (1987). *J. Am. Oil Chem. Soc.*, **64**: 876-879.
Dyerberg, J. et al. (1975a). *Am. J. Clin. Nutr.*, **28**: 958-966.
Dyerberg, J. et al. (1975b). *Lancet*, I: 958-966.
Hamazaki, T. et al. (1996). *J. Clin. Invest.*, **97**: 1129-1133.
Hirai, A. et al. (1980). *Lancet*, II: 1132-1133.
Horrocks, L. A. and Farooqui, A. A. (2004). *Prostaglandins Leukot. Essent. Fatty Acids*, **70**: 361-372.
Institute of Medicine (2002). *Dietary reference intakes for energy, carbohydrates, fiber, fat, fatty acids, cholesterol, protein and amino acids*, Food and Nutrition Board.
Konagai, C. et al. (2013). *Clin. Interv. Aging*, **8**: 1247-1257.
Koriyama, T. et al. (2002). *J. Food Sci.*, **67**: 868-873.
Morishita, M. et al. (2008). *J. Control Release*., **132**: 99-104.
Salem Jr. N. and Pawlosky, R. J. (1992). *J. Nutr. Sci. Vitaminol.*, special issue: 153-156.
Schuchardt, J. P. et al. (2011). *Lipids in Health and Disease*, **10**: 145-151.
Scientific review committee (1990). *Nutrition recommendations*, Ministry of Health and Welfare.
Simopoulos, A. P. et al. (2000). *Essent. Fatty Acids*, **63**: 119-121.
Spite, M. (2013). *Proc. Nutr. Soc.*, Sep. 2: 1-10.
Stanley, J. (2003). *Lipid Technol.*, **15**: 14-16.
Uauy, R. et al. (2010). *Fats and fatty acids in human nutrition-Report of an expert consultation*, FAO.
阿部芳郎 (1988)．油脂油糧ハンドブック，幸書房．
厚生労働省 (2010)．日本人の食事摂取基準 (2010年版)．
斉藤衛郎 (2001)．栄養学雑誌，**59**: 1-18．
菅野道廣 (1997)．脂質栄養，**6**: 43-50．
田村　泰 (1990)．動脈硬化の発症と多価不飽和脂肪酸，pp. 17-30, メディカルトリビューン社．
藤本祐三ほか (2011)．臨床栄養学会誌，**33**: 120-135．
宮永和夫ほか (1995)．臨床医薬，**11**: 881-901．
森崎信尋ほか (2000)．水産食品の機能性 (山澤正勝ほか編)，pp. 33-41, 恒星社厚生閣．
米久保明得 (1999)．油化学会誌，**48**: 1025-1031．

◆ 4.2 エキス成分と健康機能 ◆

　魚類のエキス成分には，アミノ酸，ペプチド，ヌクレオチド，クレアチン，クレアチニン，トリメチルアミン，トリメチルアミンオキシド，ベタインなどの含窒素成分および有機酸や糖などの無窒素成分がある．これらエキス成分の詳細については 3.3 節「魚介類のエキス成分と味」を参照されたい．これらの成分の健康機能性については不明なものが多いが，本節では現時点で明らかになっている健康機能性について述べる．

4.2.1　タウリン

　タウリン (taurine) は含硫アミノ酸であり，魚類筋肉中ではそのほとんどが遊離型として存在する．タウリンは，ネコの栄養学的に摂取が重要とされるアミノ酸（必須アミノ酸）であり，ネコにおける欠乏症では視覚障害，流産，死産，新生児知覚障害が起こるとされる．ネコで体外からの摂取が必須であるのは，システインスルフィネートデカルボキシラーゼ (cysteine-sulfinate decarboxylase) の活性が弱いため，システインからの生合成量が十分に得られないためである．

　ヒトにおいては，うっ血性心不全改善 [Azuma et al. 1985]，肝炎改善 [Matsuyama et al. 1983]，抗酸化作用，血中コレステロール低下作用などの効果が報告されている [Bouckenooghe et al. 2006]．さらに，脳血管関門を通過するため [Tsuji & Tamai 1996]，中枢神経の活動への影響も検討されており，神経の異常興奮による細胞死を抑制する効果があるとの報告もある [Albrecht & Schousboe 2005, Wu et al. 2005]．

　ペルオキシダーゼ (peroxidase) やミエロペルオキシダーゼ (myeloperoxidase) は好中球などの免疫担当細胞に多く分布する酵素で，過酸化水素 (H_2O_2) と塩化物イオン (Cl^-) から次亜塩素酸などを生成する．これはバクテリア等の外敵を排除するために用いられるが，自己のタンパク質を架橋することもある．タウリンはこの次亜塩素酸を比較的安定なモノクロロタウリンとして不活性化する．

4.2.2 イミダゾールジペプチド

魚類のヒスチジン誘導体からなるジペプチドとして，カルノシン (carnosine)，アンセリン (anserine) およびバレニン (balenine, 別名オフィジン ophidine) が知られている．哺乳類においてカルノシンは骨格筋や嗅球などの中枢組織に多く分布するとされる．カルノシンは分子内に 3 つのイオン性官能基を有し，カルボキシ基 pKa 2.76, アミノ基 pKa 9.32, イミダゾール環の窒素 pKa 6.72 と生理的な pH では理論的に両性イオンとして存在し，激しい嫌気的な運動など細胞内でプロトンが生じるような代謝が進んだ際に，これらを捕捉して緩衝化するものと考えられる．同様な反応性をもつアンセリンも同様に緩衝作用を有するものと考えられる．阿部ら [Abe & Okuma 1991, Okuma & Abe 1992] はカルノシンやアンセリンが pH 6.5〜7.5 において高い pH 緩衝能を有し，温度変化による緩衝能の変動も小さいことを明らかにした．さらに最近の研究から，下記のようなさまざまな生理作用が示唆されている [Boldyrev *et al.* 2013]．

カルノシンやアンセリンには抗酸化作用もあることが報告されており，*in vitro* の系で銅や鉄などの遷移金属イオンが有するラジカル発生能を不活性化したり，ヒスチジン骨格そのものが水酸化ラジカル，ペルオキシラジカルなどのラジカル種を補足することが知られている．また，カルノシンやアンセリンはタウリンと同様に次亜塩素酸を比較的安定なイミダゾールクロラミンとして不活性化する．

老年ラットに投与した試験では，血液中の脂質酸化指標が低下し，還元型グルタチオン (reduced glutathione：GSH) やスーパーオキシドディスムターゼ (superoxide dismutase：SOD) などの抗酸化酵素が誘導される効果が認められている．また，老化，糖尿病，アルツハイマー病などで蓄積がみられる advanced lipoxidation end-products (ALEs) や advanced glycation end-products (AGEs) の蓄積を抑える効果も報告されている．ALE はおもに不飽和脂肪酸の酸化に伴って生じる 4-ヒドロキシノネナール (4-hydroxynonenal) などがタンパク質に結合することによって生じるが，カルノシンはこれらの不飽和アルデヒドと反応して消去することによって ALE の蓄積を低下すると考えられている．また，AGE は開環した糖のアルデヒド基がタンパク質のリシンなどとシッフベースを形成して酸化などの種々の反応の結果生じるが，カルノシンはこのようなシッフベース

の形成を阻害する可能性が指摘されている．

また，直接の生理機能ではないが，亜鉛-カルノシン複合体はインスリン様増殖因子 I (insulin-like growth factor I) の分泌を促進するなどによって，胃潰瘍などの消化器官損傷を予防・改善する効果が認められ，医薬品として用いられている．さらに，上述したようにカルノシンが嗅球に多く分布することから，直接的あるいは間接的に神経伝達にかかわるとの報告も出されているが，その詳細な生理機能や機構についてはさらなる研究が待たれるところである．

4.2.3 ベタイン

魚介類に含まれるベタイン (betaine) には，グリシンベタイン (glycine betaine)，β-アラニンベタイン (β-alanine betaine)，カルニチン (carnitine)，ホマリン (homarine)，トリゴネリン (trigonelline) などがある．人体に吸収されるとメチル基供与体として重要な働きをするものと考えられており，各臓器の正常な働きを助けるとされている [Craig 2004]．グリシンベタインについては臨床試験的な投与効果の解析が行われ，血管疾患との関連が疑われるホモシステインのレベルを下げる，LDL コレステロール値を下げるなどの効果が認められた例もあるが，その効果は被験者の病歴や遺伝的形質によって異なることが示されている．

カルニチンは昆虫の成長因子として見出されたベタインの一種であるが，脊椎動物の組織，特に骨格筋や心臓に広く分布する．脂肪酸異化の際にミトコンドリア内腔に脂肪酸を輸送するのに重要な働きをすることから，脂肪燃焼に有効であると考えられてきた．最近の臨床試験のメタ解析で，カルニチンの投与は全死亡率，心室性不整脈，狭心症のリスク低減と関連があるとされている [DiNicolantonio et al. 2013]．カルニチンによる脂肪燃焼促進と運動機能との関連については，カルニチンの経口摂取によって運動能力が向上するわけではないとされるが [Colombani et al. 1996]，インスリンの分泌を伴う場合には運動能力が向上する可能性も示唆されており [Wall et al. 2011]，新たな研究成果が望まれる．一方，最近経口摂取したカルニチンが腸内細菌によって代謝されてトリメチルアミンオキシド (TMAO) となり，アテローム性動脈硬化症を促進する可能性が示唆された [Koeth et al. 2013]．

4.2.4 ポリアミン

おもなポリアミン（polyamine）として，プトレシン（putrescine），スペルミン（spermine），スペルミジン（spermidine）などがあり，正に荷電していることから，特にDNAやRNAなどの負に荷電した分子と相互作用し，その構造を変化させ，細胞の増殖および分化に重要な役割を示すことが知られている．ポリアミンの細胞内における合成は，オルニチンからのプトレシン生合成経路における律速酵素であるオルニチンデカルボキシラーゼ-1（ornithine decarboxylase-1）の活性によって調節されている．ポリアミンは哺乳類の記憶形成に重要とされるグルタミン酸受容体の1つ N-メチル-D-アスパラギン酸（NMDA）受容体と相互作用することが知られている［Rock & Macdonald. 1995］．

海馬におけるポリアミン含量は加齢に伴って低下することなどから，ポリアミン含量の低下と加齢による記憶障害との関連も示唆されている［Liu et al. 2008］．また，ポリアミンの摂取が加齢に伴う各組織の病変を緩和する［Soda et al. 2009］，心疾患を改善する［LaRocca et al. 2013］などの報告がなされている．一方，摂取されたポリアミンが腫瘍の転移を促進する可能性が指摘され［Soda 2011］，ポリアミンの大量摂取がヒトにおける大腸腺腫の発生リスクと関連があるとする報告もある［Vargas et al. 2012］． 〔潮　秀樹〕

文　献

Abe, H., Okuma, E. (1991). *Nippon Suisan Gakkaishi*, **57**: 2101-2107.
Albrecht, J., Schousboe, A. (2005). *Neurochem. Res.*, **30**: 1615-1621.
Azuma, J. *et al.* (1985). *Clin. Cardiol.*, **8**: 276-282.
Boldyrev, A. *et al.* (2013). *Physiol. Rev.*, **93**: 1803-1845.
Bouckenooghe, T. *et al.* (2006). *Curr. Opin. Clin. Nutr. Metab. Care*, **9**: 728-733.
Colombani, P. *et al.* (1996). *Eur. J. Appl. Physiol. Occup. Physiol.*, **73**: 434-439.
Craig, S. A. (2004). *Am. J. Clin. Nutr.*, **80**: 539-549.
DiNicolantonio, J. *et al.* (2013). *Mayo. Clin. Proc.*, **88**: 544-551.
Koeth, R. A. *et al.* (2013). *Nat. Med.*, **19**: 576-585.
LaRocca, T. J. *et al.* (2013). *Mech. Ageing Dev.*, **134**: 314-320.
Liu, P. *et al.* (2008). *Neuroscience*, **155**: 789-796.
Matsuyama, Y. *et al.* (1983). *Prog. Clin. Biol. Res.*, **125**: 461-468.
Okuma, E., Abe, H. (1992). *Comp. Biochem. Physiol.*, **102A**: 37-41.

Rock, D. M., Macdonald, R. L. (1995). *Annu. Rev. Pharmacol. Toxicol.*, **35**: 463-482.
Soda, K. (2011). *J. Exp. Clin. Cancer Res.*, **30**: 95.
Soda, K. *et al.* (2009). *Exp. Gerontol.*, **44**: 727-732.
Tsuji, A., Tamai, I. (1996). *Adv. Exp. Med. Biol.*, **403**: 385-391.
Vargas, A. J. *et al.* (2012). *Am. J. Clin. Nutr.*, **96**: 133-141.
Wall, B. T. *et al.* (2011). *J. Physiol.*, **589**: 963-973.
Wu, H. *et al.* (2005). *Brain Res.*, **1038**: 123-131.

4.3 その他の健康機能成分

4.3.1 コラーゲン

水産動物の皮膚,筋隔膜,骨などに多く含まれる.コラーゲン(collagen)はアレルギーの原因となる場合があり,詳細については6.4節を参照されたい.

多くのコラーゲンおよびゼラチンは牛骨等から抽出されていたが,BSEの影響もあり,魚類のコラーゲンをマリンコラーゲンと称して販売する例も見受けられる.コラーゲンの外用用途として,保湿効果が期待できる.一方,経口摂取の効果については,科学的に確実に裏付けられた健康機能に対する効果は認められないが,ヒトの血中から単離されたコラーゲンの断片が線維芽細胞の生育を活性化するという結果が得られている [Shigemura *et al.* 2009].コラーゲンはグリシン-X-Y(XとYはいずれのアミノ酸でも可)が繰り返された配列をもつとともに,ヒドロキシプロリンの含量が多いことからその加水分解物が酵素や受容体等に結合して何らかの生理作用を示す可能性については否定できず,新たな研究成果が望まれるところである.

4.3.2 エラスチン

エラスチン(elastin)の消化物には抗酸化性が認められており [Hattori *et al.* 1998],経口投与でラット血中コレステロールレベルの低下が認められている [Liyanage *et al.* 2009] が,その詳細な科学的機構については不明である.

4.3.3 ヒアルロン酸

ヒアルロン酸(hyaluronic acid)は水産物にも含まれ,皮膚,軟骨,眼球などに存在する.外用用途ではコラーゲンと同様に保湿性が期待できる.ヒアルロン

酸の生物活性はその分子量によって異なり，低分子のヒアルロン酸は免疫担当細胞や上皮細胞がもつ toll 様受容体 4（TLR4）と相互作用することで炎症を引き起こすが，比較的高分子のヒアルロン酸は腸管における免疫機構を整える働きがあるとされている［Asari et al. 2010］．

4.3.4 キチン・キトサン

節足動物の外骨格に含まれるキチン（chitin）はその資源量が非常に多いことで知られる．キチンのアセチル基を加水分解したものをキトサン（chitosan）と呼ぶ．キチンをヒトに 6 週間経口投与した試験で，酸化 LDL レベルが若干低下するとの結果が得られている［Bays et al. 2013］．キトサンの経口投与では，総コレステロール値の低下などの可能性が指摘されており［Jull et al. 2008］，「コレステロールの高い方または注意している方の食生活の改善に役立ちます」と表示が許可された特定保健用食品がある．

4.3.5 ヘキサナール

直接的な健康機能成分ではないが，最近グリーンフレーバーとして知られるヘキサナール（hexanal）が哺乳類の味覚受容を増強することが報告された［Yamaguchi et al. 2013］．ヘキサナールは n-6 系高度不飽和脂肪酸から生じやすい脂肪酸酸化生成物としても有名であるが，その存在下で甘味，うま味，苦味，塩味，酸味の五基本味が増強されることから，WHO による塩分摂取量指針の公表も受けて減塩食品への適用が期待されている．水産物の塩干品などは独特な風味を呈する加工食品であるが，成分の濃縮や熟成などが複雑に絡み合って成立した食品であり，その機構については不明な点が多い．干物中の水産油脂には高度不飽和脂肪酸が多く含まれ，その酸化生成物が苦味や収斂味を呈することが古くから経験的に知られていたが，これらの酸化生成物中にヘキサナールと同様に呈味を増強するものが含まれている可能性もある．

4.3.6 ACE 阻害ペプチド

水産物そのものではないが，魚類のタンパク質を酵素処理などで分解して得られたペプチドにアンジオテンシン変換酵素（angiotensin converting enzyme：

ACE）阻害活性を有するものが報告されている．ACE は，血圧の調節を行うレニン-アンジオテンシン系においてアンジオテンシン I を血管収縮作用のあるアンジオテンシン II に変換することから，これを阻害することによって血圧を低下させることができる．イワシ筋肉やかつお節［Yokoyama et al. 1992］などからさまざまな ACE 阻害ペプチドが見出されている．

4.3.7 植物ステロールおよびガンマオリザノール

ステロール化合物は生物界に広く分布し，特に植物ステロール（plant sterol）はヒトの血中コレステロールレベルを下げるなどの健康機能性が確認されている．また，穀類の外皮に多く含まれるガンマオリザノール（γ-oryzanol）は 2 型糖尿病などの代謝性疾患に効果があるとされる［Islam et al. 2011, Ushio et al. 2013］．哺乳類は細胞膜成分やステロイドホルモンの原料としてコレステロールを利用し，植物ステロールなどのその他のステロールを吸収せず，筋肉に蓄積することもない．一方，魚類はコレステロール以外の植物ステロールを吸収し，筋肉に蓄積することが確認され［Ozyurt et al. 2013］，植物ステロールの誘導体であるガンマオリザノールも魚類筋肉に蓄積される［Nagasaka et al. 2011］．ガンマオリザノールは 2 型糖尿病などの生活習慣病を予防あるいは緩和することが明らかになっている［Islam et al. 2011, Nagasaka et al. 2007, Ohara et al. 2009］．このように，食物連鎖や飼料を経由して健康機能成分を蓄積した魚類をヒトが食することで，健康機能性担体として利用することもできる．　　　〔潮　秀樹〕

文　献

Asari, A. et al. (2010). *J. Biol. Chem.*, **285**: 24751-24758.
Bays, H. E. et al. (2013). *Eur. J. Clin. Nutr.*, **67**: 2-7.
Hattori, M. et al. (1998). *J. Agric. Food Chem.*, **46**: 2167-2170.
Islam, M. S. et al. (2011). *Curr. Topics Med. Chem.*, **11**: 1847-1853.
Jull, A. B. et al. (2008). *Cochrane Database Syst. Rev.*, **16**.
Liyanage, R. et al. (2009). *J. Funct. Foods*, **1**: 405-409.
Nagasaka, R. et al. (2007). *Biochem. Biophys. Res. Commun.*, **358**: 615-619.
Nagasaka, R. et al. (2011). *Fish. Sci.*, **77**: 431-438.
Ohara, K. et al. (2009). *Phytomedicine*, **16**: 130-137.
Ozyurt, G. et al. (2013). *Int. J. Food Sci. Nutr.*, **64**: 476-483.

Shigemura, Y. *et al.* (2009). *J. Agric. Food Chem.*, **57** : 444-449.
Ushio, H. *et al.* (eds) (2013). *Insulin sensitivity, and adiponectin : implications for diabetes control*, Academic Press.
Yamaguchi, S. *et al.* (2013). *Nutr. Neurosci.*, **16** : 54-60.
Yokoyama, K. *et al.* (1992). *Biosci. Biotech. Biochem.*, **56** : 1541-1545.

5 魚介類の調理・加工の科学

❰ 5.1 魚介類の調理 ❱

　四方を海に囲まれた日本では魚介類を重要なタンパク質源として利用してきた．特に，わが国では新鮮な魚介類を生で食べる習慣がある．その食文化的な背景として，まず新鮮な材料が得られたということ，生魚介肉の多様なテクスチャー（texture）を賞味する食文化が形成されたことがあげられる．さらに，生魚介肉の食味を引き立てる食材や調味料の存在があった．すなわち，刺身の盛り付けに添えられる「けん」や「つま」，「辛味」と総称するわさび，しょうが，そして，つけ醬油の発達が刺身の味わいをより深いものにしたといえる．魚介類の調理では鮮度が重要で，鮮度は味，におい，テクスチャーに影響する．また，鮮度低下の速い魚介類を衛生的に食べる方法として，煮る，焼くなどの加熱調理法がある．さらに，地方によっては独自の乾製品や発酵食品が工夫され，だし材料としても利用されている．

5.1.1　魚介類の生食調理
a.　刺　身
　刺身は魚の風味より生肉特有のテクスチャーを味わう料理である．3.6節で述べたように，生の魚肉の硬さはコラーゲン（collagen）量に依存する．タイやヒラメの刺身のおいしさは，弾力に富み，噛みごたえのあるテクスチャーである．一方，マグロやカツオの刺身のおいしさは，軟らかく噛んだときに溶けるようなねっとりした舌触りである．刺身は生の魚介肉を食べやすい形に切り整えるという単純な調理操作であるが，それぞれの魚介肉の肉質を生かすように切り方が工

5.1 魚介類の調理

平作り　　　　　角作り　　　　　引き作り

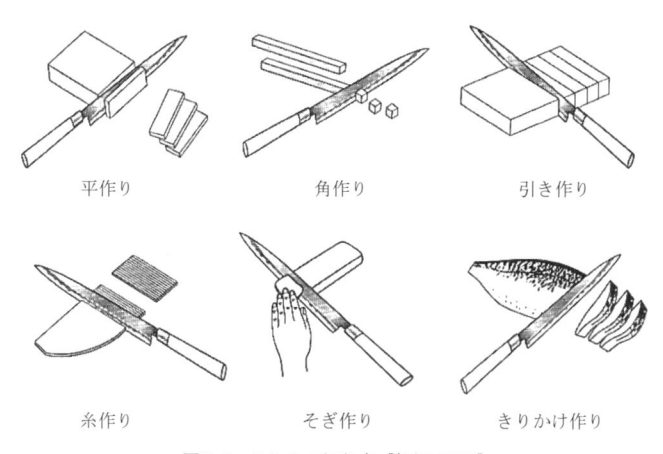

糸作り　　　　　そぎ作り　　　　きりかけ作り

図 5.1　さしみの切り方［畑江 2005］

夫されている．包丁の切れ味が悪いと肉の切断面の細胞を潰してしまい，テクスチャーを損なうので，鋭利で刃渡りの長い刺身包丁を用い，刃を引きながら切る（図 5.1）［畑江 2005］．

　一般に生魚肉では，赤身の肉は白身のものよりも結合組織（connective tissue）が少なく，軟らかい．刺身の切り方は魚種によって異なり，赤身のマグロ，カツオなどは，引き作り，平作り，角作りなど肉を厚く切る．肉質の硬い白身魚のタイやヒラメ，フグなどはそぎ作り，糸作りなどのように薄く切る．切りかけ作りは一切れの間に途中まで切り込みを入れており，しめサバや霜降り操作（後述）をしない皮つきの魚肉を刺身とするときの切り方である．魚類の表皮にはコラーゲンなどの結合組織が多く硬いので，一般にはぎ取るか（皮引き），または焼く，湯をかける（湯引き）などの霜降りと呼ばれる加熱操作を行う．魚類のコラーゲンは畜肉のコラーゲンより低い温度で変性するため，霜降りにすることで皮は軟らかくなり，食べやすくなる．タイの霜皮造り，カツオのたたき造りなどはこの例である．カツオのたたきは表面を焼くことによって，皮の歯切れがよくなるとともに，表面は硬く締まる．一方で内部のテクスチャーは軟らかく，表面と内部のテクスチャーの変化を楽しむことができる．また焼き加熱により香ばしい焦げ臭が生成され，風味が向上する．

　魚肉だけでなくイカ肉や貝肉の生食調理においても湯引きの操作を行うことが

ある．トリガイやホッキガイは足部を可食部とするが，80℃付近の湯に10秒間程度入れる．このような短時間の加熱によって，表面はやや硬くなり，内部は生の状態であるというテクスチャーの差異が生じるだけでなく，足部の色素が定着し，見た目もよくなる［Yoneda et al. 2002］．

　近年，冷凍技術の発達により急速凍結された魚介肉を解凍して刺身として食べることも多い．5.2節にも述べられているが，新鮮な魚介肉を死後硬直前に凍結すると，解凍操作中に解凍硬直を起こし，ドリップ（drip）が流出して，ゴムのように嚙み切りにくい，好ましくないテクスチャーへと変化する．この状態は"チヂレ"と称される．鮮度保持の観点からは急速解凍が望ましいが，高鮮度の魚介肉ほど急速解凍によって解凍硬直が促進される．また，マグロ肉では，緩慢解凍するとメト化が進行し赤い肉色の保持が難しいため，サク取りした肉を30℃付近の1～3%食塩水に短時間（1～2分間）浸漬する温塩水解凍を行うこともある．温塩水処理により肉の表面に塩味が付き，うま味が増強されるが，肉色には解凍に要する時間が大きく影響することが機器測定と官能検査により示されている［米田ほか 2008］．

b．あらい

　タイ，スズキ，コイなどの活魚またはきわめて高鮮度の魚介肉（クルマエビなど）を薄作りにして，水中で攪拌することで，意図的に死後硬直（rigor mortis）させた独特のテクスチャーを味わう料理である．調理書によると，あらいを調製する温度は氷水，井戸水，湯水（48℃付近，60～65℃または70～80℃）などの記載がある．水中で洗うことでくさみや余分な脂質を除くとともに，肉中のATPを流出させ，それによって筋原線維が激しく収縮し，肉は硬く弾力のあるテクスチャーに変化する．

　コイ活魚を即殺し，種々の温度であらいを調製したところ，0℃処理と18℃処理のあらいは似ており，49℃処理のあらいはこれらと大きく異なることが物性測定および官能検査により示された［畑江ほか 1990］．49℃処理あらいでは魚肉中のATP量が著しく減少しており，また49℃処理あらいのテクスチャーは他の2種に比べてざらつきがなく，歯ごたえがなく，歯切れがよいと官能検査で判定された．しかしながら，これら3種のあらいの呈味には差がなく，それぞれに特有の「好ましさ」があることが官能検査により示されている．

c. 酢じめ

　生魚に食塩を加えて肉の水分を減少させてから酢に漬ける方法で，しめサバが代表的で，ほかにコハダ，キビナゴ，イワシなどが用いられる．食酢に浸すことで魚肉が白く，硬くなり，歯切れがよくなるとともに，生ぐささが弱くなり，保存性が増す．酢じめ魚では，まず食塩を加えて塩じめを行う．塩じめ法には，魚肉に直接食塩を振りかける振り塩法，食塩水に魚を漬ける立て塩法，魚の上に和紙を置き，その上から塩を振る紙塩法などがある．

　魚介類の調理では下処理において食塩を用いることが多い．魚肉に食塩を添加すると筋原線維タンパク質のアクチンとミオシンの結合が起こり，肉に弾性と粘性を生じ，また水分が浸出して肉がしまってくる．食塩量は2〜15%までいろいろな割合で行われ，塩味をつけると同時に魚肉をしめることも目的で，さらに水分とともに生ぐさみの成分が浸出するため生ぐさみの抑制にもつながる．嗜好性の高いしめサバは，魚肉重量に対して食塩を5%加えて6時間放置あるいは10%加えて2時間放置した後に，食酢に浸漬したものである［下村ほか 1973］．

　魚肉を塩でしめた後，食酢に浸漬すると，タンパク質は変性（denaturation），凝固（coagulation）して白くなり，肉質は硬く，もろく，歯切れがよくなってくる．図5.2(A)に，サバ肉について種々の条件で塩じめおよび酢じめしたときの重量

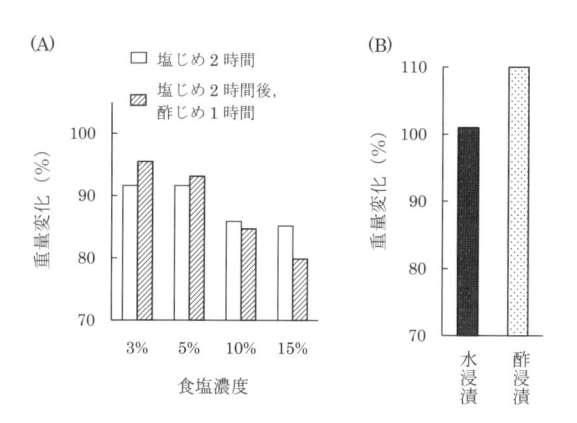

図5.2 サバ肉の塩じめおよび酢じめによる重量変化［下村ほか 1973］
生肉の重量を100としたときの重量変化で示す．
(A) 種々の食塩濃度で塩じめおよび塩じめ後に酢じめしたときの重量変化．
(B) 生肉を水および酢に1時間浸漬後の重量変化．

変化を示す．塩じめが十分な場合は，塩じめ後酢に浸漬したときに，さらにしまって重量が減少する．一方で，塩じめ時間が短いあるいは食塩濃度が低いなどの塩じめが不十分な場合は，酢浸漬により重量が増加しており，食酢に浸しても肉はしまらないで逆に膨潤してしまう［下村ほか 1973］．図 5.2(B) に示すように，水浸漬 1 時間後の重量は元の重量の 1.01 倍であるのに対し，酢浸漬 1 時間後の重量は 1.10 倍となり吸水して重量が増加する．これは，筋原線維タンパク質ミオシンの性質による．ミオシンは食塩が存在しないときは，pH 4 以下では溶解するため，水分が吸水されやすくなる．一方，食塩が存在すると pH 4 以下ではミオシンが不溶化するため，水分が吸収されにくい．また，肉には多種のタンパク質分解酵素が含まれている．通常肉の pH は 5.6 くらいであるが，食酢に漬けると pH が 4 付近となり，カテプシン D (cathepsin D) などの酸性プロテアーゼが作用し，肉のタンパク質を分解する．この結果，肉のテクスチャーがもろくなり，歯切れがよくなり，また遊離アミノ酸が増加して，味も向上する［下村ほか 1992］．

5.1.2 魚介肉の加熱調理
a. 加熱による魚介類の変化

魚介類は焼く，煮るなどの加熱によってもおいしく食べられる．加熱の目的は第一に衛生的に安全にすることであるが，色，におい，テクスチャー，味などの嗜好性を向上させることでもある．加熱による変化として，一般に肉の色が変化して，赤身の肉は灰褐色になり，白身の肉は不透明な白色になる．タンパク質の変性，凝固により肉は収縮し，保水性が低下し，液汁や脂質が水分とともに流出してくる．その結果，肉の重量が減少して，体積が減少する．5 種の魚肉を 45～95℃に加熱し，魚肉の中心部が 40～90℃になったときの魚肉の硬さは図 5.3 に示すように温度が高くなるほど硬くなったが，その値には魚種間に差があった［畑江 1995］．魚肉では，筋原線維タンパク質は 45℃付近で変性，凝固し，筋形質タンパク質は 60℃付近で凝固する．また筋基質タンパク質は 35～40℃で変性，収縮を始める．魚肉は筋節の構造をもち，筋節を仕切っている筋隔膜の主成分であるコラーゲンは加熱するとゼラチン（gelatin）化するため，魚肉は筋節の単位にほぐれやすくなる．生肉の柔軟で弾力のあるテクスチャーは，加熱によって硬

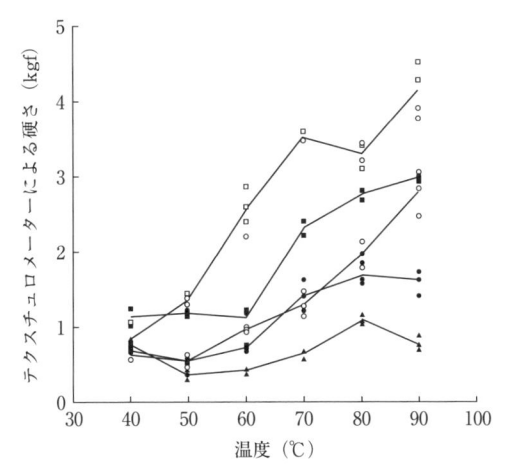

図 5.3 加熱による魚肉の硬さの変化 [畑江 1995]
5種の魚肉を 1.5×1.5×0.7 cm³ に切り,シャーレに入れて 45〜90℃ に加熱,魚肉試料の中心部温度が 40〜90℃ になったときの魚肉の硬さをテクスチュロメーターにより測定した.およその加熱時間は,40℃:6〜7分間,50℃:8〜9分間,60℃:9〜10分間,70℃:10〜11分間,80℃:10〜12分間,90℃:10〜12分間.
□:カツオ,■:トビウオ,○:マアジ,●:マコガレイ,▲:キチジ.

くてもろい肉質へと変化する.

　加熱した魚肉のテクスチャーは魚種ごとに異なり,筋線維の太さ,全筋肉タンパク質に対する筋形質タンパク質の割合が影響する.筋形質タンパク質の割合が多いと,加熱したとき筋形質タンパク質の大部分が熱凝固するので,筋線維どうしの接着を強めることになる.赤身の肉の筋形質タンパク質は 30〜50% と多いが,白身の肉では 20〜30% 程度である.したがって,筋形質タンパク質が多い赤身の肉は加熱により硬くなり,カツオやサバは身がしまって節になる.カツオの角煮もこの例である.一方,白身の肉は筋線維が太く,筋形質タンパク質が少ないので,加熱すると身がほぐれてそぼろができやすい.

　また,筋基質タンパク質のコラーゲンは加熱によって収縮するので,皮付きの魚を加熱すると皮が収縮し,皮が破れたり,肉がそり返ることがある.煮魚,焼き魚などは,皮に切れ目を入れて収縮による変形を防ぐ.さらに加熱すると,コラーゲンはゼラチンとなって溶出し,煮魚の煮汁は煮こごりとなる.それぞれのタンパク質は加熱による変性温度が異なるため,徐々に温度を上げると変性温度

の高い水溶性の筋形質タンパク質が肉汁とともに流出するので，加熱調理でははじめ高温で加熱し，急速にタンパク質変性をさせることが多い．

魚種によって，おもに焼く調理を行う魚と煮る調理を行う魚があるが，魚の脂質含量と加熱肉のテクスチャーが大きくかかわっている．調理雑誌から魚の調理を分類したところ，脂質の多い魚（脂質含量が8%以上）では，焼く調理の割合が煮る調理の割合より高かった．また，脂質の少ない魚（脂質含量4%以下）では，生物(なまもの)調理，煮る調理，焼く調理の割合が同程度であった（図5.4）［高橋ほか 1988］．脂質の少ない魚肉では，煮加熱肉より焼き加熱肉の方が硬くなるが，脂質の多い魚では，両者の硬さに大きな差がなく，焼き加熱の方が香ばしいにおいがつき，嗜好性が高い．一方で，加熱しても肉質の軟らかいキチジやキンメダイは焼くよりも煮た方が扱いやすい．

b. 煮 物

味が淡白な魚介肉を主として醤油味の汁中で加熱したものである．煮魚は一尾または切り身の魚を用いるが，エキス成分の溶出を防ぐために，煮汁の量を少なくし，加熱も短時間で行い，魚のもつ風味を生かす．沸騰した煮汁に魚を入れて煮ることが多いが，これは，表面のタンパク質を早く熱凝固させるためである．また，少量の煮汁で短時間に煮上げるために落とし蓋を用いると煮崩れを防ぎ，均一に調味することができる．赤身魚や脂質の多い魚は煮汁を濃くし，みりんや砂糖を加えて，加熱時間をやや長くして，魚臭を抑制する．加熱時間が長くなると，魚臭は生ぐさいにおいから加熱臭へと変化する．酒，味噌，ショウガ，ネギなども魚臭の抑制に効果がある．素焼き，揚げ処理後に煮ると，煮崩れが少なく，

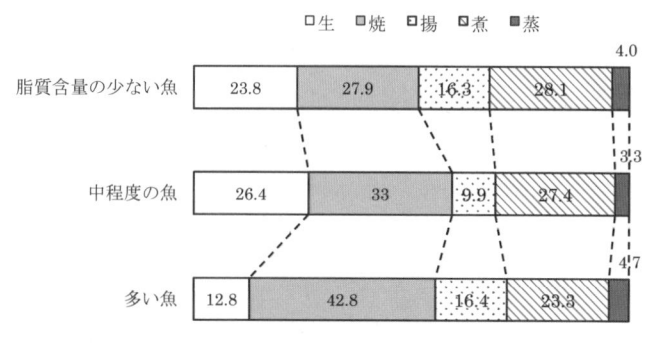

	□生	■焼	□揚	■煮	■蒸
脂質含量の少ない魚	23.8	27.9	16.3	28.1	4.0
中程度の魚	26.4	33	9.9	27.4	3.3
多い魚	12.8	42.8	16.4	23.3	4.7

図5.4 雑誌にみる調理方法の出現率（%）［高橋ほか 1988］

魚臭が弱くなる．

　淡水魚の甘露煮では煮汁中で加熱する前処理として，素焼き処理を行う場合がみられる．ニジマスの甘露煮で素焼きの有無による成分や食味の違いを調べたところ，素焼き処理により脂質の減少と水分の減少が起こり，生肉よりも乾燥した状態となり，煮汁中で加熱したときに調味料の浸透が速やかであることが示された．このほかにも，生ぐさいにおいの減少，煮崩れしにくくなる，煮汁中へのタンパク質の溶出が少ないことなど，素焼き処理による効果がみられた［下村・松政 1994］．

　こいこくはうろこを付けたままのコイを筒切りして，煮汁の中で2～3時間加熱する．魚のうろこは硬いので通常除かれるが，うろこにはコラーゲンが多く含まれており，長時間加熱によりゼラチン化する．煮汁へ多量に溶出したゼラチンは煮汁にこくとうま味を与え，嗜好性が向上する．

c. 蒸し物

　蒸し物に用いる魚介類は淡白な味のものがよく，塩蒸し，酒蒸し，酢蒸しなどがある．塩蒸しは，魚介類に食塩で調味した後に蒸し，ソース，くずあんなどを添える．酒蒸しは，食塩で調味した材料に酒をふりかけて蒸すもので，白身の切り身やハマグリなどの貝類が適している．酢蒸しは，食塩で調味して，酢に浸してから蒸すもので，イワシ，サバなどのにおいの強い魚で用いられる．蒸し物は栄養素やエキス成分の溶出が少ない，加熱中の形の崩れが少ない，風味も失われないなどの利点がある．一方で，調味料を浸透させにくいので，加熱前に調味する，または加熱肉にソース，くずあんなどを用いて調味するなど，調味法を工夫する必要がある．

d. 焼き物

　魚介類の焼き物は表面を200～250℃くらいの高温で加熱するので，表面は焦げて，香気が生じ，うま味が凝縮される．焼き方には網や串を用いた直火焼きと，フライパンやオーブンを用いた間接焼きがあるが，いずれも魚肉の表面を高温にし，まず表面のタンパク質を凝固させてから中心まで熱が伝わるように焼く．直火焼きは"強火の遠火がよい"といわれるように均一な強い火力で熱源から一定の距離があった方が望ましい．脂の多い魚を直火焼きにすると適度に脂が落ちておいしくなる．図5.5に示すように，40～50℃でタンパク質が変性を始めると肉

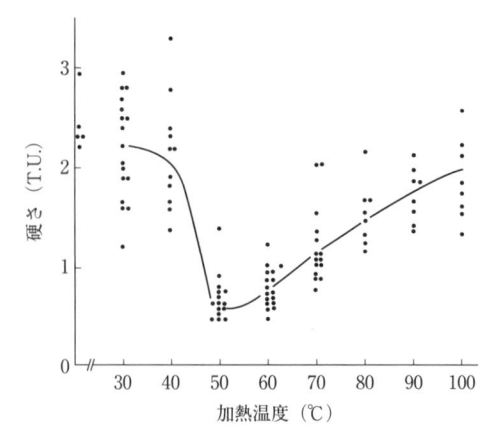

図 5.5 加熱による魚肉の硬さの変化［下村ほか 1976］
試料として 25 g のアジ魚肉を用い，水中で各温度にて 10 分間
加熱後，テクスチュロメーターにより硬さを測定した．

が軟化するため，加熱初期や魚肉が部分的に加熱されたときに動かすと崩れやすい［下村ほか 1976］．魚肉に串を刺すのは，形を保つためだけでなく，熱伝導度の高い金属串を伝わって熱が魚肉中心部にまで達しやすいからである．間接焼きはフライパンなどを用いた鍋焼き，鉄板焼き，オーブンを用いた天火焼きのほかに，アルミ箔や紙に包んで焼く包み焼きなどがある．この場合，直火焼きに比べて焦げ目の調節が可能である．一般に新鮮な魚や白身魚は魚臭が弱いので塩焼きにすることも多く，赤身魚や魚臭の強い魚は醤油やみりんの漬け汁に漬けてから焼く．漬け汁を用いる照り焼きや蒲焼きなどは，調味料の中のアミノ酸や糖分と魚肉の脂質やタンパク質が一緒になって焦げ，いっそう香ばしい香りとなる．

e. ムニエル

一尾あるいは切り身の魚に食塩，コショウをふり，小麦粉をつけて油焼きしたものである．小麦粉が魚の液汁を吸収し，これが油の中で加熱されると膜を作って，うま味成分が溶出するのを防ぐとともに，焦げの香りを発生させる．焼く前に牛乳につけておくと，牛乳のコロイドに魚臭成分が吸着されるので，魚臭が弱くなり，また焼き色がよくなることが知られている．

f. 揚げ物

素揚げ，唐揚げ，衣揚げなどがある．白身魚など脂質の少ない魚は天ぷら，フ

ライなどにして油の濃厚さを味わう．また，サバなど脂質の多い魚は唐揚げにするとからりとしたテクスチャーになって脂っこさが減少する．油の温度は150～200℃と高いので，食品の内部と外部の温度差が大きくなりやすい．コイのように身の厚い魚は140～150℃で5～10分揚げた後，180℃で30秒くらい揚げる二度揚げにする．南蛮漬けのように，酢に漬け込む前の下調理として揚げ加熱を行うこともある．

g. 魚肉だんご

魚肉に1～3%の食塩を加えてよくすり，だんご状にまとめて蒸す，揚げる，焼く，ゆでるなどの方法で加熱したもので，煮物や汁物の具（汁の実，椀種（わんだね）ともいう）に用いられている．ミオシンとアクチンが食塩の作用で溶解し，アクトミオシンとなり，アクトミオシンの網目構造が加熱によってさらに強い結合となり，弾力のあるゲルとなる．魚肉だんご，つみれ，しんじょ，クネルなどとして調理に利用されている．副材料としてデンプンを加えると魚肉だんごは硬くなり，だしや卵白を加えると硬さが低下する［下村 1993］．

h. 汁　物

魚介類を用いた汁物は日本料理のみならず，西洋料理や中華料理においても多くみられる．うま味に富む新鮮な材料を用いるわが国の汁物は優れた風味をもっているので，献立のなかで重要な調理として取り扱われている．タイやハマグリなどの潮汁（うしおじる）は材料からうま味に富んだだし汁が得られるので，だしを必要としない場合が多い．加熱を長く続けると水溶性タンパク質が水中に溶出し，加熱によって凝固するため汁が濁る．澄んだ汁物の場合は，タイの潮汁のようにあらかじめ熱湯で表面を凝固させてから用いる，または汁の実に用いる魚肉の表面にでんぷんをまぶして熱湯でゆでたもの（吉野魚，くずたたき）を用いることによって汁の濁りを抑える．味噌汁や粕汁などでは，味噌や酒粕によって魚臭を抑えることができる．

5.1.3　魚介類の漬け物

魚介肉を塩，醤油，味噌，麹（こうじ），酒粕，米ぬか，飯などに漬け込み，保存性の向上のみならず嗜好性を高めたもので，地方によって独特の漬け物がある．魚肉の保存方法は，干物，塩漬けなどさまざまであるが，気候が比較的温暖で湿度

が高いわが国においては，干物よりも発酵による漬け物の方が優れた保存方法であったと考えられる［下村 1988］．漬け物には，漬け込み期間が数年間という長期間のものから，1～2日間または数時間のものまである．5.3節で述べるように，すしの原型であるなれずしは，塩漬けした魚を飯などのデンプン性の食品とともに漬け込み，3ヶ月～3年間乳酸発酵させ，乳酸その他の生成した酸によって腐敗菌の繁殖を抑え，保存性が高められている．

近年は短時間の漬物が多く，魚介肉そのものの味やテクスチャーを味わう食品が多い．漬け込みによって，魚臭が弱くなり，塩味，うま味，甘味などの呈味成分が肉に浸みこむ．これを焼き加熱することによって焦げの風味も加わって，嗜好性が向上する．

粕漬け，味噌漬けはそれぞれ，魚介肉を酒やみりんなどで調味した酒粕や味噌に漬ける．醤油漬けでは，醤油とともにショウガの薄切りやしぼり汁を用いる．サワラとカマスサワラを粕漬けおよび味噌漬けとして21日間保存し，物性変化と官能検査を行った研究では，漬け込み初期に魚肉の硬さは上昇するが，7日以降は徐々に減少した．漬け込み初期の1～2日後に魚肉は脱水されて水分は減少し，さらに時間が経過すると酒粕および味噌の成分が魚肉に移行するために重量は徐々に回復する．官能検査では風味および硬さの点から最も好まれたのは粕漬け，味噌漬けいずれの場合も14日間漬けた試料であった［下村 1988］．また漬けている間に酒粕，味噌，ショウガ中に存在するプロテアーゼが作用し，ミオシン重鎖およびトロポミオシンなどの筋原線維タンパク質が分解され，筋肉の組織が軟化してテクスチャーも変化する．

5.1.4　イカおよび貝類の調理

a.　イカ肉の調理

イカ肉は斜紋筋（oblique muscle）と呼ばれる筋肉からなり，表皮は4層からなっている（図5.6）［米田 2010］．普通，イカの皮をむくと色素胞を含む第1, 2層が取り除かれる．表皮の第3, 4層は強靭な結合組織からなり，内側の筋肉と密着して生では取り除くことが難しいが，熱湯中に1～2秒間入れると取り除くことができる．刺身やすし種では，表皮を完全に取り除くことがある．イカ肉は水分を80％程度含むため，加熱によって液汁が溶出し，重量減少が大きい．また

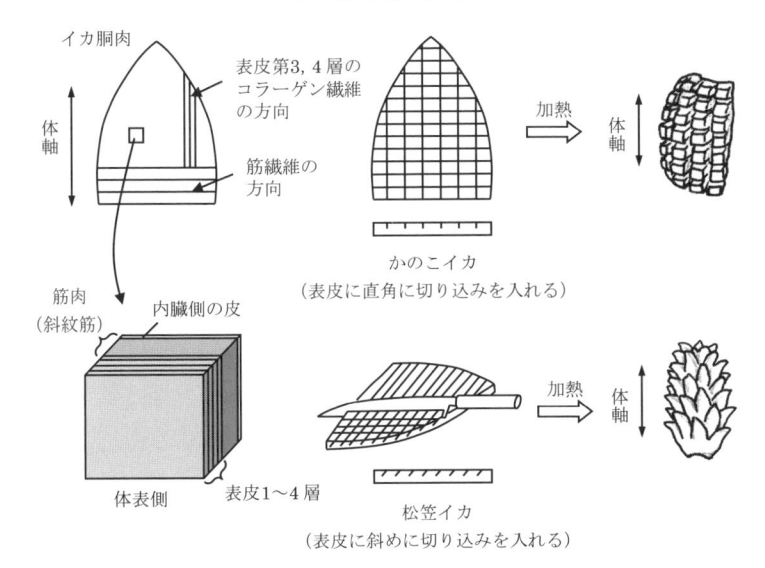

図 5.6 イカ肉の切り込みの入れ方と加熱による変化［米田 2010］

加熱により大きく収縮，変形して，肉質は硬くなる．

　イカ肉を加熱すると，表皮の第3，4層のコラーゲン線維が大きく収縮することにより，表皮側を内側にして丸くなる．これを防ぐために，イカ肉に切り込みを入れて調理することがある．表皮の第1，2層を取り除いたイカ肉の表皮側にそれぞれ直角および斜めに切り込みを入れコラーゲン線維を切断すると，加熱したときに内臓側の皮が収縮して，切り込みのとおり開いて，「かのこ絞り」および「松笠」の模様に仕上がる．飾り切りの切り込みを入れる目的は，変形を防ぐためだけではなく，噛み切りやすくし，調味料が浸透しやすくするためでもある．

b. 貝類の調理

　貝類は貝殻を除いた全体を食べるもの（カキ，アサリなど），閉殻筋（adductor muscle，貝柱）を食べるもの（アワビ，ホタテガイなど），斧足筋（foot muscle）を食べるもの（トリガイ，ホッキガイなど），水管（siphon）を食べるもの（ミルガイなど）があり，種類や食用部位によって，それぞれ独特のテクスチャーを発現する．刺身やすし種などの生食調理や種々の加熱調理に用いるが，多くは生きたものを調理し，鮮度を重視する．水分が80〜90％と多いので，イカ肉と同様に加熱による重量減少が大きい．また加熱により肉質は硬くなるので，

短時間の加熱にする．可食部にコラーゲンを多く含む貝（アワビ，サザエなど）では，長時間の加熱をすることがある．コラーゲンがゼラチン化して，肉質が著しく軟化するとともに，加熱中に生じたペプチドやアミノ酸によって呈味が向上する [Hatae et al. 1996]．

5.1.5 だ し

水産物にはかつお節，煮干し，昆布といった日本料理のだし材料として重要なものがある．だしは食品のうま味成分を水中に溶出させたもので，汁物や煮物などに幅広く使われている．水に浸漬してとったものを水だし汁，煮だしたものを煮だし汁という．だしはそれぞれの材料から単独にとる場合と，2種以上の材料を用いてとる場合がある．かつお節と昆布の混合だしはイノシン酸とグルタミン酸の相乗効果を利用したもので，うま味の強い上質のだしが得られる．だしのとり方の要点は，食品中の不味成分の溶出を抑制し，うま味成分のみをいかに多く抽出できるかにある．

・**かつお節だし**：　削ったかつお節を水の2〜4％使用し，沸騰したところへ入れ，1分間加熱後，火を止めて静置し，上澄みをこす．これを一番だしという．二番だしは一番だしのだしがらに一番だしの半量の水を加えて加熱し，沸騰後2〜3分で火を止め静置後こしてとる．一番だしは吸い物，茶碗蒸しなどに，二番だしは煮物，味噌汁などに用いられる．

・**煮干しだし**：　カタクチイワシ，マイワシ，ウルメイワシの幼魚を食塩水で煮て乾燥した煮干しから調製しただし汁である．頭，はらわた（内臓）をとり，半身に割いた煮干しを水の2〜3％使用する．煮干しを水に入れて加熱し，沸騰後さらに5〜10分間加熱する．あるいは，水に30分間浸漬してから加熱し，沸騰後2〜3分間加熱するなどの方法がある．かつお節だしに比べて生ぐさみが強いので，味噌汁，惣菜用のだしとして利用されることが多い．

・**昆布だし**：　かつお節だし，煮干しだしと異なり，植物性のだしで精進料理にも用いられる．リシリコンブ，マコンブなどをだし材料とし，表面を硬くしぼったぬれ布巾でふき，水の2〜5％の昆布を使用し，水から入れ加熱する．昆布は高温で加熱すると特有のぬめりがでるため，沸騰直前に取り出す．または，水に30〜60分間浸漬させるなどの方法がある．

・混合だし: 水に1~2%の昆布を入れて加熱し,沸騰直前に取り出し,沸騰したところへ1~2%のかつお節を入れ,1分間加熱し,上澄みをこしてとる.

〔米田千恵〕

文　献

Hatae, K. *et al.* (1996). *Fish. Sci.*, **62**：643-647.
Yoneda, C. *et al.* (2002). *Fish. Sci.*, **68**：1138-1144.
下村道子 (1988). 調理科学, **21**：105-112.
下村道子 (1993). 動物性食品（下村道子・橋本慶子編），pp. 42-91, 朝倉書店.
下村道子・松政美香 (1994). 家政誌, **45**：295-302.
下村道子ほか (1973). 家政誌, **24**：516-523.
下村道子ほか (1976). 家政誌, **27**：484-488.
下村道子ほか (1992). 家政誌, **43**：1033-1037.
高橋美保ほか (1988). 調理科学, **21**：296-301.
畑江敬子 (1995). 魚の科学（鴻巣章二監修，阿部宏喜・福家眞也編），pp. 133-146, 朝倉書店.
畑江敬子 (2005). さしみの科学―おいしさのひみつ, 成山堂書店.
畑江敬子ほか (1990). 日水誌, **56**：1521-1525.
米田千恵 (2010). 水産利用化学の基礎（渡部終五編），pp. 118, 恒星社厚生閣.
米田千恵ほか (2008). 日調科誌, **41**：337-343.

❦ 5.2　魚介類の利用加工 ❧

5.2.1　水産加工原料としての魚介類の特徴

　水産加工原料となる魚介類の種類は非常に多く，魚類，軟体類，甲殻類，藻類などのほとんどすべてが水産加工の対象となっている．また，最近では輸入水産物が急増している．これらの多様性は形態上の問題にとどまらず，構成している化学的成分にも種特異性があり，きわめて変化に富んでいる．

　また，魚介類は同一種であっても成分組成の変動が大きい特徴がある．一般的に，同一種では魚体の大きいものほど脂質含量が高く，小さい魚体では脂質含量が少ない傾向がある．また，部位によっても成分組成が異なる．たとえばマグロ肉では部位によって脂質含量が異なり，商品価値が大きく異なる（図5.7）．

　さらに，漁期によっても成分は変動する（図5.8）．産卵期前の脂質含量の高い時期には水分含量が低く，エキス成分も濃縮され美味なものが多い．一般に，

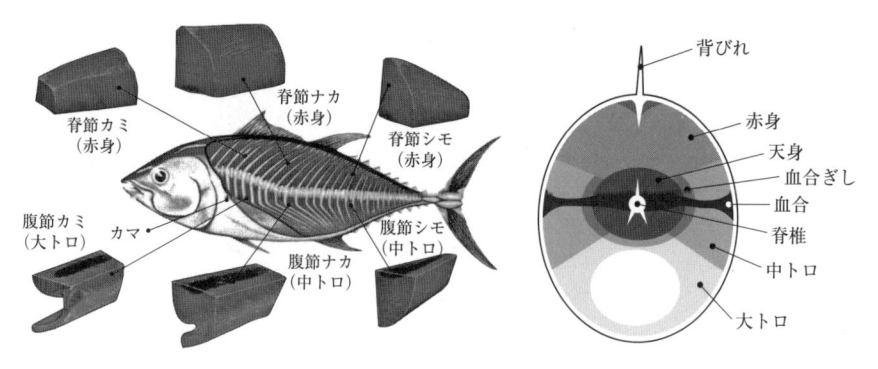

図 5.7 マグロの各部位と名称

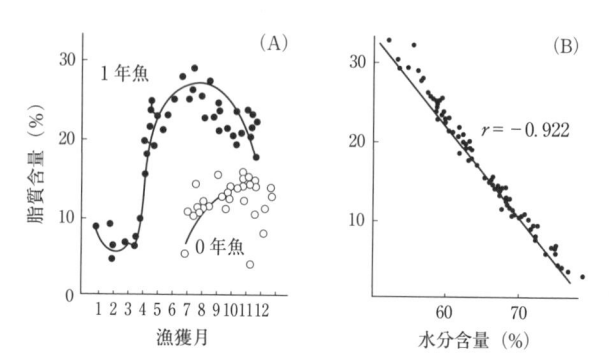

図 5.8 マイワシ脂質含量の季節変動（A），および脂質含量と水分含量の関係（B）［長谷川 1977］

　魚の脂質含量が季節によって変動しても，タンパク質含量は周年大きな変化はなく，脂質含量と水分含量の合計値はほぼ一定であるといわれる．

　このような成分組成の違いは，加工原料としての適性に密接に関係している．例として，脂ののった魚肉は刺身や煮魚など生鮮魚としての利用や一夜干しなどには好適であるが，煮干しやかつお節などでは品質の低下につながり適さない．節類の場合，脂質量が多いと，製造時に乾燥しにくく，また脂質の酸化により品質劣化しやすい．また脆い製品になりやすく，だし汁も濁りやすいといわれる．

　生鮮水産物の特徴として，鮮度低下が著しく速いことがあげられる．水産物は鮮度が低下すると嗜好性や栄養価が損なわれるばかりでなく，加工原料としての適性も失われる．原料の鮮度の良否は製品の品質に影響するが，製造しようとす

る製品によって，求められる原料の鮮度は異なっている．例として，刺身用のマグロはできるだけ高鮮度のうちに凍結することで商品価値の高い冷凍マグロが得られるが，これを缶詰加工に用いると，解凍時に解凍硬直を起こしたり，オレンジミート（orange meat）を発生する場合もある（後述）．このように，加工品製造においては，原料の適否を見きわめる十分な知識が必要とされる．

5.2.2 魚介類の低温貯蔵

食品の品温を凍結点以下にすると，微生物の成育が妨げられるとともに変質に関与する化学反応や酵素作用も抑制されるため，長期貯蔵が可能である．しかし，魚介類の筋肉組織は凍結時や引き続く冷凍貯蔵時に物理的な損傷を受ける．また低温下でも緩慢な化学的変化が進行しタンパク質や脂質が徐々に変化するため，魚介肉の味やテクスチャーは劣化し，変化が著しい場合にはドリップ（drip；解凍時に食品の内部から流出する液汁）を多量に生成したり，肉質がスポンジ化する場合もある．また魚肉の結着性や加熱ゲル形成能など，加工に必要な機能も低下する．このように魚肉を凍結すると種々の物理的・化学的変化が生じるため，筋肉組織の損傷をできるだけ少なくし，解凍後にできるだけ凍結前に近い状態に戻るような凍結条件や冷凍貯蔵条件の設定が求められる．

a. 魚介類の凍結と解凍［岡﨑 2009］

1) 急速凍結と緩慢凍結

－1℃～－5℃の温度帯を最大氷結晶生成帯（zone of maximum ice crystal formation）と呼び，品温がこの温度帯を通過する際に要した時間によって，緩慢凍結（slow freezing）と急速凍結（quick freezing）に分けられる．急速凍結は，この温度帯をおよそ30分以内に通過することを目安とする．一般に急速凍結では多数の微細な氷結晶（ice crystal）が筋細胞内に生成する（細胞内凍結 intracellular freezing）のに対し，緩慢凍結ではサイズの大きな氷結晶が筋細胞外に生成（細胞外凍結 extracellular freezing）しやすくなるため，一般に食品では急速凍結が推奨されている．

2) 氷結晶の生成と解凍後の復元

凍結時に細胞外凍結した水も，良好に保存された魚介肉であれば，解凍にあたって再び細胞内に吸収されて細胞は元の形に復元する．このような細胞の復元力を

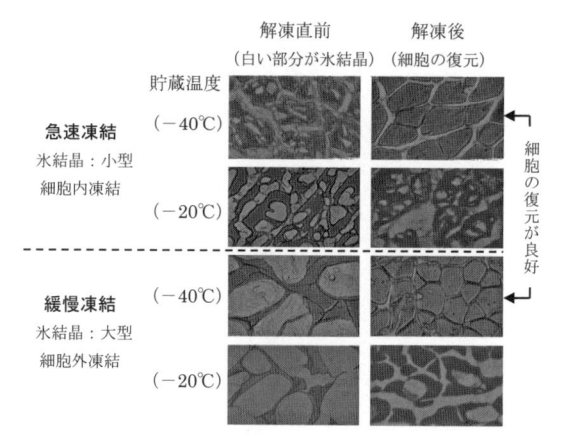

図 5.9 マサバ筋肉細胞における氷結晶生成と解凍後の復元に及ぼす凍結速度と貯蔵条件の影響（10 ヶ月貯蔵）[福田 1996]
凍結状態の筋肉細胞では，急速凍結では氷結晶が小さく一部に細胞内凍結も観察されるのに対し，緩慢凍結では明らかに大きな氷結晶が形成されている．一方，解凍後の筋肉の復元状態は，低温度（−40℃）保管では良好に復元しているのに対し，高温度（−20℃）保管では細胞の破壊がみられる．

支配するのはおもにタンパク質である．冷凍貯蔵中にタンパク質の変性が進行した筋肉細胞では，解凍時における水分の再吸収能力が弱まり，ドリップ量が増大するとともにテクスチャーなどの肉質が劣化する．

　図 5.9 は，魚肉の凍結速度と貯蔵温度を厳密に区別して凍結を行い，氷結晶の状態と解凍後の復元状況を比較した例である．緩慢凍結により大きな氷結晶を生成した魚肉も十分に低い温度（−40℃）で保管し，タンパク質の変性を抑制すれば，解凍時に細胞が良好な状態に復元できることが示されている．

3） 魚種による耐凍性の相違

　一般に，魚類筋肉タンパク質の熱安定性はその魚が生息する環境水温と強く相関していることが報告されており [橋本 1982]，水温の低い海域に生息するマダラやスケトウダラは温度安定性が低い．一方，魚介類の凍結安定性についても同様に生息水温との関係が示唆されている [福田 1996]．図 5.10 にみられるように，低温に生息するムネダラではタンパク質の変性速度が速い結果となっている．−40℃より低温では，筋原線維タンパク質の温度安定性が低い魚種でも変性が抑制され，高い品質を長期間維持できる可能性を示している．

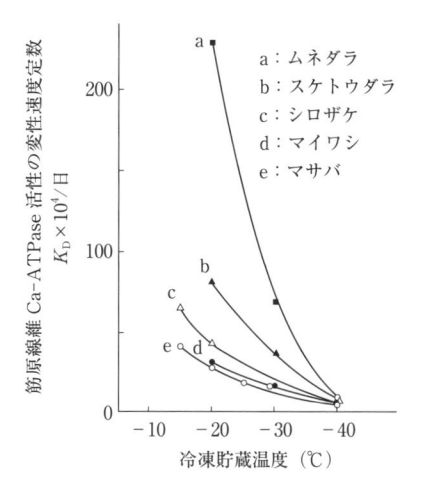

図 5.10 魚種による耐凍性の違い［福田 1996］

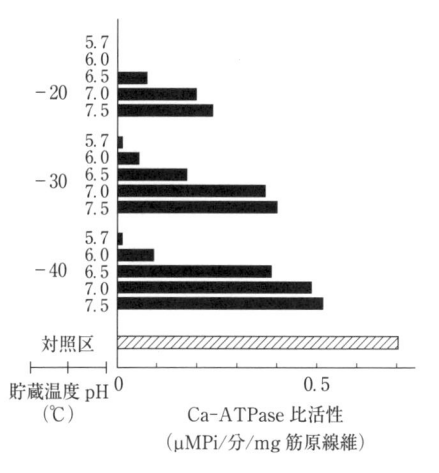

図 5.11 マサバ筋原線維タンパク質の冷凍変性に及ぼす
pH と貯蔵温度の影響［福田ほか 1981］

4) タンパク質の冷凍変性に及ぼす要因

　魚の死後，おもに解糖反応により生成した乳酸や ATP の分解によって生成した水素イオン（H^+）により魚肉の pH は低下するが，凍結前の原料魚肉の pH が低いほどタンパク質の酸変性が進行する（図 5.11）．したがって，pH の低下しやすい赤身魚の場合は特に，漁獲後できるだけ早期に凍結することが重要である．

脂質の酸化生成物，特にカルボニル化合物は，タンパク質に作用して損傷を与える［川崎 2000］（2.2節参照）．また，低温下でも脂質の加水分解酵素は失活しないため，遊離脂肪酸が生成しタンパク質を変性させる［Ohshima *et al*. 1984, 呉・豊水 1973］．タラやサメ・エイでは，トリメチルアミンオキシドから酵素作用によって生成するホルムアルデヒド（formaldehyde）がタンパク質の不溶化に影響する．また金属塩，特に NaCl はタンパク質の変性に影響する．

5）解　凍

冷凍により微生物は死滅しないため，魚介類の解凍後，ただちに細菌の繁殖が再開する．解凍魚は筋肉組織が脆弱化しているため，凍結前の鮮魚よりも細菌が繁殖しやすい．また，酵素は凍結解凍により活性化する場合が多く，色調や風味などの品質低下が急速に進むとともに，腐敗の進行も速い．解凍終温度が高いと，タンパク質が変性し，ドリップ増加など品質に大きく影響することが確認されている［阿部ほか 2009］．

6）解凍硬直

致死直後の非常に鮮度のよい状態で凍結した魚介類を急速解凍すると，筋肉が急激に収縮し多量のドリップを発生することがある（解凍硬直 thaw rigor）．死後硬直（rigor mortis）時よりもはるかに激しい筋肉の収縮と硬化を伴い，呈味成分の流出も著しい．解凍硬直を起こすようなきわめて鮮度のよい凍結魚介肉中には，ATP やクレアチンリン酸などの成分がほぼ死直後のレベルに維持されているが，凍結魚の筋肉細胞膜や筋小胞体などは氷晶形成により膜構造が破壊され，細胞質のカルシウムイオン（Ca^{2+}）濃度調節能が失われると，解凍時に細胞内の Ca^{2+} 濃度の急激な上昇が起こり，残存 ATP により急激な筋収縮が引き起こされ，著しい硬直に至ると考えられている［潮 2000］．近年，解凍硬直を防止する方法として，解凍途中で $-5 \sim -10$ ℃ の温度帯に一定時間保持することにより，ATP 含量を一定量以下に減少させてから完全解凍する方法の有効性が示されている．また，NAD^+ の消失に伴う嫌気的解糖の停止により解凍魚肉の pH 値を高く維持することが，保水性や肉色の維持に利用できる可能性も示されている［Imamura *et al*. 2012, 中澤・福田 2012］．

b.　魚介類の凍結に伴う各種品質劣化

魚介類の冷凍貯蔵に伴い，各種の品質劣化が起こる．代表的なものを表5.1に

5.2 魚介類の利用加工　　　　　　　　　　　　　　　　　　　147

表5.1 魚介類の冷凍貯蔵中における各種品質劣化の例

タンパク質の変性	主として筋原線維タンパク質が変性し，解凍後の細胞の復元力に影響する．タンパク質変性が著しい場合，魚介肉のテクスチャーの劣化，ドリップ生成，肉質のスポンジ化につながる．魚肉の結着性や加熱ゲル形成能など，加工に必要な機能も低下する．
乾　燥	低温下ほど氷の水蒸気分圧は小さく食品表面の乾燥が少ないが，緩慢な凍結温度帯では水蒸気分圧が高いため，表面が乾燥しやすく，著しい場合はスポンジ状となる．昇華により氷が除去された空隙は凍結品の表面積を増大させ，脂質酸化が促進される．乾燥防止には，適切な包装やグレーズ（氷衣）処理が必要である．
スポンジ化	凍結貯蔵後の肉質が水っぽくパサパサした多孔質のものになる現象で，底生性のスケトウダラやマダラなどで起こりやすい．ドリップが流出しやすくなり，重量の減少や呈味成分・栄養成分の損失を招く．鮮度が低く，水分が多い魚介類を緩慢凍結し，高温で長期間冷凍貯蔵した場合に起こりやすい．
脂質の加水分解	魚介類の脂質のうち，特にリン脂質は，冷凍貯蔵中に加水分解酵素により分解され，遊離脂肪酸を生成する．風味の劣化，ミオシンなどのタンパク質の溶解性低下，テクスチャーや肉の加工適性の低下に影響する．
脂質の酸化	魚介類脂質には高度不飽和脂肪酸が多く含まれるため，冷凍貯蔵中に酸素に触れると容易に自動酸化を起こす．過酸化物は自動酸化の進行に伴い，高分子重合体や二次生成物（低級脂肪酸・カルボニル化合物など）を生成し，「油焼け」「凍結やけ」の原因となる．外観の損失，香味，栄養価，タンパク態窒素，アミノ酸，有効性リシンの減少などを伴う．
ホルムアルデヒドの生成	タラ類，エソ類の肉では死後の鮮度低下に伴い冷蔵中にホルムアルデヒド（FA）が生成しやすく，タンパク質を変性させるが，緩慢温度帯での冷凍貯蔵中にも生成する．生成母体はトリメチルアミンオキシド（TMAO）であり，筋肉中に存在するタンパク質のアスポリンの酵素類似作用により分解されてFAとジメチルアミン（DMA）が生成する．魚肉のスポンジ化や水産練り製品のゲル形成阻害の要因となる．
ミオグロビンのメト化	血合肉や，マグロのような赤身魚肉に多く含まれるミオグロビン（ヘム部の鉄はFe^{2+}）は，冷凍貯蔵中に不可逆的に酸化され，褐色のメトミオグロビン（ヘム部の鉄がFe^{3+}）を生成する．肉色は次第に褐色になり，商品価値が低下する．
カロテノイド色素の退色	サケ・マスの肉色やタイ・キチジ・ホウボウ・メヌケなどの赤い体色（アスタキサンチンなど）は，冷凍貯蔵中に徐々に退色する．退色は食塩，酸素，光線，酸化酵素，金属イオンの作用などにより促進される．退色防止には，ポリフェノール類，トコフェロール，アスコルビン酸ナトリウム，エリソルビン酸ナトリウムなどの酸化防止剤などの使用，グレーズ剤処理や包装等による酸素の遮断や，できるだけ低温下での冷凍保管が有効である．
エビ・カニの黒変（メラニン生成）	エビ・カニ類は氷蔵，冷凍貯蔵，解凍時に黒変しやすい．甲殻類の体タンパク質が内在性酵素や細菌の酵素により分解し，チロシンやジヒドロキシフェニルアラニンを生じ，酸素や紫外線の存在下，血球細胞由来のフェノール酸化酵素が作用し黒色色素のメラニンが生成することによる．商品価値が著しく低下するため種々の防止策がとられている．

まとめた．これらの劣化は国際的に定義された「冷凍食品」が最低限確保すべき温度である－18℃での冷凍貯蔵時においても容易に生じやすく，業界ではこれら品質劣化の抑制に必要となる低温条件（理想的には－40℃以下）を十分に確保できない場合も多い．しかし，これら品質劣化防止のために食品添加物などに過度に頼ることなく，まずは必要とされる凍結速度，貯蔵温度，乾燥防止などの基本的条件を確保することが重要である．

5.2.3 水産加工品

わが国には，各種魚介藻類を原料とした多種の水産加工品がある．水産物の構成成分は不安定なものが多く，保存性の低いものが多いが，乾製品，塩蔵品，燻製品，佃煮などは，魚介類の保存性の低さを克服するために生み出された加工品である．すなわち，これらの加工技術は，乾燥，塩，糖などにより水分活性を低下させ，微生物の成育に不可欠な水分を利用しにくくしたり，燻煙成分や有用微生物の作用により有害微生物の成育を抑制し，食品の貯蔵性を向上させる方法である．

近年の塩蔵品や乾製品は，嗜好性の変化から低塩分・高水分でソフトなものが好まれる傾向にあり，低水分活性による保存性が期待できなくなってきたため，これらの多くは冷凍などの低温管理が必要となっている．

a. 水分活性と水産加工品の保存性 ［福家 1994］

水産物原料はいずれも多くの水分（moisture）を含むため，保存，シェルフライフの延長などのために水分の除去が行われる．乾燥，燻乾，塩蔵，調味液への浸漬などは，原料中の水分を除去あるいは他成分への結合により水の自由度を低下させ貯蔵性を高める加工方法である．

食品の保存性は，水分活性（water activity：Aw；$Aw = P/P_0 = RH/100$）で表されることが多い．P_0 はある温度における純水の平衡水蒸気圧，P は同じ温度における系の平衡水蒸気圧，RH は系の関係湿度（％）である．

魚肉を一定の条件下で乾燥し，水分量とAwとの関係を表すと図5.12のようになる．図のAはAw＝0.1～0.2以下の水分活性がきわめて低い領域で，魚肉成分中の種々の活性基に水が単分子層を形成して吸着されている状態である．BはAw＝0.2～0.6で単分子吸着層の上にさらに2～3層の水分子層が吸着した状

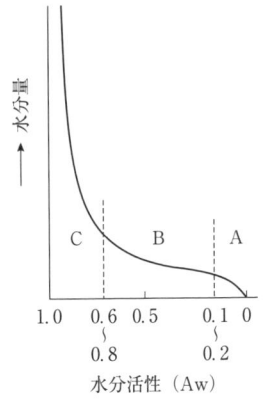

図 5.12 水分量と水分活性 [日本水産学会編 1973]

表 5.2 微生物の発育と水分活性（Aw）との関係 [日本水産学会編 1973]

微生物	発育の最適 Aw
普通細菌	0.90
普通酵母	0.88
普通カビ	0.80
好塩細菌	≦0.75
耐乾性カビ	0.65
耐浸透圧性酵母	0.61

態である．水分子間の結合力は弱まるが，C 領域ほどの自由度はもたず，準結合水と考えられる．C では Aw＝0.6〜1.0 で，いわゆる自由水が存在している．

Aw と微生物の成育との間には表 5.2 に示すような関係があり，細菌，酵母，カビの順に発育に必要な最低の Aw が決まっている．食品ごとに含まれる成分は異なっているが，微生物の成育は食品の水分量よりも Aw によって制限されている．Aw＝0.1〜0.2 の範囲では，脂質および色素の酸化，過酸化物の生成，色素の退色などの変化が起こり食品の劣化が進行する．Aw＝0.2〜0.6 の範囲では酵素の作用による食品の分解，劣化ならびに非酵素的褐変（アミノカルボニル反応など）が起こりやすい．Aw＝0.6 以上では微生物の成育による劣化，変敗などが起こる．

以上のように，Aw によって食品としての品質劣化の様相が異なるため，個々の食品に適した Aw に調整することで保存性を維持することができる．また，Aw の制御のみならず，酸味料等を利用した pH 調整，脱酸素剤の封入やガス置換包装など各種包装法の工夫，低温貯蔵など各種技術を組み合わせ貯蔵中の品質保持が図られている．

b. 各種加工品の概要と製造原理

おもな水産加工品について，表 5.3 にまとめた．各々の製造法の詳細については，成書を参照されたい．

表5.3 おもな水産加工食品の分類

分類		製品の例	備考
冷凍品	魚介冷凍品	大型冷凍魚（ラウンド，ドレス，フィレー，切り身等），小型魚介類，冷凍すり身	
	調理冷凍品	魚介類フライ，パン粉付きスティック，むきえび，魚介茶漬け等	
乾製品	素干し品	するめ，ごまめ（田作り），あさくさのり，ふかひれ，干しこんぶ，たたみいわし，くちこ等	魚介類をそのまま，または水洗後乾燥した製品．
	煮干し品	イワシ煮干し，干しあわび，煮干し貝柱，干しえび，しらす干し等	煮熟したのち乾燥した製品．微生物や酵素は不活性化する．
	塩干し品	イワシの丸干し，サンマ・アジ開き干し，からすみ，くさや等	塩漬けしたのち乾燥した製品．
	焼き干し品	タイ・フグ・アユ・ワカサギ・ハゼの焼き干し等	焼いて乾燥した製品．
	凍乾品	めんたい（スケトウダラの寒干し品），寒天等	夜間の凍結と日中の融解を繰り返して脱水・乾燥した製品．
	節類	かつお節，さば節，削り節，なまり節等	魚肉を煮熟後，燻して十分に乾燥した製品．かつお節は多段階の焙乾，カビ付け工程を経る．
燻製品	冷燻品	さけとば，ベニザケ棒燻品，ニシン冷燻品，スモークサーモン等	保存を目的とした製法で，比較的塩分の高い原料を低温（20℃前後）で長時間燻煙処理する．
	温燻品	サケ・ニシン・タラの温燻品等	風味の付与を目的とした製法で，比較的塩分の低い原料を高温（30～80℃）で短時間燻煙する．
	調味燻製品	イカ（いかくん等），タコ，ホタテ貝柱，スケトウダラ，クジラベーコン等	原料を調味後に燻乾した製品．
塩蔵品	魚類塩蔵品	新巻さけ，塩ざけ，塩ます，塩たら，塩さば，塩いか等	食塩を用いて魚介藻類や魚卵に貯蔵性を付与した製品．
	魚卵塩蔵品	すじこ，イクラ，たらこ，塩かずのこ，キャビア等	
発酵食品	塩辛	カツオ，イカ，ウニの塩辛，うるか，このわた等	(5.3節参照)
	魚醤油	しょっつる，いしる等	
	漬け物類	酢漬（しめさば等），糠漬，粕漬，味噌漬（西京漬等），醤油漬等	漬け込み材料の風味を魚介類に浸透させて調味した製品．
	なれずし	ふなずし，いずしなど	

(表 5.3 続き)

分類		製品の例	備考
調味加工品	調味煮熟品	佃煮類（佃煮，飴煮，甘露煮，しぐれ煮，角煮），煮貝，魚味噌等	魚介藻類を調味液で煮熟した製品．
	調味乾燥品	小魚みりん干し，くじらのたれ（干し肉），さけとば，さきいか，ふりかけ，塩こんぶ，でんぶ等	魚介藻類を調味し，煮熟・乾燥・焙焼・圧延等の処理をした製品．
	調味焙乾品	蒲焼，儀助煮，魚せんべい，味付けのり，照焼等	魚介類を調味し，焙焼した製品．
缶詰類	缶詰・瓶詰め	水煮，塩水漬け，油漬け，味付けの缶詰や瓶詰	前処理をした原料に調味液を加え容器に詰めて密封し，酵素や細菌が不活性化する条件下で加熱殺菌した製品．
	レトルト製品	ウナギ蒲焼，水煮，トマト漬，油漬等	
魚肉練り製品	かまぼこ類	かまぼこ，ちくわ，揚げかまぼこ，だて巻き，はんぺん，風味かまぼこ等	魚肉を主原料として，塩を加えてすり潰し，これに調味料，補助剤，そのほかの材料を加えて練ったものを蒸し煮，焙り焼き，湯煮，油揚げ，燻製等の加熱操作によって製品化した食品．
	包装かまぼこ	ケーシング詰めかまぼこ，リテーナ成形かまぼこ	
	ソーセージ類	魚肉ハム・ソーセージ	
その他	生食製品	しらえび酢漬，昆布じめ刺身，かつおたたき，魚介マリネ等	刺身のようにそのまま生で食べる加工品．加工後冷凍品として流通するものも多い．
	液体調味料	めんつゆなど	節類などを原料とする抽出調味料と酵素分解による2種類がある．

1) 乾製品

魚介類の乾製品は，水分の多い原料を乾燥することによってAwを下げ，貯蔵性を付与した保存食品として，古くから製造されてきた．また，水分の低下によりうまみ成分が濃縮され，呈味性が増すとともに，タンパク質の変性により独特の物性が付与される．近年では，貯蔵性よりも風味の向上を目的として乾燥された製品が増加し，従来よりも高水分，低塩分になってきており，冷凍や包装などの貯蔵技術が不可欠となっている．

・**一般的な乾燥法**： 従来の乾製品は天日乾燥などの自然乾燥による生産が中心であったが，近年は各種の人工乾燥法（熱風乾燥法，温風乾燥法，冷風乾燥法，真空乾燥法など）が行われるようになってきた．冷風乾燥法は，除湿・冷却した空気を乾燥器内に循環させ，食品表面からの水分の蒸発を促す方法である．乾燥

温度が低いため長時間を要するが，製品の仕上がりは天日乾燥や温風乾燥よりもよい．真空乾燥法は乾燥機内を真空ポンプで減圧しながら，食品を加温して水分を蒸発させる乾燥方法であり，一部で塩乾品の製造にも使用されている．比較的低温でかつ酸素分圧の低い環境下で乾燥するため，脂質や筋肉色素の酸化の少ない塩乾品を製造できる［滝口 2000］．

・灰干し：　サバ文化干しなどに用いられる灰干し法は，水透過性のあるフィルムを通して吸湿剤で魚肉から脱水する乾燥法である．セロファンで包んだ魚肉をさらに布や紙で包み，乾燥した灰，シリカゲル，ベントナイトなどの吸湿剤に埋め込み脱水する．最近は，吸水性のある糖や高分子ポリマーを水透過性のあるフィルムで包んだ脱水シートが開発され，塩乾品の製造に使用されている．これらの乾燥法は低温下での脱水が可能であり，乾燥中の酵素作用，脂質酸化，アミノカルボニル反応等が抑制でき，仕上がりがよいといわれる［滝口 2000］．

・**過熱水蒸気の利用による高品質乾燥**：　近年，高温に加熱した水蒸気による加工が食品・環境・材料・エネルギーなど多くの分野で注目されている．過熱水蒸気（superheated steam）は熱効率が非常に高く，処理加工時間の大幅な短縮が可能である．また蒸気中にほとんど酸素を含まないため，被加工物の酸化や変質の抑制，色や香気成分の保持が可能であるとともに，短時間調理による歩留まり向上や栄養成分ロスの低下等のメリットもあるとされ，水産物についてもホタテ白干し，シラス干しなどの各種製品の製造に応用されている［阿部 2008］．

・**かつお節の乾燥**［川合 2012］：　かつお節は節類の代表的な製品である．伝統的なかつお節の製法は，多くの複雑な工程からなり，原料魚の処理，煮熟，多段階の焙乾（ナラ，カシ，ブナなどの燻材を燃やして出る燻煙で燻す処理），天日乾燥ならびにカビ付けを経て，最終製品が得られるまでに数ヶ月を要する．これらの工程は，製品の品質劣化の原因となる脂肪や水分を十分に除去するために不可欠であり，水分は約 15% 程度まで低減される．カビ付けで増殖するカビは 1 番カビでは主として *Penicillium* 属，2 番カビ以降は徐々に *Aspergillus* 属が優勢となる．カビ付けによる効果は，水分・脂質の減少ばかりでなく，かつお節特有の味と香りの醸成や風味の低下抑制に寄与しており，燻煙やカビ付け工程で付与される香りは 400 種以上ともいわれている．脂質の低減は，だし汁の濁り防止の効果もある．水分の減少に伴いエキス成分が濃縮され，呈味性が高まる．

カビ付けまで終了した製品は「本枯れ節」と呼ばれるが，近年では製造工程を簡略化したかつお節が多く生産されており，その大部分は削り節にされ，簡便な風味調味料などの二次加工品の原料にもなる．

・**アミノカルボニル反応による褐変**： さきいかや白身魚の乾燥品では，製品の貯蔵中に褐色に変色し，商品価値を低下させる場合がある．これは，アミノカルボニル反応（amino-carbonyl reaction，メイラード反応 Maillard reaction とも）による褐変（非酵素的褐変 nonenzymatic browning）であり，おもにカルボニル基（>C=O）をもつ還元糖と，アミノ基（$-NH_2$）をもつ魚介肉や調味料中のアミノ酸，ペプチド，またはタンパク質とが反応して褐色色素（メラノイジン melanoidin）を生成することによるもので，製品の貯蔵温度が高い場合に褐変の進行が速いことが知られている．褐変に関与するカルボニル化合物として，魚介類筋肉中のグリコーゲンが解糖反応により分解されて生成する糖リン酸や，核酸関連物質に由来する遊離のリボースが主要なものと考えられている．褐変の抑制には原料の鮮度保持，製品の低 pH 保持，低温保管が有効である．なお，ほどよい褐変は特有の香気や色調に寄与する．

2) **塩蔵品・調味加工品**

食塩を用いて食品を貯蔵する塩蔵法は，古くから用いられてきた技術である．塩蔵品（salted product）は食塩の添加による浸透圧作用で脱水され，水分活性が低下して貯蔵性が高まるとともに，塩蔵中に生じる有機酸，アミノ酸，ペプチドなどの生成物が最終加工品の呈味性の向上，風味生成，テクスチャー改善に役立つ．また，従来からの調味加工品（seasoned product）の代表である佃煮類は，魚介・海藻類を濃厚調味料で煮込んだ製品で，水分含有量が少なく塩分および糖分の濃度が高いことから保存性の高い食品として発達してきた．

しかし，最近では健康志向を反映して，塩蔵品・調味加工品のいずれも低塩化・低糖化・ソフト化の傾向にあり，これら製品では腐敗細菌の増殖抑制が難しく，低温管理による品質保持が必要である．塩辛も，近年では食塩濃度が 3% 程度の低塩塩辛が主流であるが，熟成によるうま味の生成ができず，調味料による味付けや，pH や水分活性を調整する保存料添加による保存性付与が必要となっている［阪本 2000］．

近年ではフィレーや切り身への塩や調味液の浸透を効率的に行うために，注射

針を数十本から数百本備えた多針型インジェクターにより直接調味液を注入する方法も採用され，漬け魚の下味付け，スモークサーモン用サケフィレーの調味などに，幅広く活用されている．

3) 燻製品 ［猪上 2005］

燻製品（smoked product）は，食材を燻煙（サクラなどの木材を高温加熱して出る煙）で処理することにより，煙に含まれる殺菌・防腐成分・抗酸化成分を食材に浸透させた食品である．食材の水分減少により水分活性を低下させ保存性を高めると同時に，燻煙成分の浸透や工程中に起こる成分変化等により特有の風味や色調を付与し，嗜好性が高められる．燻煙の効果は，煙を発生する温度，燻煙室内の温度および煙の密度，燻製にされる水産物の水分などの要因に大きく影響される．伝統的な燻乾は，おがくずや薪を燻したときに発生する煙を直接食品に当てる直火式で行われてきたが，最近では，発煙装置と燻煙室とが分離され，温度，湿度，風速，煙量などの調節が可能な装置が一般的に使用されている．

・**製造法**： 燻乾の代表的な方法に冷燻法（cold smoking）と温燻法（warm～hot smoking）がある．冷燻法は15～23℃で長時間をかけて燻乾を行う方法であり，1ヶ月以上の貯蔵性に主眼をおいた燻製法である．温燻法は30～80℃で短時間燻乾を行う方法であり，貯蔵性よりも調味に重点を置いた燻製法である．最近では，燻製品は単なる貯蔵食品から調味食品へと大きく移行し，低温で短時間しか燻乾せず，従来の冷燻製品や温燻製品の定義に当てはまらないソフトで保存性のない製品が増えている．このほか，広葉樹などの木材から得られた燻煙の凝縮物の水溶性画分（木酢酸 wood vineger：燻液 smoke liquid）に原料を10～20時間浸漬し，乾燥して製品にする「液燻法（liquid smoking）」も用いられている．

・**燻煙成分の効果**： 燻煙成分は独特の香りにより嗜好性を高めるが，製品の貯蔵性や保存性にも関与する．特にフェノール類，アルデヒド類，ギ酸や酢酸などの有機酸類は，強い抗菌作用や殺菌作用を示す．またフェノール類とアルデヒド類の反応により形成される樹脂膜は，外部からの雑菌の侵入を防ぎ，保存性を高める役割も果たす．

4) 練り製品 ［山澤ほか編 2003］

かまぼこ，ちくわ等の水産練り製品（surimi seafood product）はわが国の伝統的食品として発展してきたが，1960年代における冷凍すり身製造技術開発と

その後の飛躍的な発展に支えられ，伝統食品としての家内工業的生産規模から近代的産業へと発展した．現在，水産練り製品製造業界は厳しい状況下にあるが，1970年代に開発されたかに風味かまぼこは，関連する中小企業の技術革新により新しい食品としての地位を築き上げた．かに風味かまぼこの国内生産量はほぼ一定量に到達しているが，サラダにかに風味かまぼこを入れる欧米諸国のヘルシー志向に支えられ，海外における消費量は増大している．

・**冷凍すり身**：　冷凍すり身（frozen surimi）は，原料魚から採取した魚肉を水晒し（魚肉に対し3～5倍量の水で繰り返し洗う操作）後，冷凍変性防止剤として糖類を加えることにより，長期冷凍保存を可能とした魚肉中間素材であり，従来練り製品製造に必要とされた多くの工程の省略を可能とした．冷凍すり身製造における水晒しは，魚肉に含まれる血液，臭気成分，脂肪等の不要成分を除去して色調やにおいを改善するとともに，かまぼこの弾力形成を阻害する水溶性タンパク質（筋形質タンパク質）を除去して筋原線維タンパク質の濃度を高め，かまぼこの弾力を改善する効果がある．魚肉の凍結変性抑制物質として，糖類，アミノ酸，カルボン酸等に効果が見出され，実際の冷凍すり身には，ショ糖やソルビトールなどの糖類が5～8％添加されている．またpH保持のため，約0.2～0.3％の重合リン酸塩を添加する場合が多い．イワシ，サバなどの赤身魚では脂肪含量が高い，pHが低下しやすい，色素タンパク質であるミオグロビン含量が高いなど品質劣化要因が多いため，赤身魚からの冷凍すり身製造における水晒し工程では，重曹（$NaHCO_3$）と食塩を用いた「塩水アルカリ晒し」が行われる．塩水アルカリ晒しは魚肉のpHを中性域に調整するとともに，色素タンパク質などの水溶性タンパク質や脂質を除去しやすくする効果がある．

　冷凍すり身は多種の原料魚から製造でき，各種水産資源の有効利用や製造工程の合理化等の観点から大きなメリットがある一方，デメリットもある．冷凍すり身の使用により，練り製品の風味や食感が全国的に均一化し，伝統食品としての地方色が薄れたこと，製造工程で水溶性タンパク質が流出すること，製品中に糖類などを多く含むこと等は，今後改善すべき問題点である．

・**練り製品の加工工程**：　魚肉練り製品の基本的な加工工程は，①魚体から頭・内臓・骨を除去して魚肉を採取する，②採取した魚肉を水洗して臭気成分・血液・弾力を阻害する水溶性タンパク質等を除去する，③食塩・調味料・副原料を加え

て擂潰（grinding，混練）する，④所定の形に成型する，⑤加熱してゲル化させる，および⑥冷却して包装する工程からなっている．近年は大半の加工工場で冷凍すり身が原料として使用されるため，①，②の工程の代わりに冷凍すり身の細砕・解凍工程が入る．擂潰が終了した肉糊（meat paste）は，④の成型を経て，⑤加熱（焙る，焼く，茹でる，蒸す，揚げる等）により加熱ゲルを形成し，同時に殺菌（75℃以上）を兼ねることで，色沢，外観，香味，足（弾力）が調和した練り製品となる．

・**製造原理：** 魚肉に2～3%の食塩を加えてよくすり潰すと，魚肉組織から筋原線維タンパク質のミオシンとアクチンが溶出・結合し複合タンパク質であるアクトミオシンが形成される．この塩ずり身（肉糊）を加熱すると，タンパク質の構造変化が起こり，タンパク質分子間や分子内で水素結合や疎水性相互作用などの非共有結合性の化学反応が起き，かまぼこゲルが形成される．なお，肉糊をあらかじめ5～45℃程度の温度帯で加熱すると，タンパク質分子どうしが絡み合って架橋を作り，強い網目構造からなる透明感のある坐りゲルに変わる．「坐り」反応には，魚肉中のトランスグルタミナーゼ（ミオシン分子を高分子化する酵素）が重要な役割を果たすとされている．一方，50～70℃付近の温度帯を通過する際には，タンパク質ゲルの構造変化や内因性プロテアーゼの作用によりゲル構造が崩壊する「戻り」反応が起こる．「戻り」の抑制には，卵白や有機酸塩にプロテアーゼ阻害効果が確認されている．魚種によって「坐り」「戻り」にかかわる酵素活性が異なり，「坐りやすさ」「戻りやすさ」が異なる．

・**ジュール加熱（通電加熱）**［福田ほか編 2013］： 水産練り製品の加熱において，肉糊の加熱履歴は製品の足の質に大きな影響を与えるため，加熱工程は製品の品質を左右する重要な工程である．一般に，坐りの温度帯をゆっくり通過させて坐りゲルの形成を促しながら，戻りの温度帯を速く通過させてゲル構造の劣化を避ければ，足の強い製品ができる．ジュール加熱（ohmic heating）法は魚肉に直接電気を通して加熱する方法であり，きわめて短時間に一定温度への均一な加熱が可能であることから，練り製品の加熱法として広く普及している．

5) 缶詰・レトルト製品

缶詰・レトルト製品は，前処理をした原料に調味液等を加えて金属缶（ブリキ缶，TFS缶（ティンフリースチール缶，鋼板を電解クロム酸処理したもの）など

表5.4 水産缶詰における各種品質劣化現象

カツオ缶詰の オレンジミート (orange meat)	ブライン凍結した一本釣りのカツオなどの缶詰加工で発生．高鮮度で凍結された魚肉を急激に解凍時，解糖系酵素が失活することにより中間生成物 G6P（グルコース 6-リン酸），F6P（フルクトース 6-リン酸）が蓄積し，ヒスチジン，アンセリン，クレアチンなどと反応して生ずる．
カニ缶詰の ブルーミート (blue meat)	カニ缶詰で，棒肉に濃い青色の斑点がみられる現象．血液色素ヘモシアニンがメトヘモシアニンに変化することにより生じる．原料の十分な洗浄（脱血），二段煮熟（カニ肉タンパク質とヘモシアニンの熱凝固温度（55〜60℃，70℃）の差異を利用し，最初に55℃付近の低温で原料を加熱し，肉タンパク質のみ軽度に凝固させてから水洗して未凝固のヘモシアニンを洗い流し，その後98〜100℃で加熱する分別凝固法）によって防止可能である．
ストラバイト (struvite)	マグロ，サケ，カニ等の缶詰にガラス状結晶（リン酸マグネシウムアンモニウム，$MgNH_4PO_4 \cdot 6H_2O$）が生成する現象．原料が低鮮度のときや，内容物の pH が高いときに生成しやすい．
マグロの青肉 (green meat)	缶詰原料のマグロを蒸煮時，肉の一部が青緑色に変色する現象．トリメチルアミンオキシド（TMAO）含量の高いマグロが蒸煮後に青肉になりやすい．緑色色素はミオグロビンが関与している．
黒　変	カニ，サケ，マグロで，缶内面や内容物が黒く変色する現象．加熱によりタンパク質や含硫アミノ酸から発生した硫化水素などが塗装面に露出しているスズや鉄と反応して黒変する．
アドヒージョン (adhesion)	缶詰の蓋の内側に肉片が付着する現象．サケ・マス，サバなどの水煮缶詰で，魚肉が缶蓋と接触した状態で熱凝固して起こる．原料の鮮度が良いときに発生しやすい．蓋に植物油を塗布すると防止できる．
カード (curd)	豆腐状の固形物が缶の内面を覆う現象で，水溶性タンパク質に由来する．サケ・マス，サバ，イワシを生詰法で製造時，加熱殺菌の際の温度上昇が緩慢なときに発生しやすい．
みどりがき (green oyster)	カキやアサリの缶詰にみられ，銅イオンとアミノ酸あるいはペプチドが結合し，沈澱したと考えられている．

やプラスチック容器に詰めて密封し，レトルト（retort，圧力釜）で加熱殺菌し，保存性をもたせた製品である．加熱は，耐熱性有芽胞細菌が不活性化する条件下で行い，商業的無菌（完全な殺菌ではなく食品として安全性が高度に確保されるレベルの殺菌）を達成する．ボツリヌス菌の最低発育 pH は 4.6，最低発育水分活性は 0.94 であるが，水産缶詰は pH 4.6 以上，水分活性 0.94 を超える製品が多いため，ボツリヌス菌芽胞の不活性化に必要な120℃，4分間相当以上の温度-時間条件での加熱殺菌が行われている．

　缶詰は酸素や光線が遮断されており，内容物の化学変化は少ないため長期保存が可能であるが，原料の性状によって，表5.4に示すような品質劣化が起こる場

合がある.

〔岡﨑惠美子〕

文　　献

Imamura, S. *et al.* (2012). *Fish. Sci.*, **78**:177-185.
Ohshima, T. *et al.* (1984). *Nippon Suisan Gakkaishi*, **50**:1567-1572.
阿部　茂（2008）．食品と開発，**43**:8-10.
阿部周司ほか（2009）．日本冷凍空調学会論文集，**26**:149-158.
猪上徳雄（2005）．水産食品の加工と貯蔵（小泉千秋・大島敏明編），pp.129-141，恒星社厚生閣.
潮　秀樹（2000）．水産食品の事典（竹内昌昭ほか編），pp.85-98，朝倉書店.
岡﨑惠美子（2009）．新版食品冷凍技術（食品冷凍技術改訂委員会編），pp.67-109，日本冷凍空調学会.
川合祐史（2012）．最新水産ハンドブック（島　一雄ほか編），pp.460-462，講談社サイエンティフィク.
川崎賢一（2000）．水産食品の事典（竹内昌昭ほか編），p.120，朝倉書店.
呉　清熊・豊水正道（1973）．九大農学芸誌，**27**:165-173.
阪本正博（2000）．水産食品の事典（竹内昌昭ほか編），pp.209-219，朝倉書店.
滝口明秀（2000）．水産食品の事典（竹内昌昭ほか編），pp.187-196，朝倉書店.
中澤奈穂・福田　裕（2012）．冷凍誌，**87**:126-132.
日本水産学会編（1973）．食品の水―水分活性と水の挙動，恒星社厚生閣.
橋本昭彦ほか（1982）．日水誌，**48**:671-684.
長谷川一磨（1977）．茨城県水産試験場研究報告，**8**:1.
福田　裕（1996）．中央水研報，**8**:77-92.
福田　裕・今野久仁彦・岡﨑惠美子編（2013）．通電加熱による水産食品の加熱と殺菌，恒星社厚生閣.
福田　裕ほか（1981）．第15回水産物利用加工試験研究全国連絡会議資料（水産庁研究部），81-84.
福家眞也（1994）．魚の科学（鴻巣章二監修，阿部宏喜・福家眞也編），pp.146-161，朝倉書店.
山澤正勝・関　伸夫・福田　裕編（2003）．かまぼこ―その科学と技術，恒星社厚生閣.

❖ 5.3　魚介類の発酵食品 ❖

　鮮度低下の速い魚介類を保存するために，古来さまざまな工夫がなされていたであろうことは想像に難くない．前節で述べられている乾製品や塩蔵品などもその一例である．発酵食品も魚介類の保存法の1つで，先史時代から自然発生的に全国各地で行われていたものと考えられる．酒の肴（さかな）というよりは，ご飯のおかずとして大量に消費されていたのであろう．そのため，発酵食品（fermented food）には地方色の強いものが多い．しかし，発酵食品にはにおいの強いものや食塩含量の高いものが多いため，近年その消費は大きく落ち込んでいる．本節では，現在でも比較的広く製造されている塩辛と魚醤油および伝統的な「なれずし」について述べる．

5.3.1 塩辛

　塩辛類（salted and fermented fish product）は魚介類の塩蔵保存から自然に見出された発酵食品と考えられ，おそらく古くから全国の漁村で食べられていたものと思われる．塩辛は魚介類の筋肉と内臓部を十数％の塩で漬け込んだもので，筋肉のカテプシンおよび内臓の消化酵素による自己消化（autolysis）と，微生物の酵素による発酵（fermentation）により独特の風味が付与された食品である．

　塩辛は各地で多獲されるスルメイカを原料としたイカ塩辛が最も一般的で，家庭でも作られている．イカ筋肉と肝臓に 10〜20％ の食塩を加えて熟成させるが，皮付きのまま用いる赤作り，皮をはぎ取って作る白作り，イカすみを添加した富山名産の黒作りがある．近年，減塩志向や低温流通の発達により，イカ塩辛は塩分 3〜6％ 程度の製品が多くなっている．肝臓だけを熟成させたのち，筋肉を加えて製品とする和え物といえるような製品も多い［藤井 1992，藤井 2000］．減塩塩辛では熟成が不足のため，うま味調味料やアルコール等の保存料が添加されている．低塩食品になれた今，15％ ほどの塩分の伝統的塩辛は耐えられないほど塩辛く感じる．

　伝統的イカ塩辛では半月から 1 ヶ月の熟成中に，アスパラギン酸，グルタミン酸，アラニン，ロイシン，リシン，アルギニンなどのアミノ酸が顕著に増加する．遊離アミノ酸としてもともとイカに多いタウリンやプロリンは大きな増加は示さない．これらアミノ酸によりイカ塩辛の独特のうま味が醸しだされるが，その生成にはイカ筋肉および肝臓の自己消化酵素の役割が大きい．一方，乳酸や酢酸などの有機酸およびアミン類など，特有のにおいや風味の源となる成分は熟成中の細菌類によるところが大きいとされている［藤井 1992，藤井 2000］．

　その他の塩辛として，カツオの内臓を用いたカツオ塩辛（酒盗），サケの腎臓が原料の「めふん」，アユの内臓を用いた「うるか」，ナマコの腸の塩辛である「このわた」，ウニやタコ，アミの塩辛，有明海のシオマネキを殻ごとつぶして漬け込んだ「がに漬」などが，各地方の名産として製造されている［福田ほか監修 2005］．

　塩辛は東南アジアでは現在でも大量に製造され，日常的に食材ないしは調味料として利用されており，重要なタンパク質源となっている．ペースト状の小エビ

の塩辛は東南アジア各地で広く食されているが，そのほか淡水産および海産の小魚を用いた塩辛も多い［石毛 1987，石毛・ラドル 1990］．小エビを用いたベトナムのマム・ロック，インドネシアのトラシ，タイの小エビペーストのカピ，カンボジアの淡水魚のプラ・ホック，フィリピンの海水魚のバゴオンなどはその一例である．

かつては中国でも塩辛が食されていたと考えられているが，現在はほとんど消滅している．しかし朝鮮半島では，さまざまな魚介類を用いたジョッカルと呼ばれる塩辛が広く製造され，キムチにも必須の調味料となっている．これら塩辛は次節に述べる魚醬油とともに，まとめて魚醬と呼ばれることもある［石毛 1987，石毛・ラドル 1990］．また，地中海沿岸でも古代ローマの時代には塩辛が広くつくられていたものと推定される．現在では塩漬けのカタクチイワシ（アンチョビー）がオイル漬けやペーストの形で，パスタソースやバーニャカウダなどの調味料として広く利用されている［田口 2004］．

5.3.2 魚醬油

かつては東南アジアおよび東アジアは魚醬文化圏と称されるほど広く魚醬がつくられ，大量に消費されていた．現在でも東南アジア諸国では液体状の魚醬すなわち魚醬油（ぎょしょうゆ，うおしょうゆ，さかなしょうゆ；fish sauce）は日常欠かすことのできない万能調味料であり，あらゆる料理に広く用いられている．ベトナムのニョク・マム，タイのナム・プラ，カンボジアのタク・トレイ，フィリピンのパティスなどが東南アジアの代表的な魚醬油である．

魚醬油は古代ローマでも広く用いられた万能調味料であった．ガルム（garum）と呼ばれ，カタクチイワシをはじめマグロやサバの内臓などを用いて大量に製造され，消費されていた．ポンペイの遺跡にも工場跡が見つかっており，製造中のガルムの残骸も発見されている［田口 2004］．古代ローマの滅亡とともにガルムも途絶えたものの，その後コラトゥーラ（colatura）がナポリ近郊のチェターラ村で製造されており，13世紀から続くといわれている．コラトゥーラはカタクチイワシのみを原料とし，パスタをはじめさまざまな料理に現在でも用いられている．

魚醬油は独特の強いにおいをもつものの，グルタミン酸を基調とした深いうま

味が特徴である．東南アジア諸国では魚醬油を加熱調理する料理に用い，この強いにおいをある程度飛ばして食している．

前項で述べたように，日本でも塩辛は古くから広く全国に普及していたため，塩辛熟成中に自然に溜まった液体を利用する形で，魚醬油も昔から調味料として使われていたと推定できる．しかしながら，ほのかな酸味と甘味をもち，香りのよい大豆醬油の普及に伴い，魚醬油は次第に駆逐されるに至ったのであろう．その結果，秋田の「しょっつる（塩魚汁）」，能登の「いしり（いしる）」あるいは香川のイカナゴ醬油などだけが，伝統的魚醬油として細々と生き残ってきたものと考えられる．

しかしながら，最近になって消費者の本物志向あるいはグルメ志向のために，魚醬油はさまざまな加工食品に隠し味として添加されるようになってきた．カップラーメンのスープや麺，うどんやそばのつゆ，さまざまな鍋料理のスープあるいは焼肉のたれなどのソース類やドレッシング類にも，本物らしさを演出するために加えられている．そのため，東南アジアからの魚醬油の輸入は増加し，さまざまな企業が魚醬油を製造するようになり，また地場産業としてもさまざまな魚種を用いた魚醬油が日本全国で注目を浴びている．この傾向は21世紀はじめの狂牛病（BSE）問題以降強まり，それまで主流であった家畜由来のタンパク質加水分解物を用いた調味料から，水産物由来のエキス調味料への切り替えが進み，魚醬油も脚光を浴びることになった．

魚醬油の成分組成についてはこれまでに詳細な分析がなされている．東南アジア4ヶ国，中国，韓国および日本の魚醬油，合計61製品について，多種類の成分を分析した結果を表5.5に示す［阿部 2003］．魚醬油は大豆醬油のpH 4〜5と比べてやや高い5〜6のpH範囲の製品がほとんどで，大豆醬油とは異なり酸味は感じられない．食塩含量は測定方法の問題でやや低いものの，ラオスおよび日本産では20%を切っている．少なくとも日本のいくつかの製品では減塩を意図したものと思われる．全窒素含量は製品により差があるものの，ミャンマーおよびラオス産ではかなり低いのが特徴である．全窒素含量は魚醬油の品質の指標として用いられ，タイでは1.5〜2.0%をグレードII，2.0%以上をグレードIと規定している．ベトナム，タイ，日本の製品は全窒素含量が大豆醬油の1.5〜1.6%よりも高く，製品によっては3%を超えるものも認められた．

表 5.5 東南アジアおよび東アジア産魚醤油の成分組成の概略（阿部, 2003）

	タイ ($n=10$)	ベトナム ($n=20$)	ミャンマー ($n=7$)	ラオス ($n=2$)	中国 ($n=2$)	韓国 ($n=9$)	日本 ($n=11$)
pH	5.63	5.75	6.23	4.90	6.15	5.49	5.54
食塩含量*	21.4	20.2	22.7	15.7	22.0	22.2	18.0
エキス窒素含量*	1.68	2.59	0.97	0.35	1.49	1.27	1.80
遊離アミノ酸総量**	6732	9826	3335	869	6061	5406	7532
グルタミン酸**	1489	1584	560	31	1164	550	1088
グリシン**	267	461	237	43	265	346	298
アラニン**	574	985	469	179	597	715	611
有機酸総量**	1044	1510	1245	ND	1428	955	958
ピログルタミン酸**	317	690	287	ND	252	300	281
乳酸**	341	470	135	ND	252	419	535
酢酸**	266	251	704	ND	734	182	93
ヌクレオシド総量**	178	234	24	25	111	97	157
核酸塩基総量**	63	85	27	6	20	32	89
クレアチン**	147	181	13	13	67	79	164
クレアチニン**	85	94	19	22	40	57	88
窒素回収率（%）	64.3	61.6	45.6	42.5	57.8	68.2	70.4

*：g/100 mL, **：mg/100 mL, ND：未測定. 数値は平均値のみを示す.

　遊離アミノ酸総量は全窒素含量とよい相関を示し，大豆醤油の5000〜6000 mg/100 mLと同程度かより総量は高く，ベトナムおよび日本の製品の多くがこの範囲を超えており，たまり醤油に近い．個々のアミノ酸ではうま味に寄与するグルタミン酸が最も多く，次いで甘味アミノ酸のグリシンとアラニンが多い．これら以外では，アスパラギン酸が多く，また必須アミノ酸のリシン，バリン，ロイシン，フェニルアラニン含量も高い．したがって，東南アジア諸国では多量に消費する魚醤油は必須アミノ酸の供給源としても重要である．

　アミノ酸とは異なり，有機酸含量には国による差が小さい．有機酸ではピログルタミン酸，乳酸および酢酸が主要なもので，ミャンマーや中国の製品では酢酸が乳酸よりも多い．これらではおそらく酢酸発酵が優勢であったものと考えられる．ヌクレオチドは魚醤油には検出されないが，ヌクレオシドおよび核酸塩基ではヒポキサンチンが主要成分である．魚肉のクレアチンリン酸由来のクレアチンおよびクレアチニンが多量に含まれ，全窒素含量やアミノ酸量とよく比例する．魚醤油の熟成中にクレアチンがクレアチニンに転換され，両者の比はおよそ2:1で平衡に達する．

これらの成分分析から，タイ，ベトナム，日本の製品のように，これら成分含量がきわめて高い魚醤油と，ミャンマーおよびラオス産のように著しく低い製品，および中国，韓国産の中間型の3タイプに魚醤油を分けることが可能である．

これらの製品のなかで，窒素含量が3%にも達するベトナム産の製品では，含窒素化合物の窒素分布は遊離アミノ酸が67.3%，結合型アミノ酸が20.0%，ピログルタミン酸が3.4%，ヌクレオシドおよび核酸塩基が4.0%，クレアチンとクレアチニンが3.2%となり，窒素回収率は97.9%に達した．この製品の呈味有効成分が調べられ［阿部 2003］，アスパラギン酸，グルタミン酸，スレオニン，アラニン，バリン，ヒスチジン，プロリン，チロシン，シスチン，メチオニン，ピログルタミン酸の11成分と判定されている．魚醤油らしい味にはスレオニン，アラニンおよびヒスチジンが寄与している．結合型アミノ酸の分布から推定されるように，魚醤油には多量のオリゴペプチドが含まれ，基本味および風味質に深く関与していることが確認されている［阿部 2003］．

魚醤油の伝統的な製法［石毛・ラドル 1990］および最近の麹を用いる製法［Taira et al. 2007］を図5.13に示す．伝統製法では魚の内臓あるいは全魚体と食塩のみを原料とし，半年から1年熟成させて，液体部分を製品とする．「しょっつる」はハタハタ，イワシ，アジ，サバの魚体全体を原料とし，「いしる」ではスルメイカ肝臓あるいはマイワシを用いるのが一般的である．図5.13のように，

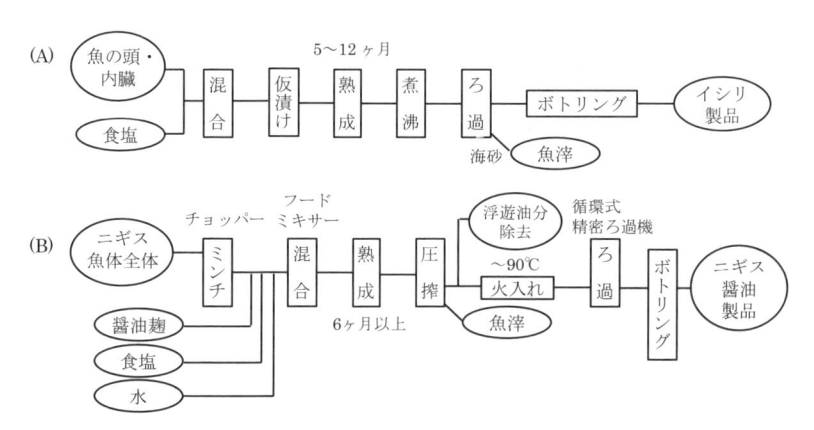

図 5.13 魚の頭・内臓を原料とするイシリの製造工程（A）［石毛・ラドル 1990］，およびニギス全魚体を原料とするニギス醤油の製造工程（B）［Taira et al. 2007］

加工残滓である魚の頭と内臓を原料とする製法もある．製造に際して麹を添加することもある．東南アジアでは基本的に魚と塩のみで熟成させるが，製品は水で薄められたり，砂糖をはじめパイナップルジュースやカラメルなどが添加されることもある．

最近日本で製造されている新タイプの魚醤油では，図5.13に示したニギスをはじめ，トビウオ，サンマ，サケ，ホッケ，カツオ，ホタテガイ，ホッコクアカエビなど，さまざまな原料魚介類が用いられている．最近の傾向は未利用資源あるいは加工残滓を魚醤油に加工する例が多い．また，ほとんどが麹を用いることにより，魚醤油の強いにおいを抑制し，まろやかな味に仕上げた製品が多い．麹を使用することにより，熟成期間も半年程度に短縮が可能である．

図5.13に示したニギスを原料とする魚醤油熟成過程におけるpHと全窒素含量の変化を図5.14に示す．pHは麹菌の生育に伴って，熟成初期から50日目付近まで急激に低下し，その後は4.5付近での変動を示している．最終製品のpHは4.8と表5.5に示した魚醤油よりはやや低い．全窒素は30日目にかけて急激に増加し，その後は熟成終了時まで緩やかな増加を示した．90日あたりで全窒素の増加はほとんど平衡に達しているものの，まろやかな味とにおいをもつ魚醤油の熟成には半年以上が必要であると考えられる［Taira *et al.* 2007］．

この魚醤油製造試験の食塩濃度は最終的に20%程度であり，低塩製品を目的としている．熟成開始から30日程度までは微生物相は大きく変動し，一般生菌数は減少し，好塩菌および高度好塩菌数は大きく増加した．その後は180日まで，

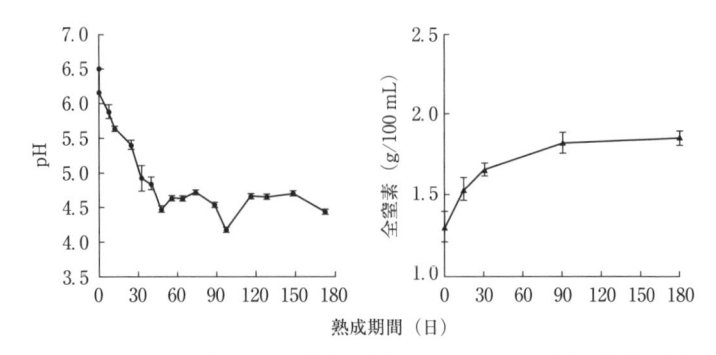

図5.14 ニギスを原料とした魚醤油熟成期間中のpHおよび全窒素含量の変動 ［Taira *et al.* 2007］

これら好塩菌数は低下傾向を示し、優占菌種は *Tetragenococcus halophilus* であった。このような熟成過程を経て、得られた最終製品は東南アジアの魚醤油に特有のにおいは強くは感じられず、魚の好ましい風味とまろやかなうま味をもち、官能検査でも大豆醤油やニョク・マムよりも有意に好まれる傾向であった。

おそらく、調味料としては食塩に次いで古くから利用されてきたと考えられる魚醤は、今新たにさまざまな加工食品への応用が行われている。日本においては、近年高塩分のために敬遠されてきた水産発酵食品であるが、魚醤油は加工食品や調理済み食品の多様化に伴い、今後も発展が期待される。

5.3.3 なれずし

なれずしは基本的に上記の魚醤の延長線上にある発酵食品である。魚介類を塩蔵したのち、米飯とともに発酵させたもので、8世紀前半には文献にその記述が認められ、歴史は古い。朝鮮半島や中国の少数民族にも認められ、東南アジア諸国では現在でも重要な食品となっている［石毛・ラドル 1990］。「すし」は古くから鮓あるいは鮨と書かれ、前者はなれずし、後者は魚醤の意味であったとされる。しかし、10世紀はじめに編纂された『延喜式』ではすべて鮨に統一されているという。当時はアワビ、イガイをはじめとして、アユ、フナ、サケ、アジ、サバなど多くの魚介類のなれずしがつくられ、シカやイノシシの肉なども用いられたようである。

現在まで残っているなれずしの代表は琵琶湖の「ふなずし」である［藤井 1992, 藤井 2000, 石毛・ラドル 1990］。琵琶湖特産のニゴロブナおよびゲンゴロウブナが原料となるが、子持ちのニゴロブナが最もよいとされている。春の産卵期に漁獲したフナのうろこを取り、えらを取り除いたところから卵巣以外の内臓を除去する。そこに食塩を詰め、桶に魚と食塩を交互に入れて重しをし、数ヶ月から1年間漬け込む。

次に、塩漬けしたフナを洗い、腹腔に塩を加えた米飯を詰め、すし桶に米飯とフナを交互に並べ、重しをのせる。この桶に塩水を張って空気を遮断し、1年以上漬け込む。空気は塩水で遮断され、酸化が抑制される。乳酸発酵により乳酸をはじめとするさまざまな有機酸が生成し、pHが低下するとともに、さまざまなカルボニル化合物、アルコール、エステルなどが生成し、強いにおいを発生する。

フナの肉のタンパク質は自己消化されてアミノ酸を生じ，うま味の源となる．ふなずしは十分に熟成されたチーズのような強烈なにおいを呈するため，慣れないと食べられない日本人が多いが，チーズを多食する欧米人は比較的抵抗なく食べられるようである．

本格的ななれずしで現在まで残っているのはふなずしのみであるが，琵琶湖のニゴロブナは近年ブルーギルやブラックバスなどの外来魚により圧迫され，ゲンゴロウブナとともに絶滅危惧種IBに指定されており，近い将来野生での絶滅が危惧されている．したがって，ふなずしの存続が危ぶまれているのが現状である．市場には出まわらないものの，琵琶湖周辺ではそのほかアユ，ウグイ，ハス，ドジョウなどでもなれずしがつくられており，ブルーギルさえも用いられるようである［福田ほか 2005］．

ふなずしでは用いた米飯は形がなくなるほど発酵し，除かれて食されるが，室町時代以降になると発酵期間を短縮して米飯も一緒に食するようななれずしが出現する．生なれずしと呼ばれ，それ以前のなれずしは本なれずしと呼ばれて区別されるようになる．紀州の「さばなれずし」，能登の「あじのすす」，岐阜の「あゆずし」，三重のコノシロの「ぶさんずし」など，各地に祭りや祝い事で伝統的につくられてきたなれずしが残っている［福田ほか 2005］．

生なれずしの系統で，米飯以外に麹や野菜を用いるものは「いずし」と呼ばれ，おもに東北，北陸地方で製造されている．北海道の「さけいずし」，秋田の「はたはたずし」，若狭の「にしんずし」，加賀のブリを用いた「かぶらずし」などが有名である［福田ほか 2005］．

本節で述べた発酵食品は限られているものの，それぞれの地方には特色のある伝統的な発酵食品がまだ多数存在している．伝統行事と関連したものも多い．これらの発酵食品が将来に受け継がれていくことを祈りたい． ［阿部宏喜］

文献

Taira, W. et al. (2007). Fish. Sci., 73：913-923.
阿部宏喜（2003）．New Food Industry, 45：39-45.
石毛直道（1987）．うま味一味の再発見（河村洋二郎・木村修一編），pp.23-57, 女子栄養大学出版部．
石毛直道・ケネス ラドル（1990）．魚醤とナレズシの研究—モンスーン・アジアの食事文化．岩波書店．

田口一夫 (2004). 黒マグロはローマ人のグルメ, 成山堂書店.
福田　裕・山澤正勝・岡崎恵美子監修 (2005). 全国水産加工品総覧, 光琳.
藤井建夫 (1992). 塩辛・くさや・かつお節－水産発酵食品の製法と旨味, 恒星社厚生閣.
藤井建夫 (2000). 魚の発酵食品, 成山堂書店.

6 魚介類の安全の科学

◆ 6.1 寄 生 虫 ◆

　魚介類の寄生虫（parasite）には，微小な原虫（単細胞性の真核生物）から大型寄生虫まで幅広い動物群が含まれる（表6.1）．寄生部位別には，体表や鰓などに寄生する外部寄生虫と，内臓や筋肉などに寄生する内部寄生虫に分けられる．多くの寄生虫は，宿主（host）となる魚種や寄生部位が決まっており，それぞれ宿主特異性および組織特異性と呼ぶ．

　また，生活環（life cycle）に単一の宿主だけをもつものと，複数の宿主をもつ寄生虫がいる．後者では，中間宿主（intermediate host）の体内で幼虫として発育し，終宿主（final host）の体内で成虫となるが，魚類は中間宿主にも終宿主にもなり得る．多くの寄生虫は，終宿主が中間宿主を摂食する自然界の食物連鎖

表 6.1 魚介類に寄生するおもな寄生虫

分類群	寄生虫名（おもな宿主魚介類）
微胞子虫	グルゲア（アユ），スプラゲア（キアンコウ），ヘテロスポリス（ウナギ），ミクロスポリディウム（ブリ類）
粘液胞子虫	クドア・セプテンプンクタータ（ヒラメ）
線　虫	アニサキス（サバ，タラ，イカ），シュードテラノーバ（タラ，カレイ），顎口虫（ドジョウ），旋尾線虫（ホタルイカ），ブリヒモセンチュウ（ブリ）
条　虫	日本海裂頭条虫（サクラマス），大複殖門条虫（イワシ？），ニベリン条虫（タラ，イカ），テンタクラリア（カツオ）
吸　虫	横川吸虫（アユ，シラウオ），肺吸虫（サワガニ，モクズガニ）
鉤頭虫	ラジノリンカス（サンマ）
甲殻類	サンマヒジキムシ（サンマ），ホタテエラカザリ（ホタテガイ）

(food chain)を利用して宿主間を移動する．このような虫は天然魚には寄生するが，養殖魚には通常寄生しない．ここでは，人体に有害な寄生虫と，異物として目につくことで商品価値を低下させる寄生虫に分けて解説する．

6.1.1 人体に有害な寄生虫

生鮮魚介類を生で食することによって人体に侵入し，害を及ぼす寄生虫を食品媒介寄生虫という．そのうち人体寄生虫として有名なものに，アニサキス（*Anisakis*），旋尾線虫，顎口虫，日本海裂頭条虫，横川吸虫，肝吸虫などがある．この場合，魚介類は中間宿主であり，人間は終宿主になる．近年，衛生環境の改善とともに人体寄生虫症は激減しているが，食品媒介寄生虫症はむしろ多様化して種類は多くなっている．その背景として，まず日本人の生食嗜好という食習慣があげられる．また冷蔵技術と流通網の発達により，以前は特定地域にのみ発生していたものが全国に広まったものもある．

a. アニサキス

食品衛生的に問題となるのは，おもにアニサキス・シンプレックス（*Anisakis simplex*）である［鈴木・村田 2011］．アニサキスは線虫（nematode）の1種で，海産哺乳類のイルカ・クジラ類を終宿主とし，オキアミ類を中間宿主とする．そのオキアミ類を魚類やイカ類が捕食すると，それらの内臓にアニサキス幼虫が移行して，直径3～5 mmの渦巻状になって寄生する（図6.1）．

これをヒトが誤って摂食すると，幼虫が胃や腸に穿入し，食後数時間で激し

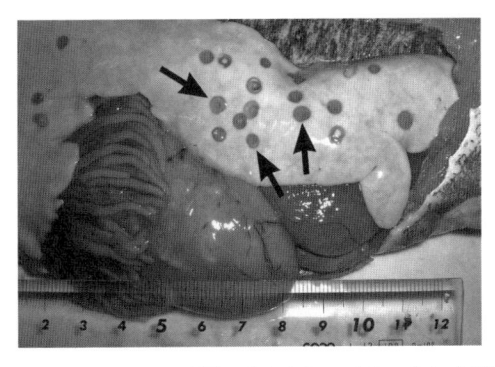

図6.1 スケトウダラの肝臓に寄生するアニサキス幼虫（矢印）

い腹痛や嘔吐を伴う急性胃腸炎が引き起こされる．しかしヒトは本来の宿主ではないため発育できず，数日以内に死滅してしまい自然治癒する．また胃内視鏡により摘出すれば，速やかに治る．アニサキス症のメカニズムに関する最近の研究では，虫体の抗原に対するアレルギー（allergy）も検討されている．従来，サバのような青魚の生食によるじんましんのうち，ヒスタミン中毒とされていたものの多くがアニサキスアレルギーであるとの説もある．

アニサキス症は日本では1964年に初めて報告され，以後全国的に発生しているが，実態は正確に把握できていない．1999年に食品衛生法施工規則の一部が改正されてアニサキスも食中毒病因物質に指定されて以来，届出件数が増加しているものの，実際にはそれよりはるかに多い年間500〜1000件の発生があるともいわれている［杉山 2010，鈴木・村田 2011］．

アニサキスは150種以上の日本産魚介類に寄生するが，特にサバ類，タラ類，サケ，スルメイカなどに多い．サバやサケは内臓だけでなく筋肉内に寄生していることもあるため，生食は避けた方がよい．またアニサキスは酸に強く酢漬けにしても死なない．事実，しめサバによる症例は非常に多い．タラ類については，魚卵や白子に注意すべきである．2005年，養殖カンパチからアニサキスが高率で検出され問題となったが［Yoshinaga et al. 2006］，これは中国での種苗育成時に生餌が投与されたことによるまれな事例である．

最近の分子生物学的研究により，アニサキス・シンプレックスは3種の同胞種（形態で分けるのは難しいが，遺伝的には区別できる種）に分類され，それらは地埋的分布と病害性に大きな違いがあることがわかってきた．北海道から本州の太平洋側で漁獲される魚からはアニサキス・シンプレックス・センス・ストリクト（*A. simplex* sensu stricto（s.s.）= 狭義の *A. simplex*），九州と日本海側の魚からはアニサキス・ペグレッフィ（*A. pegreffii*）がおもに検出される．一方，アニサキス症患者から見つかる虫体は，居住地域によらず，ほとんどすべて *A. simplex* s.s.である．*A. simplex* s.s.は魚が常温におかれると筋肉へ移行し始めるのに対して，*A. pegreffii* はほとんど移行しないので，ヒトへの感染機会が少ないと考えられる．さらに *A. pegreffii* は消化管壁への侵入力が弱いことも，アニサキス症の原因になりにくい理由とされている［鈴木・村田 2011］．

アニサキス症を防止するには，冷凍（−20℃，24時間以上）または加熱（60℃，

1分間以上）処理することが最善の策である．しかし生で供する場合は，北海道から東日本で漁獲される発生リスクの高い魚種に注意すること，保管温度を常時4℃以下に維持して虫体が筋肉へ移行するのを防ぐこと，内臓を早めに除去すること，食べる際にはよく噛むことが重要である．

b. その他の線虫

アニサキス以外の線虫では，シュードテラノーバ，顎口虫，旋尾線虫などがある．シュードテラノーバはタラ類やカレイ類の内臓に寄生し，アニサキスより大型で渦巻状にならない．ヒトに寄生するとアニサキス症と同様に激しい腹痛を起こす．顎口虫には，ライギョに寄生する有棘顎口虫，輸入ドジョウに寄生する剛棘顎口虫，国産ドジョウに寄生する日本顎口虫などがある．いずれも寄生を受けた魚の生食や「踊り食い」により侵入して幼虫のまま体内を移行し，通った跡が「ミミズ腫れ」となる皮膚爬行症を呈する．旋尾線虫はホタルイカの内臓に寄生しており，生食すると幼虫が侵入して腸閉塞や皮膚爬行症を起こす．近年，ホタルイカが遠隔地まで生鮮状態で輸送されるようになったことが本症増加の原因と考えられている［杉山 2010］．

c. 条虫，吸虫

日本海裂頭条虫は条虫（cestode）の1種であり，サケマス類（サクラマスなど）の筋肉に体長1cmほどの幼虫として寄生している．それを生食すると腸内で成虫に発育し，最大10m以上に達する．いわゆるサナダムシともいわれる．腹痛や下痢を起こすものの一般に軽度で，無症状の場合もある．生活環は不明な点が多いが，サケマス類が海洋を回遊して河川への接岸期に海で感染することがわかっている［粟倉ほか 1985］．すなわち，淡水養殖のサケマス類には寄生しない．

大複殖門条虫はヒトの小腸に寄生すると体長3〜6mに達する大型の条虫であるが，症状は比較的軽微である．生活環は不明であるものの，おもにイワシまたはその稚魚（シラス）が感染源と疑われている．

吸虫（trematode）の1種である横川吸虫の被嚢幼虫はアユやシラウオのうろこや筋肉に寄生している．それらを生食するとヒトの小腸に寄生する．しかし成虫になっても体長1〜2mmで小さいため，症状は軽度で自覚症状がないことが多い．

肺吸虫はサワガニやモクズガニから人体に侵入し，肺に寄生して発咳，血痰，

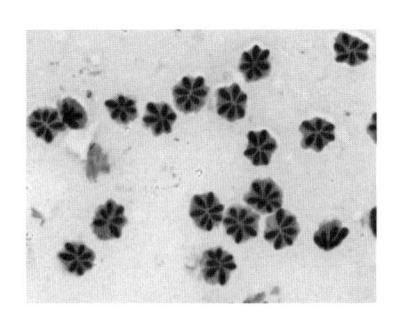

図 6.2　ヒラメの筋肉に寄生するクドア・セプテンプンクタータの胞子（メチレン・ブルー染色）

胸痛を起こす．これらの淡水カニを生や加熱不十分な状態で摂食すること，または処理に用いた包丁やまな板を介することにより感染する．

d. クドア食中毒

2011 年に新しく認定された食中毒で，ヒラメの筋肉に寄生する粘液胞子虫クドア・セプテンプンクタータ（*Kudoa septempunctata*）が原因である（図 6.2）［横山 2012］．症状は一過性の下痢と嘔吐であるが，重症化した例はなく予後は良好である．このクドアはヒラメの筋線維内に寄生していて肉眼的にわからないので，気づかずに食べてしまう危険性がある．クドアの胞子原形質がヒトの腸管上皮に侵入して腸管細胞に物理的傷害を与えることが下痢発症機構の 1 つと考えられている［大西 2012］．クドアは冷凍（-15〜-20℃，4 時間以上）または加熱（75℃，5 分間以上）処理で無毒化するが，ヒラメは刺身商材であるため現実的でない．国産または輸入養殖ヒラメが主たる感染源となるため，ヒラメ養殖場からの出荷時や輸入検疫時にクドア検査をして感染群を除去するなどの対策が取られたことにより，発生は減少している．

6.1.2　異物としての寄生虫

人体に害を及ぼすことはなくても，異物として目につき見栄えが悪いため苦情の原因となる寄生虫が数多くある．

a. 粘液胞子虫・微胞子虫

粘液胞子虫（myxosporean）は，宿主の結合組織に覆われた袋状のシスト（cyst）の中で多数の胞子（spore）を形成する．魚の筋肉内に米粒大のシストができると，

異物として問題になる．一方，筋線維内に寄生して宿主組織に覆われずに胞子形成するものもある．この場合は寄生が肉眼的に認められないが，魚の死後，寄生虫由来のタンパク質分解酵素（protease）により筋肉を溶かす（いわゆるジェリーミート jelly meat）種類がある．流通，加工過程でジェリー化して，商品価値を失わせる．

微胞子虫（microsporean）は寄生した宿主細胞を肉眼で見えるくらいに肥大化させるものがあり，これもシストといわれる．アユの内臓にシストを形成するグルゲアやキアンコウの神経系にブドウの房状のシストを作るスプラゲアなどがある．ウナギの筋肉に寄生するヘテロスポリスは魚が生きている間に筋肉融解を起こし，外観的に凹凸を呈することから「べこ病」と呼ばれる．ブリ類のミクロスポリディウム寄生も「べこ病」といわれるが，おもに稚魚期の疾病であり，魚の成長に伴い宿主のマクロファージ（macrophage）による貪食反応が進んで胞子が排除され，徐々に治癒していく．しかし初期の感染が重篤の場合は成魚になっても完全に治らず，患部が黒い異物として残ることがある．

b. 吸虫・条虫・線虫・鉤頭虫

いずれも魚の内部寄生虫である．多くの吸虫の被囊幼虫は1～2 mm の粒状であるが，ディディモゾーン吸虫（成虫）は黄褐色のひも状に見える．

条虫では，四吻目条虫の幼虫が魚の内臓や筋肉内に寄生する．タラ類やスルメイカのニベリン条虫や，カツオのテンタクラリアなどが代表的で，5 mm 程度の白色異物として見られる．虫体の頭部には鉤が密生した吻を4本もつ．サメ類を終宿主とするのでヒトには寄生しないが，誤って飲み込んだときに虫体の吻がのどに引っ掛かる症例がある．

線虫ではブリの筋肉に寄生するブリヒモセンチュウがある．体長30 cm 以上にもなる大型の線虫類で，肉の中では折り畳まれた状態で見られる．

サンマやタラ類の内臓に鉤頭虫（acanthocephalan）が寄生する．体長1～2 cm のオレンジ色の細長い虫として見られる．

c. 甲殻類

魚の外部寄生虫である甲殻類（crustacean）には，サンマの体表に寄生するサンマヒジキムシなどがある．これは体長数 cm で黒色の細長い虫体が頭部を体表に挿入して寄生している（図6.3）．そのほか，ホタテガイのえらにはホタテエ

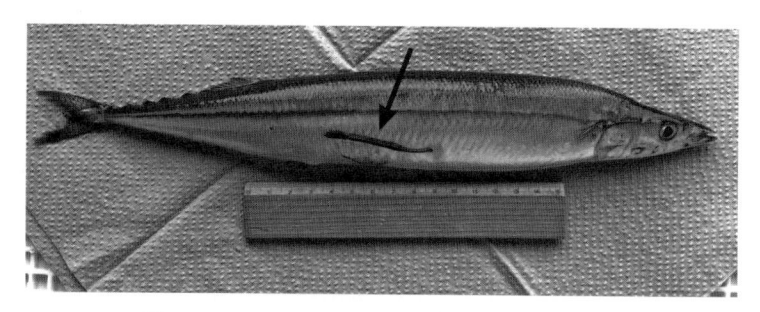

図 6.3 サンマの体表に寄生するサンマヒジキムシ（矢印）

ラカザリが寄生する． 〔横山　博〕

文　　献

粟倉輝彦ほか（1985）．北海道立水産孵化場研報，**40**：57-67．
大西貴弘（2012）．日食微誌，**29**：61-64．
杉山　広（2010）．食衛誌，**51**：285-291．
鈴木　淳・村田理恵（2011）．東京健安研セ年報，**62**：13-24．
横山　博（2012）．日食微誌，**29**：68-73．
Yoshinaga, T. *et al.* (2006). *Fish Pathol.*, **41**：123-126．

6.2　腐敗と食中毒

　水産物の腐敗，食中毒を引き起こす原因はおもに細菌であり，腸炎ビブリオやコレラなどは水産物の食中毒菌または感染症菌として特に有名である．水産物の安全性確保の観点から，これらの微生物について古くから研究されてきた．また，水産物を保存するための技術も進歩し，冷凍，冷蔵，塩干，加熱等の手法が開発され，水産物の保蔵に利用されている．本章では，水産物で問題となる腐敗細菌や食中毒を引き起こす微生物について紹介する．

6.2.1　水産物の腐敗

　畜肉に比べ，腐敗しやすいのが水産食品である．食品の腐敗は特定の微生物種のみで引き起こされるのではなく，食品に付着していた多種多様の微生物が入れ

替わり増殖して起こるもので，食品を貯蔵したときの条件がその微生物のもつ増殖条件と適合したものが優勢種となり，食品成分を分解して増殖していく．本項では，水産物の腐敗細菌について解説する．

a. 鮮魚の腐敗

漁獲直後の魚介類体表および内臓には 10^2 から 10^5 cfu/g（試料1gあたりに存在するコロニーを形成する生菌の数を表す単位）の細菌が付着しているが，筋肉および体液はほぼ無菌である．海産魚介類の体表に付着している細菌種は季節，地域，魚種および部位により異なるが *Vibrio*, *Photobacterium*, *Shewanella*,

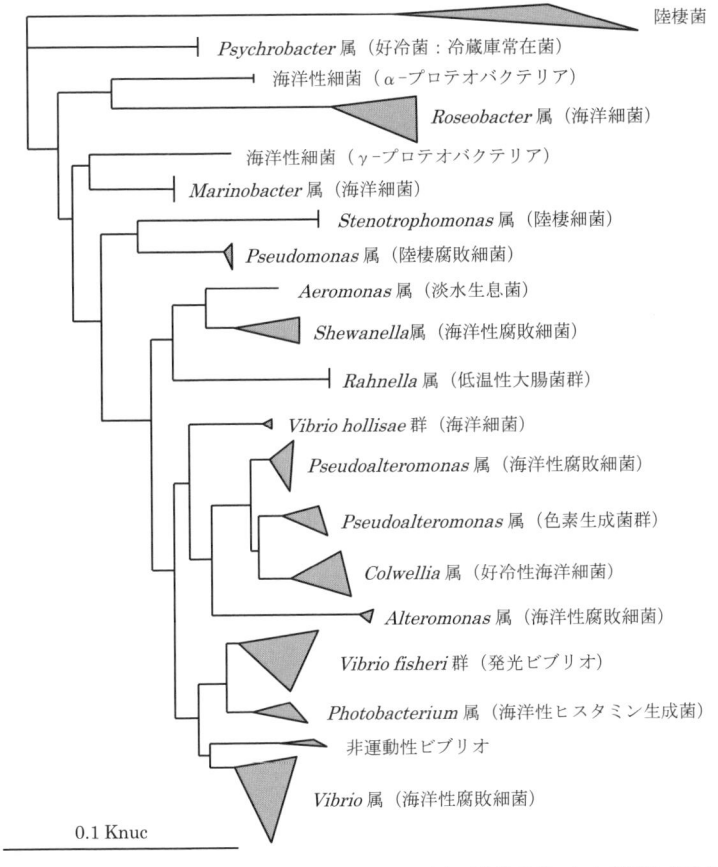

図 6.4 生鮮魚介類から分離された細菌の 16S rRNA 遺伝子塩基配列による系統樹（NJ 法）
図の中の三角形は群内での配列の多様性を示す．スケールバーは 0.1 Knuc.

Pseudoalteromonas, *Pseudomonas*, 腸内細菌群 (*Rahnella*), *Psychrobacter* 等が主要な細菌である (図6.4) [奥積 1989].

　鮮魚の場合, 死後硬直が続いている間は細菌による組織への侵入や分解はほとんど起こらないが, 解硬して体液が滲出するようになると体表や腸内に存在する細菌は筋肉や内臓組織内部へと侵入し増殖する. 細菌は増殖しながらアンモニア, トリメチルアミン等のアミン類 (生ぐささ), 酪酸, プロピオン酸等の有機酸 (すえた酸臭), 硫化水素等の硫黄化合物 (腐った卵臭) などを生成する. 通常, 腐敗臭がかすかに感じられるようになった時点を"初期腐敗"と表現し, 生菌数は10^7 cfu/g程度で, 腐敗時 (官能的に不可食の状態) には10^8 cfu/gに達する. 魚介類の自己消化酵素および付着微生物は低温でも腐敗活性を発揮するため, 畜肉に比べ腐りやすい. もちろんこの間, 優先細菌種の交代が繰り返され, 腐敗時には*Pseudomonas*, *Psychrobacter*等が優占菌種となることが多い (表6.2).

　前述したように, 腐敗は特定の菌種で引き起こされるものではないが, 鮮魚において強い腐敗活性を示す菌種は存在する. 鮮魚の腐敗細菌の研究を総合的に行ったのは1960年代のシュワン (J. M. Shewan) が最初で, 増殖速度が速く, 低温でも増殖することから, 魚の腐敗細菌として*Pseudoalteromonas*や*Shewanella*が重要であると報告している. 特に, *S. putrefaciens*は腐敗臭の原因となるトリメチルアミン, アンモニア, 硫化水素などを生成するため, 水産物の主要な腐敗菌として欧州を中心に盛んに研究されている. なお, 属名の*Shewanella*はShewanの功績を称えてつけられたものである. 漁獲後の洗浄, 低温流通が普及している現在のわが国の流通形態では, *Pseudoalteromonas*や

表6.2　サバミンチ肉貯蔵中 (5℃) の細菌相の変化

貯蔵期間 (日)	0	2	4	6	10
生菌数 (Log_{10} cfu/g)	3.9	4.4	7.5	9.4	10.0
細菌相 (%)					
好冷菌 (グラム陰性)	25	6			
陸棲腐敗菌 (*Pseudomonas*属など)	15	76	75	100	100
海洋性腐敗細菌	5	18	20		
海洋細菌	5				
グラム陽性球菌	20				
芽胞形成菌 (*Bacillus*属)	25		5		
未同定	5				

6.2 腐敗と食中毒

Shewanella が生鮮魚の腐敗菌として優占菌となることは珍しくなった［里見ほか 2004］.

b. 練り製品の腐敗菌

5.2節で説明されているように，カマボコなどの水産練り製品は加熱加工品である．したがって，腐敗菌の種類も原料由来で加熱に耐性をもつ菌（耐熱芽胞菌）と加熱後混入してくる二次汚染菌に大別される．

1) 耐熱芽胞菌による腐敗

練り製品の加熱は中心温度80℃で20分程度とされ，細菌の芽胞が生残できる条件である．そのため，原料に混入していた芽胞形成菌は加熱後，練り製品中で発芽し，製品中で増殖する．その過程で，タンパク質やデンプンを分解し，製品の軟化，斑点状軟化（スポット形成），褐変，気泡形成等の腐敗を引き起こす．これらの腐敗はおもに *Bacillus* 属細菌によるものである．カマボコ内部にできたスポットで観察される水あめ様の粘質物（図6.5左）はカマボコに含まれる糖類から生成されたデキストランやレバンで，*B. subtilis*（図6.5右）や *B. licheniformis* などが原因菌である．*B. licheniformis* は上記の変敗のすべての原因となり得るため，練り製品の腐敗菌として広く知られている［藤井 2001］.

2) 二次汚染菌による腐敗

練り製品を冷蔵保存した際に，表面に水あめ様の粘質物が形成されたり，赤

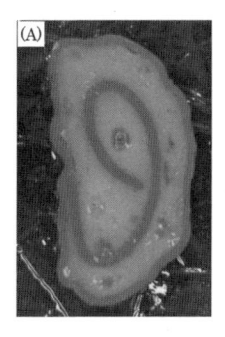

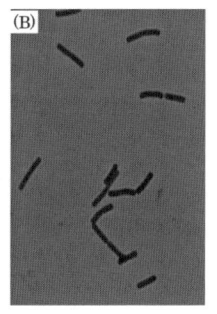

図6.5 カマボコの内部にできたスポットと原因菌の顕微鏡写真
(A) カマボコ製品の内部にできたスポット．透明な粘質物が観察できる
(B) スポットから分離された原因菌 *Bacillus subtilis* のグラム染色像（×1000）.

色に変色したりすることがある．これらは加熱後に製品の表面に付着した二次汚染菌によるもので，"ネト"と呼ばれている．ネトの主成分は練り製品に含まれるショ糖から細菌（おもに乳酸菌）よって生成されたデキストランである．特に *Leuconostoc mesenteroides* は冷蔵保存で問題となるネトの生成菌として古くから知られている．また，赤色の変色は *Serratia marcescens* によることが多い．本菌種には赤い色素を産生する株があり，パンがキリストの血で赤く着色するキリスト教の故事にちなんで「霊菌」と呼ばれることもある．そのほかに，*Streptococcus*, *Flavobacterium* 等がネトや色素の生成菌として報告されている．その他の二次汚染微生物として *Penicillium*, *Aspergillus*, *Mucor* などのカビもときとして問題となる［藤井 2001］．

6.2.2 水産物における微生物性食中毒

わが国において水産物による食中毒の原因となる微生物はノロウイルス，腸炎ビブリオが大半を占める（図6.6）．イカを原料とした菓子類でのサルモネラ食中毒，イクラでの大腸菌O157食中毒などの事例が報告されているが，ごく少数

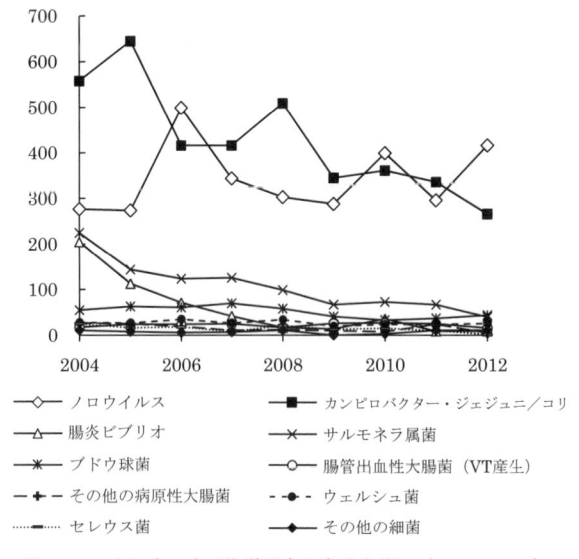

図6.6 日本国内の病因物質別食中毒発生状況（2004〜2012年；厚生労働省統計より抜粋）

表6.3 おもな食中毒細菌の特徴（森田，2013を一部改変）

原因細菌	食中毒の型	細菌の特徴	おもな原因食品	潜伏期間・症状等
カンピロバクター（*Campylobacter jejuni/coli*）	感染型	グラム陰性，微好気性，らせん菌，至適増殖温度42℃	生鶏肉，牛鶏レバー等	潜伏期間は2〜5日，下痢（多様性あり），腹痛，発熱，嘔吐等．ギランバレー症候群を起こすことがある．
サルモネラ（*Salmonella*）	感染型	グラム陰性，通性嫌気性，桿菌，至適増殖温度37℃，血清型で識別	卵，卵製品，鶏肉，豚肉等	潜伏期間は8〜48時間，発熱（38℃以上），下痢（多様性あり），腹痛，発熱，嘔吐等
腸炎ビブリオ（*Vibrio parahaemolyticus*）	感染型	グラム陰性，通性嫌気性，桿菌，至適増殖温度35〜37℃，好塩性，おもに海洋環境に生息	海産魚貝類（おもに夏季）	潜伏期間は約12時間，激しい上腹部痛と水溶便，発熱，嘔吐等
黄色ブドウ球菌（*Staphylococcus aureus*）	食品内毒素型	グラム陽性，通性嫌気性，球菌，至適増殖温度35〜37℃，耐塩性，食品中でエンテロトキシン産生	塩おにぎり，手造り団子，饅頭，未殺菌牛乳等	潜伏期間は約3時間，嘔吐，下痢，腹痛等
ボツリヌス*（*Clostridium botulinum*）	食品内毒素型（食餌性ボツリヌス症）	グラム陽性，偏性嫌気性，桿菌，芽胞形成，至適増殖温度30〜42℃	真空パックされた食品（缶詰等），いずし等の魚介類保存食品	潜伏期間は12〜36時間，嘔吐，嘔気，腹痛，下痢，瞼の下垂，複視，麻痺等
	生体内毒素型（乳児ボツリヌス症：1歳未満の乳児で発症）		蜂蜜，コーンシロップ等	潜伏期間は3〜30日間，消化器症状に続き，全身脱力，衰弱，首の据わりが悪い

＊：「感染症の予防及び感染症の患者に対する医療に関する法律」の四類感染症の病原体に該当．

である．近年，カンピロバクターによる食中毒事例が増加し，発生件数の上位になっているのに対し，1990年代まで食中毒発生件数（全食品対象）第1位であった腸炎ビブリオによる食中毒は激減した．ノロウイルスは1998年に正式に食中毒原因微生物として認定されて以来，発生件数が増加し，現在では発生件数上位である．原因食品は二枚貝などの水産物が多く，水産物の重要な危害要因である［厚生労働省 2013］．本項では水産物で問題となる食中毒菌について紹介する．その他の食中毒菌については表6.3および成書［清水 2001，森田 2013］を参照

されたい.

a. ノロウイルス

　カリシウイルス科（Caliciviridae），ノロウイルス属のRNAウイルスで，1968年アメリカ・オハイオ州ノーウオーク（Norwalk）市で分離されたため，ノロウイルス（Norovirus）と命名された．食中毒および感染性胃腸炎の主要なウイルスである．おもに冬に流行するが，1年中発生している．一時期，食中毒による下痢や胃腸炎の原因ウイルスをまとめて小型球形ウイルス（SRSV）と総称していたこともあったが，原因ウイルスのほとんどが本ウイルスであったため，ノロウイルスに統一された．ノロウイルスは遺伝子型によりⅠ（GI）とⅡ（GII）群に分類され，GIおよびGIIにはさらに多数の遺伝子型が存在している．また，ノロウイルスは進化速度が非常に早いため多数の抗原型が存在する．

　食中毒の原因食品としては二枚貝などの海産物が多いが，本ウイルスはヒトにのみ感染し，増殖する．二枚貝などの海産物の体内では増殖しない．つまり食中毒の原因は，ヒトから排出されたウイルスに二次汚染された食品の摂取や汚染環境で養殖された二枚貝の生食である．本ウイルスのヒトへの感染力は非常に強く，数十個程度の経口摂取で感染が成立するといわれている．感染源は感染者の吐物や糞便であり，それらの中には多量のウイルス（吐物:数千万個/g，下痢便:数十億個/g）が存在する．症状が軽快しても通常10日間ほど糞便中にウイルス粒子が排出され続けている．

　ヒトから排出されたウイルス粒子は河川，海洋に放出され，その粒子を二枚貝などが取り込み中腸腺に蓄積，再びヒトが摂取し，感染するといったサイクルで自然界を循環していると考えられている．本ウイルスの潜伏期間は24〜48時間で，おもな症状は嘔吐・水様性下痢で，発熱，倦怠感，頭痛などが認められることもある．症状は一過性で発症後1〜3日で軽快する．高齢者福祉施設や病院などでは流行しやすく，高齢者が吐物を気管に詰まらせることによる窒息死や脱水症状で死亡することもある．ノロウイルスはヒトにのみ感染するため，動物実験や細胞を用いた培養ができず，ワクチン製造や予防法開発が困難である．ノロウイルスの感染予防には流水による手洗い，食品の加熱（85℃，1分間以上）が推奨されている．高濃度塩素（200 ppm以上）は有効であるが，消毒用アルコールは無効とされている［森田 2013］．

b. 腸炎ビブリオ

腸炎ビブリオ（*Vibrio parahaemolyticus*）はグラム陰性，通性嫌気性の短桿菌で，海洋環境に生息する好塩性細菌である．10〜42℃（増殖至適温度35〜37℃）で増殖するため，水温の低い冬季は沿岸部の底泥中で越冬し，海水温が15℃以上になると海水中に出現し，カキ，エビ，イカ，タコ，アジなどに付着する．感染型食中毒菌で，増殖速度が速く（世代時間約10分），増殖に食塩（約1%以上）を要求する．腸炎ビブリオは菌体表面抗原（O抗原）と莢膜抗原（K抗原）によって血清型別される．近年はO3:K6が全世界的に流行している．患者から分離される腸炎ビブリオは耐熱性溶血毒（thermostable direct hemolysin：TDH）や耐熱性溶血毒類似毒素（TDH-related hemolysin：TRH）を産生する．海水や魚介類などの天然環境から分離される腸炎ビブリオの約0.1%がTDH産生菌である．

夏季に集中して発生する食中毒で，本菌が付着した刺身・すしなどを高温の部屋に長時間保持した後に，その食品を喫食することで発症する．感染には1万〜100万細胞の菌の摂取が必要とされる．潜伏期間は平均12時間前後で，おもな症状は激しい腹痛，特に上腹部の腹痛と水様性下痢，発熱，悪心，嘔吐である．診断方法は糞便からの腸炎ビブリオの分離で，分離菌はTDH産生菌である．本食中毒は下痢により脱水症状を呈することが多い．本菌による食中毒の予防法として，真水で洗う，冷蔵保存する，加熱する，酢などを用いて調理する（本菌は酸性に弱い）などが有効である．また，アルコール消毒などで容易に死滅する［藤井 2012］．

6.2.3 アレルギー様食中毒

ヒスタミン（histamine）を主原因とする化学性食中毒の一種で，じんましんや顔面紅潮といった症状を呈する．サバやマグロなど，ヒスチジンを大量に含む赤身魚が原因食品となることが多い（表6.4）．ヒスタミンの生成は細菌によるものである．毎年，学校給食などで20件程度の食中毒事例が報告され，患者数は500名程度，死亡例は報告されていない．日本では食品中のヒスタミン量についての基準値は設定されていないが，FDA，CODEXなど各国，各機関では食中毒の原因物質として基準値が設定されている．たとえば，FDAではすべての食品について50 ppmと厳しい規制値が設定されているが，CODEXでは，水産

表6.4 学校給食のヒスタミン食中毒発生状況（大規模な事例）（厚生労働省HPより）

年/月	発生場所	原因食品	摂食者数	患者数
2006/9	埼玉県	カジキマグロの照り焼	574	33
2008/6	群馬県	カジキマグロの照り焼	2899	78
2008/11	東京都	マグロのケチャップ煮	675	43
2009/1	札幌市	マグロのごまフライ	512	279

物について200 ppm，魚醤油では400 ppmなど品目別に細かく設定されている[FAO/WHO 2012]．海外では水産物の品質指標とみなされる場合もあり，水産業界において本物質の制御は重要である．

a. ヒスタミン

ヒスタミンは分子式 $C_5H_9N_3$，分子量 111.14 のバイオジェニックアミンの一種で，アミノ酸であるヒスチジンの脱炭酸反応で誘導される．

ヒスタミンは無色，無臭で一般的な加熱調理では分解しない．人体では肥満細胞のほか，好塩基球などがヒスタミン生成細胞として知られている．血圧降下，血管透過性亢進，平滑筋収縮，血管拡張などの薬理作用があり，アレルギー反応や炎症の発現に介在物質として働く．

b. ヒスタミンの無毒性量

ヒスタミンに対する感受性には個人差があり，経口投与によるヒスタミンの毒性については不明な点が多いが，50 mgがヒスタミンの無毒性量（no observed adverse effect level：NOAEL）と考えられている．FAO/WHOによるバイオジェニックアミン専門家委員会（2012）では，一般的に1回の食事で200 mg/kg（200 ppm）の濃度でヒスタミンを含む水産物を通常の提供状態で250 g摂取した場合までは症状が現れないとしている．チラミン等のほかのアミンはヒスタミンの生理活性作用を増強するといわれているため，ヒスタミン以外のアミンも蓄積している食品でのNOAELはさらに低い値かもしれない．

c. ヒスタミン生成機構

食品中におけるヒスチジンからヒスタミンへの変換は，細菌のもつヒスチジン脱炭酸酵素（HDC，EC.4.1.1.22）によるもので，酵素の型により以下の2つに分類される．①補酵素にピリドキサール5'-リン酸（PLP）を要求するPLP依

存型酵素と，②活性中心がピルボイル基であるピルボイル酵素である．PLP依存型 HDC はグラム陰性菌のほか，哺乳類の肝臓などに存在し，ピルボイル型 HDC はグラム陽性細菌にのみ存在する．

PLP 依存型酵素をもつグラム陰性ヒスタミン生成菌はおもに生鮮魚介類や加工度の低い水産物から分離される菌群で，陸棲の腸内細菌科細菌と海洋性の Photobacterium 属細菌が知られている．どちらの菌群も増殖が速く，ヒスタミン生成能も強い．腸内細菌科のヒスタミン生成菌としては Morganella morganii, Enterobacter aerogenes, Raoultella planticola などが知られ，海洋性のものとして，中温性の Photobacterium damselae と低温性の P. phosphoreum などが知られている．腸内細菌科の細菌と P. damselae は中温菌なので，水産物の温度管理に不備があると短時間でヒスタミンを生成する．P. phosphoreum などの低温性ヒスタミン生成菌群は 5℃（冷蔵庫の温度）でも増殖するため，注意が必要であるが，中毒を引き起こすほどのヒスタミンを生成するためには 3 日以上かかる．

上記のヒスタミン生成菌は一般に凍結に弱く，凍結融解の過程で多くの細胞は死滅すると考えられるが，酵素は失活することなく残存している可能性は高い．そのため，細菌検査ではヒスタミン生成菌として検出されない状態でも，酵素単独で食品中に放出された場合はヒスタミン生成の原因となると考えられる．

一方，ピルボイル型酵素をもつグラム陽性ヒスタミン生成菌は醬油，水産発酵食品，チーズ，ワインなどの発酵食品から分離され，乳酸菌，Staphylococcus 属，Clostridium 属細菌などがこれまでヒスタミン生成菌として報告されている．高塩分の食品からは好塩性乳酸菌の Tetragenococcus 属細菌や耐塩性の Staphylococcus 属細菌がヒスタミン生成菌として分離される．ワイン，チーズなどの食品では Lactobacillus 属細菌や Oenococcus oeni などの乳酸菌がヒスタミン生成菌として分離される．

6.2.3 微生物による食中毒の防止

微生物による食中毒予防の三原則は，食中毒菌などを「付けない，増やさない，やっつける（殺す）」である．この三原則を確実に行うことができれば微生物による食中毒が起こることはない．食材（特に肉，魚，野菜）に付いていた菌やウイルスを調理器具や手指を介して別の食材に付けない（二次汚染）．肉や魚など

は購入後,速やかに冷蔵庫に入れ,菌の増殖を抑える.調理済み食品も速やかに喫食するか,喫食するまで冷蔵温度で保持する.つまり,細菌が増殖する温度条件で長時間保持しないことが重要である.加熱処理する食品については加熱を完全に行い,菌を確実に殺す.食中毒原因微生物の上位であるノロウイルスは食品中では増殖しないので,食中毒防止には「付けない」と「殺す(加熱する)」が重要である.

食品製造施設など,より高度な衛生管理が必要な場合,ハサップ(HACCP: Hazard Analysis and Critical Control Point=危害分析重要管理点)の導入が勧められる.これは,食品の原料の受け入れから製造・出荷までのすべての工程に,生物学的危害・化学的危害・物理学的危害の発生を防止するための重要ポイントを設定し,継続的に監視・記録する衛生管理手法である.世界保健機関(WHO)や国連食糧農業機関(FAO),そしてWHOとFAOの合同機関であるCODEX委員会も食品の衛生管理としてHACCPを導入することを推奨しているため,今日の食品の国際間取引において食品製造施設へのHACCP導入は必須となっている.

加熱による殺菌,鮮度保持剤添加やpH調整は食中毒菌を死滅させたり,静菌したりする有効な手段であるが,それぞれの処理方法単独では食品の品質を低下させてしまうことがある.近年,ハードルテクノロジー理論と呼ばれる「できるだけマイルドで異なる微生物制御法(ハードル)の組合せを食品に併用し,それらの相乗効果により食品の安全性を確保すると同時に食品本来の品質・食感・栄養性・機能性を高度に維持しながら安定に保存する」概念を導入した手法が取り

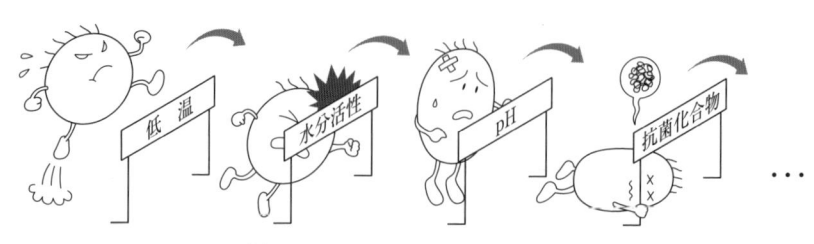

図6.7 ハードルテクノロジー理論概要
異なる複数の微生物制御法(ハードル)を併用することで,それらの相乗効果により食品の安全性を確保する.個々のハードルの高さはそれらを単独で用いるよりも低くできるので,食品の品質への影響を最小限に抑えられる.

入れられている［清水 2001, 藤井 2001］（図6.7）.　　　　　　　　　　　　　　　　〔里見正隆〕

文　献

FAO/WHO (2012). *Joint FAO/WHO expert meeting on the public health risks of histamine and other biogenic amines from fish and fishery products*. (http://www.fao.org/fileadmin/user_upload/agns/pdf/FAO-WHO_Expert_Meeting_Histamine.pdf.)
奥積昌世（1989）．水産食品学（須山三千三・鴻巣章二編），pp. 95-156，恒星社厚生閣．
厚生労働省（2013）．食中毒事件一覧速報．(http://www.mhlw.go.jp/topics/syokuchu/04.html)
里見正隆・及川　寛・矢野　豊（2004）．水産物の品質・鮮度とその高度保持技術（中添純一・山中英明編），pp. 67-81，恒星社厚生閣．
清水　潮（2001）．食品微生物の科学（食品微生物Ⅰ基礎編），幸書房．
藤井建夫（2001）．食品の保全と微生物（食品微生物Ⅱ制御編）（藤井建夫編），pp. 16-37，幸書房．
森田幸雄（2013）．食品微生物学の基礎（藤井建夫編），pp. 98-112，講談社．
山中英明ほか（2012）．食品衛生学，恒星社厚生閣．

❖ 6.3 自　然　毒 ❖

6.3.1 魚介類自然毒による中毒

　厚生労働省が発表している食中毒の発生状況によると，2000年以降毎年約1500件の食中毒が発生し，3万人弱が中毒し数人が死亡している．このうち，魚介類および魚介類加工品が原因食品となった事例は，年平均約150件，患者数は1800人強と，それぞれ全体の1/10以下だが，死者数は1/3を占めている．

　食中毒は原因物質により，①細菌やウイルスが原因となる微生物性食中毒，②有害化学物質や有害金属などが原因となる化学性食中毒，③動物や植物のもつ自然毒が原因となる自然毒食中毒，に分けられる．2000～2012年に発生した魚介類による食中毒を病因物質別に分けると，件数ではウイルス，自然毒，細菌の順に多く，患者数ではウイルスが過半を占めた（図6.8）．しかしながら，死者はすべて自然毒によるもので，魚介類自然毒による食中毒は致死率が高い．魚介類自然毒食中毒はほとんどが家庭で起こり，1件あたりの患者数が少ないのが特徴である．食中毒に関連するおもな魚介類自然毒を表6.5にまとめる．

　わが国の魚介類自然毒食中毒で，最も注意が必要なのはフグである．フグは種類が多く，外観がよく似ているので種の判別が難しい．したがって，素人判断は

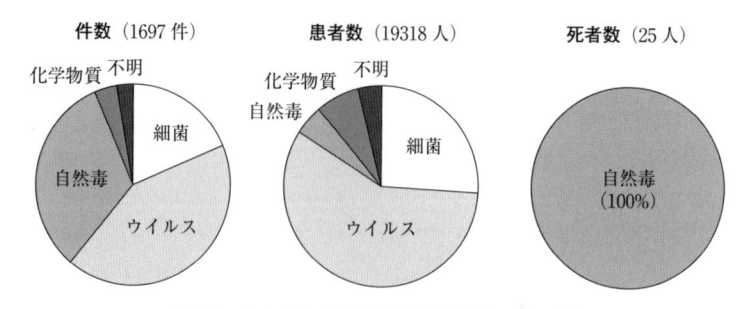

件数 (1697件) / 患者数 (19318人) / 死者数 (25人)

図 6.8 魚介類食中毒の病因物質 (2000〜2012年)

表 6.5 おもな魚介類自然毒

毒の分類	毒素	毒生産者				おもな原因魚介類
		魚類	貝類	微細藻類	細菌	
魚類の毒						
フグ毒	テトロドトキシン				○?	フグ科
シガテラ	シガトキシン			○		ドクカマス, バラフエダイ
	マイトトキシン			○		
パリトキシン				○		アオブダイ (?)
魚卵毒	ジノグネリン	○				ナガズカ
胆のうの毒	5α-シプリノール硫酸エステル	○				コイ
貝類の毒						
麻痺性貝毒	サキシトキシン			○		アサリ, カキ, ホタテガイ, ムラサキイガイ
	ゴニオトキシン			○		アサリ, カキ, ホタテガイ, ムラサキイガイ
下痢性貝毒	オカダ酸			○		ムラサキイガイ
	ディノフィシストキシン			○		ムラサキイガイ
神経性貝毒	ブレベトキシン			○		ムラサキイガイ
記憶喪失性貝毒	ドウモイ酸			○		ムラサキイガイ
アザスピロ酸				○		ムラサキイガイ
巻貝唾液腺毒	テトラミン		○			エゾボラモドキ, ヒメエゾボラ
バイの毒	ネオスルガトキシン				○	バイ

禁物である．貝毒のうち麻痺性貝毒と下痢性貝毒は，各自治体等でモニターしているので，潮干狩りや磯採集のときには，ホームページ等で情報を確認するとよい．

6.3.2 魚類の自然毒

a. フグ毒

フグ科魚類のフグはおもに肝臓や卵巣に高濃度のフグ毒を蓄積しており，ヒトが誤ってこれを食べ食中毒を起こす．1965 年頃までは年間約 80 名がフグ食中毒で死亡した（図 6.9）．フグ食中毒防止のため，フグの取扱いに免許や資格を導入した結果，営業者によるフグ食中毒は大幅に減少した．また，厚生労働省通知により，食用可能なフグの漁獲海域，種類および部位が定められているが，家庭や無資格者による誤った調理法や不注意による事故は絶えず，現在でも毎年約 30 件のフグ毒中毒が発生し，約 50 人が中毒し死者も出ている．フグ食中毒はフグの旬となる秋から春に多いが，年間を通して発生している．

フグ毒中毒は食後 30 分〜数時間で発症し，唇や舌先のしびれから始まり，しびれは指先から手足に広がる．その後，しびれは麻痺にかわり，歩行困難，言語障害，呼吸困難が起こり，呼吸停止で死亡する．初期症状の段階から毒素が代謝されるまで人工呼吸で呼吸を確保できれば回復する．後遺症はないが，中毒を経験してもフグ毒に対する耐性をもつことはない．

フグ毒の本体はテトロドトキシン（tetrodotoxin）（図 6.10）で，20 種類以上の類縁化合物が単離されている．テトロドトキシンの毒力は強く，マウスに対する半数致死量（LD_{50}）は 8.7 μg/kg（腹腔内投与）で，ヒトの致死量はテトロド

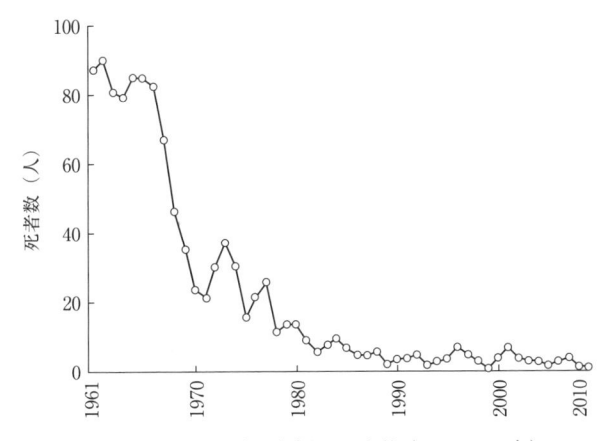

図 6.9 フグによる食中毒事例の死者数（1961〜2010 年）

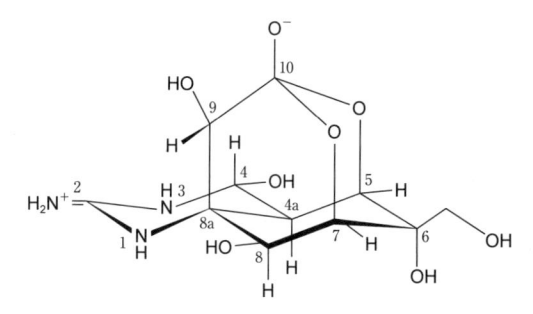

図 6.10 フグ毒テトロドトキシンの構造

トキシン 1〜2 mg と推定される［長島 2007］．テトロドトキシンは電位依存性ナトリウムチャネルに作用し，細胞外から細胞内へのナトリウムイオンの流入を阻害する．このため，神経麻痺を主徴とする中毒症状を呈する．

　自然界におけるテトロドトキシンの分布は広く，脊椎動物では魚類（ツムギハゼやナンヨウブダイ）と両生類のイモリ（カリフォルニアイモリ，アカハライモリ，シリケンイモリ）とカエル（ヤドクガエルやミズカキヤドクガエル）から，無脊椎動物ではヒトデ（モミジガイ科），カニ（オウギガニ科），カブトガニ（マルオカブトガニ），タコ（ヒョウモンダコ），巻貝（ボウシュウボラ，バイ，ハナムシロガイ，アラレガイ，キンシバイ），ヒラムシ，ヒモムシなどからも検出された．

　さらに，フグやフグ毒保有動物の腸内細菌や海洋細菌からもテトロドトキシンおよび類縁化合物が検出されたことから，フグ毒は細菌を出発とした食物連鎖を通してこれらフグ毒保有動物に生物濃縮されると考えられる．フグ以外によるフグ毒中毒も発生し，日本ではボウシュウボラとキンシバイ，中国や台湾ではアラレガイなど小型の腐肉食性巻貝，東南アジアではマルオカブトガニ卵が原因食品となった［野口・村上 2004，塩見・長島 2013］．

b. シガテラ毒

　シガテラ（ciguatera）とは，熱帯から亜熱帯のサンゴ礁海域に生息する魚類によって起こる死亡率の低い食中毒の総称で，世界中で毎年 2 万人以上の患者が発生する魚介類自然毒による最大規模の食中毒である．わが国では沖縄県での発生が多いが，本州沿岸で漁獲された魚でもシガテラが起こっている．シガテラ毒魚は数百種にも及ぶといわれるが，バラフエダイによる食中毒が多く，ドクウツ

ボ，バラハタ，イッテンフエダイ，オニカマス（ドクカマス）のほか，ヒラマサ，カンパチ，イシガキダイでも中毒が発生した．

　シガテラの中毒症状は食後30分～数時間で現れるが，食後1～2日たって発症する遅延性の場合もある．中毒症状はさまざまで，温度感覚異常（水に触れるとドライアイスに触れたように冷たく，電気的刺激を受けたように感じることからドライアイスセンセーションと呼ばれる），筋肉痛，関節痛などの神経系障害，下痢，嘔吐などの消化器系障害，血圧低下などの循環器系障害を呈する．死亡例はまれだが回復は遅く，一度中毒を経験すると次に中毒したとき症状が重くなる傾向がある．

　シガテラ毒素（図6.11）として脂溶性のシガトキシン（ciguatoxin）と水溶性のマイトトキシン（maitotoxin）が単離されたが，シガテラに関連するのはシガトキシンである．シガテラによる死亡率は低いが，シガテラ毒素の毒力はきわめて強く，シガトキシン1Bのマウスに対するLD_{50}値は$0.35\,\mu g/kg$（腹腔内投与）で，ナトリウムチャネルを活性化し細胞内へのナトリウムイオンの過剰流入を引き起こす［塩見 2007］．

　シガテラ毒素は石灰藻などに付着する渦鞭毛藻(うずべんもうそう) *Gambierdiscus toxicus* によって産生されるので，海藻を餌とする魚や貝類が毒化し，食物連鎖を介して生物濃縮される．シガテラ防止のため，わが国ではオニカマスの食用が禁止され，その他のシガテラ毒魚は各地の市場で見つけられ次第廃棄処分される．マウス毒性試験で$0.025\,MU/g^*$を超えた場合，食用不適と判断される．ヒトの中毒量は10 MUと推定される．

c. パリトキシン

　パリトキシン（palytoxin）（図6.12）はイワスナギンチャク *Palythoa* 属から最初に単離された毒素で，その後アオブダイによる食中毒原因毒素として同定さ

＊：MU（マウスユニット）は魚貝類の毒の検査をマウス試験法で行ったときの毒力を表す単位である．MUは毒素によって定義が異なり，検液1 mLをマウスに腹腔内投与したとき，フグ毒の場合は体重20 gのマウス1匹を30分間で死亡させる毒量が1 MUと定義され，テトロドトキシン$0.22\,\mu g$に相当する．シガテラの場合には，マウス1匹を24時間で死亡させる毒量が1 MUと定義され，シガトキシン7 ngに相当する．麻痺性貝毒の場合，体重20 gのマウス1匹を15分間で死亡させる毒量が1 MUと定義され，サキシトキシン約$0.2\,\mu g$に相当する．下痢性貝毒の場合，体重16～20 gのマウス1匹を24時間で死亡させる毒量が1 MUと定義され，ジノフィシストキシン1約$30\,\mu g$に相当する．

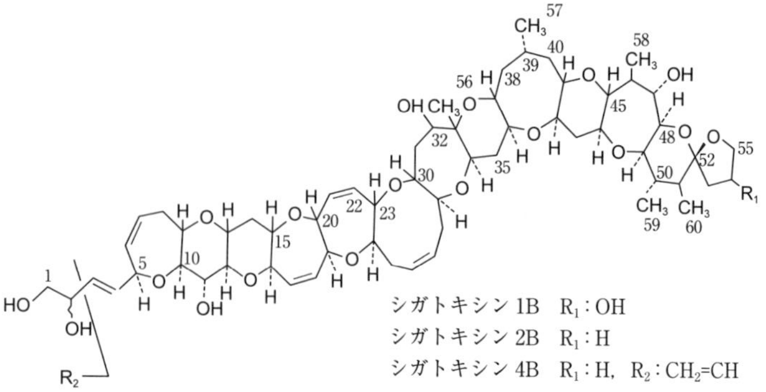

図 6.11　シガトキシンの構造

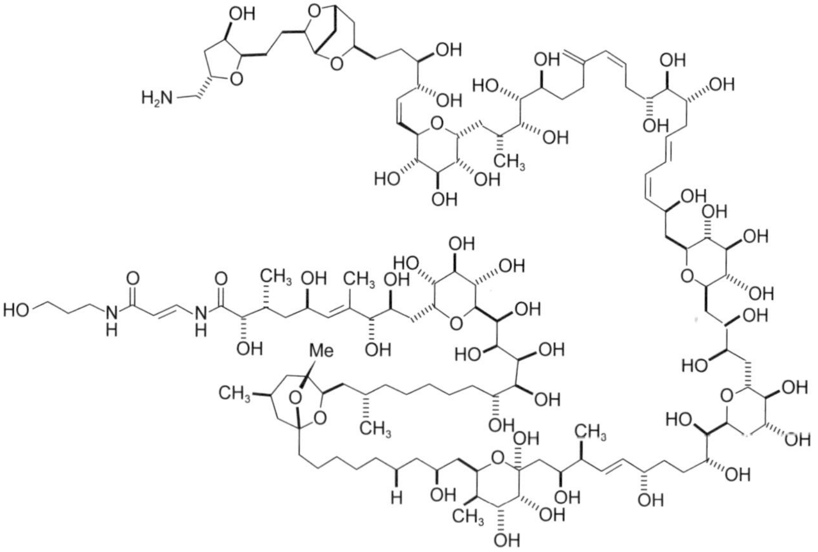

シガトキシン 1B　R₁：OH
シガトキシン 2B　R₁：H
シガトキシン 4B　R₁：H, R₂：CH₂=CH

図 6.12　パリトキシンの構造

れた．中毒症状は，横紋筋の融解に由来する激しい筋肉痛と黒褐色の排尿（ミオグロビン尿症）が特徴で，致死率が高い．マウスに対する LD_{50} 値は $0.45\ \mu g/kg$（腹腔内投与）と毒力は強く，神経膜のナトリウムイオンの透過性増大，遅延性溶血活性や発がんプロモーターの作用をもつ［塩見・長島 2013］．

　パリトキシンの起源は海藻付着性の渦鞭毛藻 *Ostreopsis* 属で，食物連鎖によっ

てさまざまな魚介類を毒化させる．アオブダイのほか，ソウシハギやクロモンガラ，カニ（オウギガニ科），イソギンチャク類や紅藻ハナヤナギからもパリトキシンが検出された．中毒原因物質は解明されていないが，パリトキシン中毒に似た症状を示すアオブダイ中毒がときどき発生するため，1997年にアオブダイの販売などは自粛措置がとられた．

6.3.3　貝類の毒

　貝類を食べて特異な中毒症状を起こすことがある．食中毒の症状によって麻痺性，下痢性，神経性，記憶喪失性貝中毒などと呼ばれるが，原因の貝毒は有毒藻類が産生することが多い．貝類の生息海域に有毒藻類が発生すると，二枚貝をはじめとするプランクトン食性の動物が毒素を摂取して体内に蓄積し，食物連鎖によって巻貝，魚類，鳥類，海獣などに毒化が広がる．

a.　麻痺性貝毒

　二枚貝類を摂取してフグ毒中毒に似た中毒症状を起こすことが北米やヨーロッパでは古くから知られていた．四肢などの麻痺を主症状とすることから麻痺性貝中毒（paralytic shellfish poisoning：PSP）と呼ばれ，その毒素を麻痺性貝毒（paralytic shellfish poisoning toxin）という．中毒症状は食後30分程度で口唇のしびれが始まり，四肢に広がる．重症になると麻痺が起こり，運動失調や言語障害がみられる．その後，呼吸停止により死亡する．効果的な治療薬はないが，人工呼吸による呼吸の確保で延命，回復が可能で，後遺症はない．

　麻痺性貝毒は有毒渦鞭毛藻によって産生され，わが国で発生する貝類の毒化に関与しているのは，*Alexandrium catenella*，*A. tamarense*，*A. tamiyabanichii* と *Gymnodinium catenatum* の4種である．淡水性藍藻にも麻痺性貝毒を生産するものがある．麻痺性貝毒は，最初にアラスカバタークラム *Saxidomas giganteus* から単離されたサキシトキシン（saxitoxin）（図6.13）とその同族体のゴニオトキシン（gonyautoxin）など30以上が明らかにされている．麻痺性貝毒はテトロドトキシンと同様の薬理作用を示し，電位依存性ナトリウムチャネルに結合して，細胞外から細胞内へのナトリウムイオンの流入を阻害する．サキシトキシンのマウスに対するLD_{50}値は $10\,\mu g/kg$（腹腔内投与）で，ヒトの致死量はサキシトキシン $1\sim2\,mg$ と推定される［大島 2007］．

カルバメート誘導体

	R_1	R_2	R_3	R_4
サキシトキシン	H	H	H	$OCONH_2$
ネオサキシトキシン	OH	H	H	$OCONH_2$
ゴニオトキシン1	OH	H	OSO_3^-	$OCONH_2$
ゴニオトキシン2	H	H	OSO_3^-	$OCONH_2$
ゴニオトキシン3	H	OSO_3^-	H	$OCONH_2$
ゴニオトキシン4	OH	OSO_3^-	H	$OCONH_2$

N-スルホカルバメート誘導体

	R_1	R_2	R_3	R_4
ゴニオトキシン5	H	H	H	$OCONHSO_3^-$
ゴニオトキシン6	OH	H	H	$OCONHSO_3^-$
C1	H	H	OSO_3^-	$OCONHSO_3^-$
C2	H	OSO_3^-	H	$OCONHSO_3^-$
C3	OH	H	OSO_3^-	$OCONHSO_3^-$
C4	OH	OSO_3^-	H	$OCONHSO_3^-$

図6.13　麻痺性貝毒の構造

　麻痺性貝毒によってすべての二枚貝類が毒化する危険性をもち，アサリ，カキ，ホタテガイなど食用上重要な二枚貝類の毒化は食品衛生だけでなく水産業や食品産業にも大きな影響を与える．二枚貝類以外にもマボヤが毒化し中毒を起こした．プランクトン食性ではないが，甲殻類ではオウギガニ科のウモレオウギガニ，ツブヒラアシオウギガニ，スベスベマンジュウガニ，クリガニ科のトゲクリガニから麻痺性貝毒が検出された．また，東南アジア産の淡水フグやアメリカ産ヨリトフグ属には麻痺性貝毒を毒の主成分とするものがあり，食中毒が発生した．

　麻痺性貝中毒防止のため，わが国では各都道府県の試験場などが定期的に有毒藻類の発生と貝類の毒性をモニターして，貝類可食部1gあたり4MU（p.189

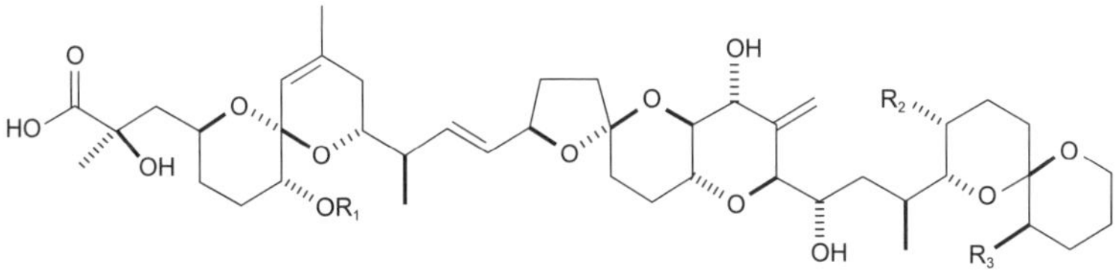

図 6.14 オカダ酸とジノフィストキシンの構造

オカダ酸　　　　　　R_1：H, R_2：CH_3, R_3：H
ジノフィシストキシン 1　R_1：H, R_2：CH_3, R_3：CH_3
ジノフィシストキシン 2　R_1：H, R_2：H, R_3：CH_3
ジノフィシストキシン 3　R_1：acyl, R_2：H または CH_3, R_3：H または CH_3

脚注参照）を超えた場合，出荷が自主規制される．

b. 下痢性貝毒

1976 年に東北地方でムラサキイガイの摂食により下痢をおもな症状とする食中毒が発生し，下痢性貝中毒（diarrhetic shellfish poisoning：DSP）と名付けられた．食後 30 分から数時間で発症し，消化器系障害を引き起こす．下痢はほぼ全員にみられ，吐き気，嘔吐，腹痛を伴うが，3 日以内に回復し，死亡例はない．おもな下痢性貝毒（diarrhetic shellfish poisoning toxin）は，オカダ酸（okadaic acid）とジノフィシストキシン（dinophysistoxin）（図 6.14）で，有毒渦鞭毛藻 *Dinophysis* 属によって産生される．わが国では *D. fortii*, *D. acuminata* がおもな毒化原因種である．

ジノフィシストキシン 1 のマウスに対する最小致死量は 160 μg/kg（腹腔内投与）である．ヒトの最小発症量は 12 MU と推定される．オカダ酸はタンパク質脱リン酸化酵素を強く阻害し，細胞内タンパク質のリン酸化を亢進し，発がんプロモーター作用を示す．下痢性貝中毒防止のため，下痢性貝毒についても有毒藻類と貝類のモニタリングを実施し，下痢性貝毒として可食部 1 g あたり 0.05 MU（p. 189 脚注参照）を超えるものについては出荷が自主規制されている［大島 2007］．

c. その他の貝毒

神経性貝中毒（neurotoxic shellfish poisoning：NSP）は，毒化した二枚貝類を摂取して，食後 1〜3 時間に口内のしびれとひりひり感，運動失調，温度感覚異常などの神経障害を与え，胃腸障害を伴うこともある．原因毒は，渦鞭毛藻

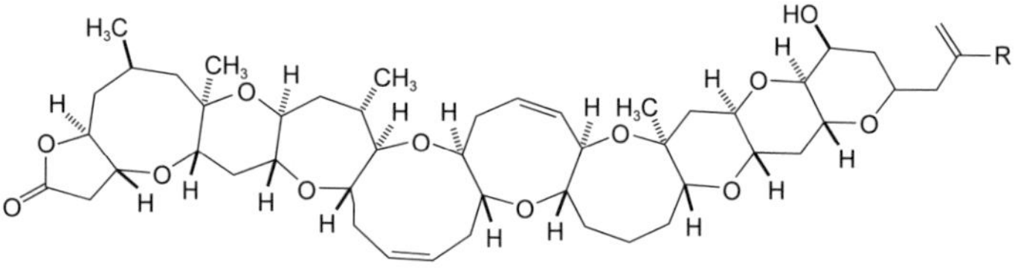

ブレベトキシン A　R：CHO
PbTx-7　R：CH₂OH

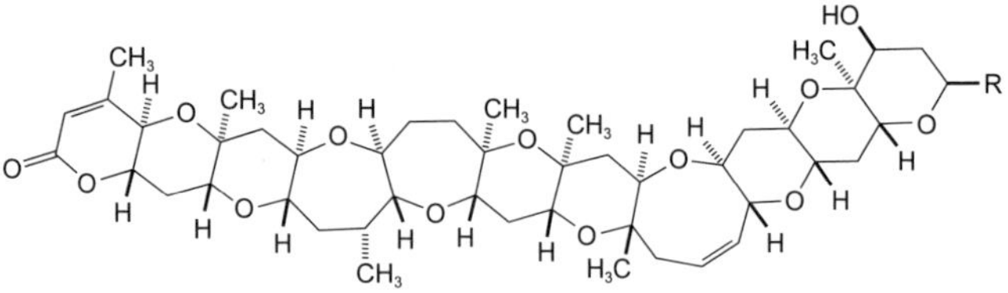

ブレベトキシン B　R：

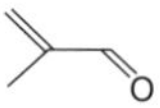

図 6.15　ブレベトキシンの構造

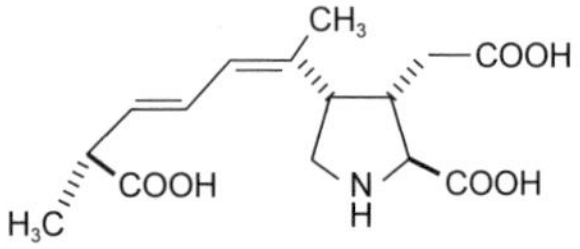

図 6.16　ドウモイ酸の構造

Karenia brevis が産生するブレベトキシン（brevetoxin）である（図 6.15）．ブレベトキシンは脂溶性の神経毒で，ナトリウムチャネルに結合して細胞外から細胞内へのナトリウムイオンの流入を増大させる．食中毒以外にも，大量に発生した有毒渦鞭毛藻が風や波によって破壊され，エアゾールとなって沿岸の人々に目やのどの刺激や呼吸障害を起こすことがある［野口・村上　2004］．

　記憶喪失性貝中毒（amnesic shellfish poisoning：ASP）は，嘔吐，腹痛，下痢のほか，重症患者では記憶喪失，混乱，平衡感覚の喪失，けいれんがみられた．原因毒素は，*Pseudo-nitzchia multiseries* などの珪藻によって産生されたドウモイ酸（domoic acid）（図 6.16）で，興奮性神経伝達物質のグルタミン酸と競合してグルタミン酸受容体に作用するため，記憶障害を起こす．ドウモイ酸のマウスに対する最小致死量は 4 mg/kg（腹腔内投与）で，ヒトの中毒量は 60〜110 mg

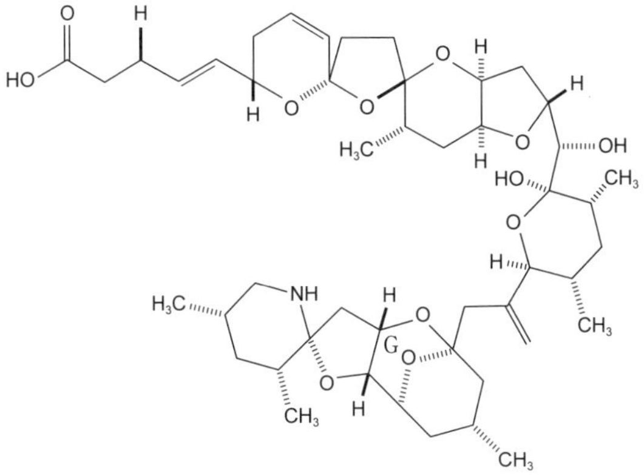

図 6.17　アザスピロ酸の構造

程度と推定される．わが国ではドウモイ酸に対する規制値は設定されていないが，アメリカ合衆国やカナダではドウモイ酸の出荷規制値は 20 ppm に設定されている［野口・村上 2004］．

　アザスピロ酸中毒は，下痢性貝中毒に似た中毒症状を示し，吐き気，嘔吐，腹痛，激しい下痢を起こす．原因毒素のアザスピロ酸（azaspiracid）（図 6.17）は有毒藻類によって産生され，原因藻として *Azodinium spinosum* が発見された．アザスピロ酸は下痢原性を示し，マウスに対する最小致死量は 200 μg/kg（腹腔内投与）である．ヨーロッパ連合（EU）でのアザスピロ酸の基準値は，食品となる貝類 1 g 中のアザスピロ酸および類縁体の量 0.16 μg 以下と定められている［塩見・長島 2013］．

d. 巻貝の毒

　わが国で巻貝による食中毒として問題になるのは，エゾバイ科巻貝の唾液腺毒テトラミン（tetramine）で，魚介類自然毒による食中毒事例では，フグ食中毒に次いで中毒件数が多い．中毒症状は食後 30 分～1 時間で現れ，頭痛，めまい，船酔感，酩酊感，視覚異常を起こすが，数時間で回復し後遺症や死亡例はない．テトラミン（$(CH_3)_4N^+$）は巻貝自身が産生していると考えられ，おもな原因巻貝はエゾボラモドキ，チヂミエゾボラ，ヒメエゾボラなどで，有毒唾液腺中のテトラミン含量は数 mg/g にも達する．ヒトの中毒量は 50 mg 程度と推定される．テトラミンは加熱に対して安定で，煮熟調理中に筋肉などに移行して食用部位を

汚染するので，食中毒防止のため，食用に供する前に唾液腺を除去する必要がある［塩見・長島 2013］．

このほか，エゾバイ科のバイで，視力減退と瞳孔散大を伴う特異な食中毒が過去に発生したことがある．有毒成分は中腸腺に局在し，ネオスルガトキシンとプロスルガトキシンが同定された． 〔長島裕二〕

文　　献

大島泰克（2007）．食中毒予防必携 第2版，pp. 447-453，日本食品衛生協会．
塩見一雄（2007）．食中毒予防必携 第2版，pp. 439-446，日本食品衛生協会．
塩見一雄・長島裕二（2013）．新 海洋動物の毒，成山堂書店．
長島裕二（2007）．食中毒予防必携 第2版，pp. 431-438，日本食品衛生協会．
野口玉雄・村上りつ子（2004）．貝毒の謎，成山堂書店．

❖ 6.4　アレルギー ❖

外来の異物（抗原）から身を守っている免疫系に異常をきたし，生体にとって不利益な症状（皮膚症状，粘膜症状，消化器症状，呼吸器症状，アナフィラキシーなど）が引き起こされる現象がアレルギー（allergy）である．食物が原因抗原であれば食物アレルギー，食物のうち魚介類が原因抗原であれば魚介類アレルギーと呼んでいる．なお，赤身魚を原因とするアレルギー様食中毒が知られているが（6.2節参照），この場合は口から取り込んだヒスタミンの直接作用によるもので免疫系は関与していないので，アレルギー様ではあるがアレルギーではない．

6.4.1　食物アレルギーの発症機構

アレルギーはⅠ～Ⅳ型に分類されているが，食物アレルギーは花粉症やダニアレルギーと同様にⅠ型（即時型）アレルギーに属している．花粉症やダニアレルギーではアレルゲン（allergen）タンパク質は粘膜や皮膚から吸収されるのに対し，食物アレルギーの場合には腸管から吸収されるという違いがみられるが，体内に入った後のできごとはすべて同じである．

Ⅰ型アレルギーの発症機構の概略を図6.18に示す．体内に入ったアレルゲン

6.4 アレルギー

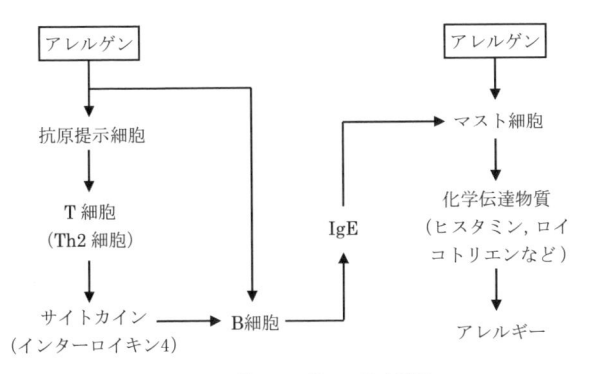

図 6.18 I 型アレルギーの発症機構

はまず抗原提示細胞（マクロファージなど）に取り込まれて数残基のアミノ酸からなるペプチドに分解され，細胞表面上に提示される．ペプチドに特異的なレセプターを発現している T 細胞がペプチドと結合すると，T 細胞は活性化されてヘルパー T 細胞になり，種々のサイトカインを分泌する．ヘルパー T 細胞には Th1 細胞と Th2 細胞があるが，アレルギー体質のヒトの場合には Th2 細胞が優勢になり，サイトカインとしてはおもにインターロイキン 4 を分泌する．抗体産生細胞である B 細胞は，Th2 細胞の分泌するインターロイキン 4 によって活性化されると免疫グロブリン E（immunoglobulin E：IgE）産生細胞にクラススイッチする（B 細胞は最初は必ず IgM を産生するが，外部からの刺激により IgE など他の抗体の産生細胞に変化することをクラススイッチという）．産生された IgE が IgE レセプターをもつマスト細胞（肥満細胞）に結合してアレルギーの感作が成立する．

　ここに再びアレルゲンが体内に入ってマスト細胞表面の 2 つの IgE と架橋するように結合すると，マスト細胞から化学伝達物質であるヒスタミンやロイコトリエンなどが細胞外に放出され，アレルギー症状が引き起こされる．マスト細胞は皮膚や気道，腸管などに多く分布しているので，それぞれの部位で特徴的なアレルギー症状（たとえば，皮膚ならじんましん，気道ならぜんそく，腸管なら下痢）が現れる．

6.4.2 魚介類アレルギーの発生状況

魚介類の消費量が多いわが国では，当然のことながら魚介類アレルギーの発症例も多い．厚生労働科学研究班がまとめた『食物アレルギーの診療の手引き2008』によれば，全年齢を通しての症例数の点で甲殻類（6.2%）は鶏卵（38.3%），乳製品（15.9%），小麦（8.0%）に次いで第4位に，魚類（4.4%）は第7位に，魚卵（2.5%）は第9位に位置している．乳幼児の食物アレルギーでは鶏卵と乳製品が原因食品の半分以上を占めているが，鶏卵アレルギーおよび乳製品アレルギーは緩解しやすいので，アレルギー原因食品としての鶏卵および乳製品の重要性は年齢が上がるにつれて低下する．

一方，魚介類アレルギーのうち魚卵アレルギー（大部分がイクラアレルギー）のみは低年齢層で多いが，その他は緩解しにくいため大人まで持ち越す傾向がみられる．実際，甲殻類は7〜9歳においては原因食品の16%，20歳以上においては18%を占め，いずれの年齢層においても第1位である．20歳以上においては魚類（11%）も原因食品の第4位に位置している．このように魚介類はわが国の食物アレルギー，特に成人の食物アレルギーの原因食品として非常に重要である．

6.4.3 魚介類アレルゲンの正体 ［塩見 2010, 塩見 2013］

a. 魚類のアレルゲン

北欧では古くから魚類アレルギー，特にタラアレルギーが問題になっていた．その関係で，アレルギーの主役であるIgE抗体が発見された1966年直後から，北欧の研究者によりタラ類 *Gadus callarias* のアレルゲンに関する研究が開始され，1970年代半ばには主要アレルゲンはパルブアルブミン（parvalbumin）であることが究明された［Elsayed & Bennich 1975］．Gad c 1と命名されているこのアレルゲンは，食物アレルギーを含むすべてのアレルギーにおいてアレルゲンの本体が明らかにされた最初の例である．1990年代以降，各種魚類の主要アレルゲンはいずれもパルブアルブミンであることが分子レベルで証明されている．

パルブアルブミンはカルシウムイオン（Ca^{2+}）結合能をもつ分子量1万2000の筋形質タンパク質（sarcoplasmic protein）で，筋肉の弛緩に関与している．耐熱性であるので通常の加熱調理ではアレルギーを防止できない．脊椎動物特有のタンパク質で，魚類と両生類の筋肉に特に多く含まれている．カエルは世界的

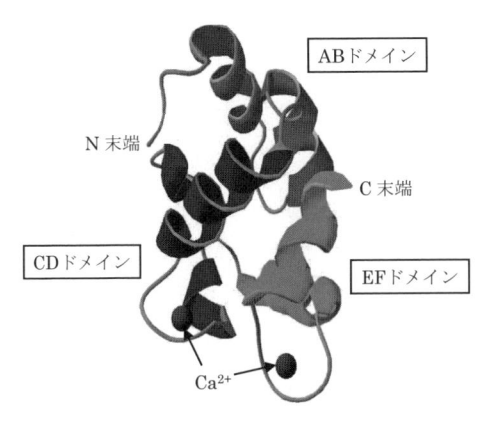

図 6.19 パルブアルブミンの立体構造

に珍味として食べられているが,カエルによるアレルギーの例もあり,アレルゲンとしてパルブアルブミンが同定されている.魚類アレルギー患者の多くは,魚類パルブアルブミンだけでなくカエルのパルブアルブミンにも反応するので注意が必要である.

パルブアルブミンはペプチド鎖の長さにより,109 残基以上の α タイプと 108 残基以下の β タイプにわけられるが,魚類パルブアルブミンのほとんどは β タイプである.構造的には,α-ヘリックス-ループ-α-ヘリックスで構成されている EF-ハンドモチーフをもつことが特徴である(図 6.19).AB ドメイン,CD ドメイン,EF ドメインと呼ばれている 3 つの領域が EF-ハンドモチーフに相当し,CD ドメインと EF ドメインのループ部分が Ca^{2+} 結合部位である.

魚類アレルギー患者の多くは特定の魚種だけでなく魚一般に対して反応する.このことは各種魚類のパルブアルブミンはお互いに抗原交差性を示す,すなわち共通の IgE エピトープ(= IgE との結合部位)をもっていることを意味している.Gad c 1 の場合,4 つの領域が主要な一次構造エピトープとして提唱されている.しかし近年,各種魚類のパルブアルブミンでは,Ca^{2+} が遊離すると立体構造が変化するだけでなく IgE 反応性も著しく低下することが示されている.魚類パルブアルブミンの IgE エピトープとしては,一次構造より Ca^{2+} 結合により保持された立体構造が重要であると考えられる.なお,Ca^{2+} 結合に必須のアミノ酸残基を置換した改変パルブアルブミンの IgE 反応性は低いことが報告されてお

り，魚類アレルギーの減感作療法において発症の危険性が低い抗原として有望である．

パルブアルブミン以外の魚類アレルゲンとして，アルデヒドリン酸デヒドロゲナーゼ（aldehyde phosphate dehydrogenase），トランスフェリン（transferrin）およびコラーゲン（collagen）が知られているが，このうち前二者は特定の魚種のみのアレルゲンである．一方，コラーゲンは各種魚類に共通のアレルゲンであり，わが国の魚類アレルギー患者の約1/3に認識されるという点で，パルブアルブミンに次いで重要な魚類アレルゲンである．2.1節に述べたように，コラーゲンは動物に普遍的に含まれている筋基質タンパク質（stroma protein）で，分子量10万のα鎖3本がコイル状にからまって1分子を形成している．料理に使われているウシまたはブタ由来のゼラチン（コラーゲンが断片化したポリペプチドの混合物）によるアレルギーも知られているが，魚類コラーゲンと哺乳類コラーゲンとの間には抗原交差性はない．また，魚類コラーゲンと無脊椎動物コラーゲンとの間でも交差性はみられない．コラーゲンのアミノ酸配列が動物間でかなり異なるためと考えられる．

b. 甲殻類のアレルゲン

甲殻類の主要アレルゲンがトロポミオシン（tropomyosin）であることは，1990年代前半に初めてインドエビで証明された［Shanti et al. 1993］．その後，広く食用にされている十脚目のエビ類やカニ類だけでなく，カメノテ（有柄目），ミネフジツボ（無柄目），ナンキョクオキアミ（オキアミ目），シャコ（口脚目）といった各種甲殻類の主要アレルゲンも例外なくトロポミオシンであることが明らかにされている［Motoyama et al. 2007］．なお，脊椎動物のトロポミオシンはアレルゲン性を示さないが，陸上節足動物（ゴキブリ，ダニなど）や後述する軟体動物では主要アレルゲンであるので，トロポミオシンは無脊椎動物の汎アレルゲン（pan-allergen）と考えられている［Reese et al. 1999］．

トロポミオシンは動物に普遍的に分布している筋原線維タンパク質（myofibrillar protein）で，アクチン，トロポニンとともに細いフィラメントを構成し筋収縮に関与している．分子量3万3000のサブユニット2本からなる2量体で，全長にわたってα-ヘリックス構造をとっているサブユニットがお互いに巻き付いた構造（coiled-coil構造）をしている（2.1節参照）．パルブアルブミ

ン（魚類の主要アレルゲン）同様にトロポミオシンも加熱に対して安定なタンパク質である．

　甲殻類アレルギー患者の多くは「えび」「かに」の両方に対して交差反応を示す．このことは，エビ類およびカニ類のトロポミオシンのアミノ酸配列はお互いに相同性が非常に高く（90％以上），ブラウンシュリンプ *Penaeus aztecus* のトロポミオシンで報告されている8つのIgEエピトープ領域［Ayuso *et al.* 2002］もほぼ保存されていることで容易に理解できる．ただし，エビ類のトロポミオシンは fast type，カニ類のトロポミオシンは slow type という違いがあり，両者のアミノ酸配列は領域 39-79 に集中して変異が認められる．「えび」だけにアレルギー，または「かに」だけにアレルギーという患者も知られているが，前者は fast type に特徴的な領域 39-79 の配列を，後者は slow type に特徴的な領域 39-79 の配列を特に強く認識している可能性がある．

　トロポミオシンのほかに，アルギニンキナーゼ（arginine kinase，分子量4万），sarcoplasmic calcium-binding protein（SCP，分子量2万），ミオシン軽鎖（myosin light chain，分子量2万）およびヘモシアニン（hemocyanin，サブユニットの分子量6万〜8万）が甲殻類アレルゲンとして同定されている．アルギニンキナーゼは各種エビ類およびカニ類のアレルゲンとしてだけではなく，昆虫類（ゴキブリやガなど）や軟体動物（イイダコ）のアレルゲンとしても知られている．トロポミオシンと並ぶ無脊椎動物の pan-allergen かもしれない．SCP は無脊椎動物特有の Ca^{2+} 結合性筋形質タンパク質で，脊椎動物のパルブアルブミンに相当する．パルブアルブミン同様に Ca^{2+} が遊離すると IgE 反応性は著しく低下するので，立体構造エピトープが重要であると考えられる．ミオシン軽鎖とヘモシアニンについては，今のところ前者はバナメイエビの，後者はテナガエビのアレルゲンとして報告されているのみで，諸性状は不明な点が多い．

c. 軟体動物のアレルゲン

　スルメイカの主要アレルゲンはトロポミオシンであることが1990年代半ばに報告［Miyazawa *et al.* 1996］されて以来，各種頭足類（イカ・タコ類），巻貝（アワビ，サザエ，エゾボラなど），二枚貝（イガイ，マガキ，アサリなど）の主要アレルゲンはすべてトロポミオシンであることが証明されている［Motoyama *et al.* 2006，Emoto *et al.* 2009］．

軟体動物のトロポミオシンはお互いに IgE 交差性を示すだけでなく、甲殻類トロポミオシンとも交差性を示す。しかし、軟体動物トロポミオシンと甲殻類トロポミオシンとのアミノ酸配列の相同性は約 60% とそれほど高くないし、ブラウンシュリンプのトロポミオシンで報告されている IgE エピトープ領域も軟体動物トロポミオシンではそれほど保存されていない。さらに興味深いことに、分類上同じグループ（イカ・タコ類、アワビ・サザエ類、イガイ類など）の軟体動物間ではトロポミオシンの配列相同性はおおむね 90% 以上と非常に高いが、違うグループとの間では相同性は約 70% 程度しかない［Emoto et al. 2009］。軟体動物トロポミオシンの抗原交差性を理解するためには、グループごとにトロポミオシンの IgE エピトープを解析していく必要がある。

トロポミオシン以外の軟体動物アレルゲンとしては、上述したイイダコのアルギニンキナーゼのほかに、クロアワビではパラミオシン（paramyosin、分子量10万）が報告されている。アルギニンキナーゼは各種甲殻類や昆虫類のアレルゲンとして同定されているが、軟体動物での知見は乏しい。パラミオシンは無脊椎動物特有の筋原線維タンパク質で、ダニ類やアニサキスのアレルゲンとしてすでに報告されているので、今後の研究の進展が望まれる。

d. 魚卵のアレルゲン

魚卵の大部分を占める卵黄に含まれるタンパク質として、β'-（ベータプライム）コンポーネント、リポビテリンおよびホスビチンが知られている。いずれも、肝臓で合成されたビテロジェニン（雌固有のタンパク質）が卵母細胞において分解されて生じるタンパク質である。イクラアレルギー患者での検討により、シロザケなどサケ科魚類の卵の主要アレルゲンはお互いに抗原交差性を示す β'-コンポーネント（シロザケの場合、分子量 1 万 6000 と 1 万 8000 のサブユニットよりなる 2 量体）であることが明らかにされている［Shimizu et al. 2009］。イクラと他の魚卵（たらこなど）の間でも β'-コンポーネントを介した交差性が認められている。しかし、魚卵と魚肉、魚卵と鶏卵の間では交差性はないと考えられている。

6.4.4 安全に食べるために

a. 表示制度

食物アレルギーによる発症事故を未然に防止するために、わが国では 2001 年

表 6.6 アレルギーを起こすおそれのある原材料を含む加工品の表示

表　示	原材料
義務化 (特定原材料)	えび, かに, 小麦, そば, 卵, 乳, 落花生
奨　励 (特定原材料に 準ずるもの)	あわび, いか, いくら, オレンジ, カシューナッツ, キウイフルーツ, 牛肉, くるみ, ごま, さけ, さば, 大豆, 鶏肉, バナナ, 豚肉, まつたけ, もも, やまいも, りんご, ゼラチン

4月に，アレルギー物質を含む食品の表示制度を世界に先駆けて開始した．本制度の開始当時は，症例数が多いまたは重篤な症例（アナフィラキシーショック症例）が多い5品目を特定原材料とし，これらを原材料として用いた加工食品ではそのむねを表示することが義務づけられた．また，特定原材料ほどではないが一定の症例数がある19品目は特定原材料に準ずるものと定められ，表示することが推奨された．その後の見直しにより，2品目（えび，かに）が特定原材料に準ずるものから特定原材料に格上げされ，3品目（カシューナッツ，ごま，バナナ）が特定原材料に準ずるものに追加された．現在では，表6.6に示すように特定原材料は7品目（魚介類では，えび，かにの2品目），特定原材料に準ずるものは20品目（魚介類では，あわび，いか，いくら，さけ，さばの5品目）になっている．

b. コンタミネーション対策

患者によってはごく微量のアレルゲンタンパク質によっても発症するので，食品加工の段階でコンタミネーションが起こらないようにすることはアレルギー防止にとって重要である．製造ラインにおけるコンタミネーションが想定できる場合は，「○○（特定原材料等の名称）を使用した設備で製造しています．」のような注意喚起表示が望ましいとされている．

魚介類特有のコンタミネーションの問題としては，海苔養殖場に生息しているため海苔製品に混入する端脚目の甲殻類（ヨコエビ類，ワレカラ類），混獲が原因でいわし稚魚製品（しらす，ちりめんじゃこなど）に混入する小型のイカ・タコ類や甲殻類，アサリやハマグリなどの二枚貝に寄生しているカクレガニ科のカニ類（ピンノ類），消化管内容物由来で魚肉すり身に混入する甲殻類（オキアミ類）があげられる．いずれも漁獲や加工の段階で除去することは困難であり，「本製品で使用しているしらすは，かにが混ざる漁法で捕獲しています．」とか「本

製品（かまぼこ）で使用しているイトヨリダイは，えびを食べています．」といった注意喚起表示で対応している．

c. 加工食品の低アレルゲン化

アレルギー患者でも安心して食べることができる食品として低アレルゲン食品（hypoallergenic food）がある．食品の低アレルゲン化戦略としては，アレルゲンの除去または分解が考えられる．ミルクや米などではすでにこれら戦略に沿って低アレルゲン食品が開発され市販されているが，水産食品ではまだ開発例はない．しかし，アレルゲンの除去という点では魚肉練り製品が，アレルゲンの分解という点では魚介類エキスが低アレルゲン食品として期待される．

魚肉練り製品の原料であるすり身の製造過程では水晒し（さら）という工程があるが，水溶性タンパク質であるパルブアルブミンは水晒しにより大部分が除去される．実際，パルブアルブミンを認識する患者は，市販のスケトウダラすり身に対して陰性，各種練り製品に対してもほぼ陰性である［濱田ほか 2000］．パルブアルブミンを認識する患者にとって魚肉練り製品は有望な低アレルゲン食品であるが，コラーゲンを認識する患者はすり身および練り製品と反応する．コラーゲンは低温下では水に不溶で水晒し後もすり身に残存するので，コラーゲンの除去または分解が今後の課題である．

魚介類エキスは，魚介類の煮熟液を濃縮あるいは濃縮・粉末化したものである．魚肉エキスの場合，多量に混入してくるゼラチンによるゲル化を防ぐために濃縮液にプロテアーゼ処理が施されている．アレルゲン性はかなり低減化されていると思われるが確認されていない．甲殻類エキスおよび貝類エキスの場合，プロテアーゼ処理の有無は製品によって異なるが，プロテアーゼ処理により確実に低アレルゲン化できることが示されている．魚介類エキスは各種食品に幅広く使用されているので，思わぬ事故を防止するためにも低アレルゲン化エキスの開発が望まれる．

〔塩見一雄〕

文　献

Ayuso, R. et al. (2002). *Int. Arch. Allergy Immunol.*, **129**: 38-48.
Elsayed, S., Bennich, H. (1975). *Scand. J. Immunol.*, **4**: 203-208.
Emoto, A. et al. (2009). *Food Chem.*, **114**: 634-641.

Miyazawa, H. *et al.* (1996). *J. Allergy Clin. Immunol.*, **98**：948-953.
Motoyama, K. *et al.* (2006). *Food Chem. Toxicol.*, **44**：1997-2002.
Motoyama, K. *et al.* (2007). *J. Agric. Food Chem.*, **55**：985-991.
Reese, G. *et al.* (1999). *Int. Arch. Allergy Immunol.*, **119**：247-258.
Shanti, K. N. *et al.* (1993). *J. Immunol.*, **151**：5354-5363.
Shimizu, Y. *et al.* (2009). *J. Agric. Food Chem.*, 57：2314-2319.
塩見一雄（2010）．食衛誌，**51**：139-152．
塩見一雄（2013）．魚貝類とアレルギー（改訂版），成山堂．
濱田友貴ほか（2000）．食衛誌，**41**：38-43．

索　引

欧　文

1-ヨードオクタン　98
2-メチルイソボルネオール　95

AA　112, 117
ACE　125
ACE 阻害ペプチド　125
ADP　64
A. E. C. 値　64
AMP　64, 70
ATP　64
ATPase 活性　22, 30
B 細胞　197
DHA　38, 110, 114, 116, 117
DMA　93
DMS　93, 98
EPA　38, 110, 112, 116, 117
EPA/AA 比　113, 116
F 比　10, 12
GMP　70
HACCP　184
HUFA　36
Hx　64
HxR　64
IgE　197
IMP　64, 70, 73
I 型アレルギー　196
K 値　64
LD_{50}　187
MSG　70, 74
n-3 系脂肪酸　37, 110
n-6 系脂肪酸　37, 110
n-9 系脂肪酸　37

NOAEL　182
PUFA　36
TDH　181
TFS 缶　156
Th2 細胞　197
TMA　93, 96
TMAO　94, 122, 147
TRH　181
T 細胞　197

α-ヘリックス　21
α-リノレン酸　112
β-カロテン　47, 83, 89
β-シクロシトラール　98
β-シート　21
β-ヨノン　98

あ　行

亜鉛　53
青肉　157
赤身　129, 133
アクチン　20, 27, 30, 65, 156
アクトミオシン　31, 137, 156
揚げ物　136
アザスピロ酸　195
アシルグリセロール　38
アスタキサンチン　83, 115, 116
アセトアルデヒド　93
アデニル酸　70
アデニレートエネルギーチャージ値　64
アデノシン一リン酸　64
アデノシン三リン酸　64

アデノシン二リン酸　64
アドヒージョン　157
アニサキス　169
油焼け　147
アミノカルボニル反応　45, 149, 153
アミノ基　18
アミノ酸　16-18
アミノ酸スコア　24, 25
アミノ酸組成　18, 23, 24
アミノ酸プール　19
アミノ末端　19
あらい　130
アラキドン酸　112, 117
アラニンベタイン　122
新巻さけ　150
アルギニンキナーゼ　201, 202
アルギニンリン酸　64
アレルギー　114, 170, 196
アレルギー様食中毒　181
アレルゲン　31, 32, 198
あん肝　35
あんきも　53
アンジオテンシン変換酵素　125
アンジオテンシン変換酵素阻害ペプチド　126
アンセリン　69, 121
アンチョビー　160
アンモニア　176

イオンチャネル　73, 74
イカ塩辛　159
イカナゴ醤油　161

イカ肉の調理　138
イクラ　150
活けしめ　57, 67
イコサペンタエン酸　38, 110, 112, 116, 117
いしり（いしる）　150, 161, 163
いずし　166
一次構造　19
イノシン　64
イノシン酸　64, 70, 140
イミダゾールジペプチド　69, 121
色揚げ　83
イワスナギンチャク　189
インターロイキン　197
インドール　92, 96

渦鞭毛藻　189, 190, 193
うま味　70, 71, 73, 140
　　──の相乗効果　70, 74
うるか　150, 159

液燻法　154
エキス成分　68, 120
エキネノン　83
エラスチン　124
塩水アルカリ晒し　155
延髄刺殺　63, 67
塩蔵品　150, 153

黄色ブドウ球菌　179
横紋筋　25
横紋構造　33
オカダ酸　193
オピン　64
オフィジン　121
オリゴペプチド　163
オレンジミート　157
温燻法　154
オンモクローム　87

か 行

貝塚　3
解凍硬直　130, 146
外套膜　28, 106

貝毒　186
貝柱　139
灰分　50
海洋深層水　59, 61
貝類の調理　139
化学性食中毒　181
顎口虫　171
粕漬け　138, 150
カツオのたたき　129
かつお節　71, 140, 150, 152
カテプシン　132, 159
カード　157
かに風味かまぼこ　155
過熱水蒸気　152
加熱調理　132
カビ　160
カビ臭　95
かまぼこ　151, 154
からすみ　40, 150
カルシウム　48, 50
カルシウムイオン　30, 51, 68, 72, 146
カルニチン　122
カルノシン　69, 121
カルボキシ基　18
カルボキシ末端　19
カルボニル化合物　45
ガルム　160
カロテノイド　82, 89
環境馴化　55
乾製品　150, 151
缶詰　151, 156
寒天　150
官能検査　63
カンピロバクター　179
ガンマオリザノール　126
緩慢解凍　130
緩慢凍結　143
甘味　73

記憶喪失性貝中毒　194
危害分析重要管理点　184
キサントフィル類　83
儀助煮　151
寄生虫　6, 168

キチン　125
キトサン　125
揮発性塩基窒素　65
基本味　71
キャッチ機構　33
急速解凍　130
急速凍結　143
吸虫　171
キュベノール　96
強調表示　116
魚介類の摂取量　10, 11
魚介類の調理　128
魚介類の漬け物　137
魚介類のにおい　92
極性脂質　34, 42
魚醤　5, 150, 160
魚醤油　160
魚食と信仰　6
魚食民族　2
魚肉ハム・ソーセージ　151
魚油　109
魚卵　150, 202
魚卵アレルギー　198
筋基質タンパク質　29, 101, 200
筋形質タンパク質　28, 31, 132, 134, 155, 198
筋原線維　22, 26
筋原線維タンパク質　29, 102, 132, 155, 156, 200
筋節　26
筋線維　26

グアニル酸　70
グアニン　87
くさや　150
クドア食中毒　172
クラススイッチ　197
グリコーゲン　77
グリシン　78
グリシンベタイン　70, 122
グリセリルエーテル　41
グリセロリン脂質　42
グリセロール　40
グルタチオン　121

索引

グルタチオンペルオキシダーゼ　53
グルタミン酸　70, 73, 140, 162
クレアチニン　162
クレアチン　162
クレアチンリン酸　64
クロロフィル　88
燻製品　150, 154

ゲオスミン　95
結合水　25
結合組織　102
下痢性貝毒　186, 193
健康食品　117

こいこく　135
コイのあらい　130
光学異性体　18
抗原交差性　199
抗原提示細胞　197
抗酸化作用　121
高脂血症　116, 117
高次構造　21
甲状腺ホルモン　54
構造色　86, 88
硬直複合体　65
鉤頭虫　173
高度不飽和脂肪酸　36
小型球形ウイルス　180
呼吸色素　79
ゴニオトキシン　191
コネクチン　33, 102, 106
このわた　150, 159
コハク酸　71
コバラミン　49
コラーゲン　22, 33, 101, 124, 128, 132, 140, 200, 204
コラトゥーラ　160
コレカルシフェロール　48
コレステロール　42
コンタミネーション　203
昆布だし　140

さ　行

最大氷結晶生成帯　22, 143

サイトカイン　197
細胞外凍結　143
細胞内凍結　143
魚離れ　2, 11
さきいか　151
サキシトキシン　191
酢酸　162
サケ・マス論　3
刺身　6, 101, 128
　　――の切り方　129
サナダムシ　171
サブユニット　21
サルコメア　26
サルモネラ　179
残基　19
三次構造　20
酸敗　45
酸味　74

ジェリーミート　173
塩辛　5, 150, 153, 159
塩じめ　131
潮干狩り　7
塩干し　150
塩味　74
シガテラ　188
シガトキシン　189
色素成分　79
色素胞　81
自給率　11
シクロオキシゲナーゼ　112
死後硬直　55, 65
自己消化　159
死後変化　55, 62, 66
脂質　34
　　――の自動酸化　44, 45
脂質異常症　116
脂質エネルギー比　10, 13
シスト　172
自然毒　185
自動酸化　44, 45
ジノフィシストキシン　193
ジペプチド　69
脂肪酸　36
脂肪酸組成　35

しめサバ　129, 131, 170
ジメチルアミン　93
ジメチルジスルフィド　98, 99
ジメチルスルフィド　93
霜皮造り　129
霜降り　129
斜紋筋　138
終宿主　168
自由水　149
シュードテラノーバ　171
ジュール加熱　156
旬　77
精進落とし　7
脂溶性ビタミン　47
条虫　171
醤油漬け　138, 150
初期腐敗　176
食中毒　178, 185
食中毒予防の三原則　183
食品の三次機能　110
食物アレルギー　196
ジョッカル　160
しょっつる　150, 161, 163
汁物　137
白身　129, 133
真空乾燥法　152
ジンクフィンガー　53
神経性貝中毒　193
神饌　6
じんましん　181

水管　139
水産加工　141
水産加工食品　148
　　――の分類　150
水田漁業　4, 5
水分活性　148
水溶性ビタミン　49
スクアラン　110
スクアレン　41, 116
すし　5, 101, 165
すじこ　53, 150
酢じめ　131
酢漬け　150
ステロール　42

ストラバイト 157
スーパーオキシドディスムターゼ 121
スフィンゴリン脂質 42
素干し 150
スポンジ化 143, 147
スモークサーモン 150, 154
するめ 53, 150
坐り 156

ゼアキサンチン 83, 89
生活環 168
生活習慣病 13
制限アミノ酸 25
関あじ, 関さば 56
脊髄破壊 67
ゼラチン化 33, 132, 140
セレン 53
鮮魚の腐敗 175
線虫 169
鮮度 62
旋尾線虫 171

組織脂質 34, 36
そぼろ 133
ソルビトール 22, 155

た 行

タイチン 33
耐熱芽胞菌 177
耐熱性溶血毒 181
耐熱性溶血毒類似毒素 181
大複殖門条虫 171
タウリン 120
多価不飽和脂肪酸 36
タク・トレイ 160
だし 140
たたき 129
田作り 52, 53, 150
ターボベルジン 88
たらこ 49, 53, 54, 150
炭化水素 41
胆汁色素 88
タンパク質 16

血合筋 27, 28, 49, 53, 76, 95
蓄養 56, 67
ちくわ 151, 154
中間宿主 168
中腸腺 35
腸炎ビブリオ 178, 179, 181
調理 128
貯蔵脂質 34
チロキシン 54

通電加熱 156
佃煮 151
ツナキサンチン 83
つみれ 137

低アレルゲン化 204
低温貯蔵 143
呈味成分 69
ティンフリースチール缶 156
デキストラン 178
テクスチャー 65, 100, 128, 132
鉄 52, 79
テトラミン 195
テトロドトキシン 187
天日乾燥 151

トイッチン 33
銅 53
凍結変性 22
凍結やけ 147
糖脂質 42
等浸透調節 59
等電点 19
動脈硬化 116, 117
ドウモイ酸 194
特定原材料 203
特定保健用食品 117, 125
ドコサヘキサエン酸 38, 110, 114, 116, 117
年取り魚 8
ドライアイスセンセーション 189
トランスグルタミナーゼ 156
トランス脂肪酸 110

トリアシルグリセロール 39, 109
トリゴネリン 122
ドリップ 130, 143
トリメチルアミン 93, 96, 176
トリメチルアミンオキシド 70, 94, 122, 147
トロポニン 31
トロポミオシン 31, 200, 201
トロンボキサン 112

な 行

ナイアシン 49
ナトリウムチャネル 188, 189, 191, 194
鰤 6
ナム・プラ 160
なれずし 5, 138, 165

苦味 73
ニギス醤油 163
肉食禁止令 4
肉糊 156
煮こごり 133
二次汚染菌 177
二次構造 20
煮干し 52, 53, 140, 150
日本海裂頭条虫 171
日本型食生活 12
煮物 134
乳酸 71, 76, 162
乳酸発酵 138
ニョク・マム 160

糠漬け 150
ヌクレオチド 70

ネオスルガトキシン 196
ネト 178
ネブリン 102
練り製品 151, 154, 177
粘液胞子虫 172

熨斗鮑 7
野じめ 67

ノロウイルス 178, 180

は　行

肺吸虫 171
灰干し 152
パゴオン 160
ハサップ 184
初鰹 6
発酵食品 158
パティス 160
ハードルテクノロジー理論 184
パラミオシン 31, 202
パリトキシン 189
パルブアルブミン 32, 198, 204
バレニン 69, 121
汎アレルゲン 200
半数致死量 187
はんぺん 151

ヒアルロン酸 124
ビオラキサンチン 89
非極性脂質 34, 39
非酵素的褐変 149
ヒスタミン 181, 182, 197
——の無毒性量 182
ヒスタミン生成菌 183
ヒスチジン 182
ヒ素 54
ビタミン 46
ビタミンA 47, 85
ビタミンB_2 49
ビタミンB_6 49
ビタミンB_{12} 49
ビタミンC 49
ビタミンD 48
ビタミンE 48
ビタミンK 48
必須アミノ酸 24
ヒドロキシプロリン 124
美物 4
ピペリジン 93, 95
微胞子虫 173
ヒポキサンチン 64, 162

肥満 13
肥満細胞 182, 197
氷蔵 67
氷冷収縮 68
ビリベルジン 88
微量元素 46, 50
ビリルビン 88
ピログルタミン酸 162
ピロリジン 95

フィコビリン 90
フェオホルバイド 88
フェリチン 52
ふかひれ 150
フグ毒 187
フコキサンチン 89
節類 150, 152
斧足筋 139
普通筋 27
太いフィラメント 26
ふなずし 5, 165
腐敗 174
不飽和脂肪酸 36
——の表記法 36
ブラ・ホック 160
ブリキ缶 156
ブルーミート 157
ブレベトキシン 194
プロスタグランジン 112
プロスルガトキシン 196
プロテアーゼ処理 204
プロトヘム 32, 79
プロトポルフィリン 79

閉殻筋 139
平滑筋 25
ヘキサナール 93, 125
べこ病 173
ベタイン 122
ヘモグロビン 79
ヘモシアニン 80, 157, 201
ヘルパーT細胞 197
変性 22, 132, 147

飽和脂肪酸 36

ホスファチジルエタノールアミン 42, 115
ホスファチジルコリン 42, 115
細いフィラメント 27
ボツリヌス菌 157, 179
ホマリン 122
ポリアミン 65, 123
ポリペプチド 16
ホルムアルデヒド 146, 147
本枯れ節 153
盆魚 8
翻訳後修飾 21

ま　行

マイトトキシン 189
マウスユニット 189
マーガリン 109
マグネシウム 52, 88
麻痺性貝毒 186, 191
マム・ロック 160

ミオグロビン 32, 52, 80, 147
ミオグロビン尿症 190
ミオシン 27, 29, 65, 132, 156
味覚 68
味覚受容体 72
水氷じめ 67
水晒し 155, 204
味噌漬け 138, 150
みどりがき 157
ミネラル 46, 50

蒸し物 135

メイラード反応 45, 153
メチル水銀 54
メチルメルカプタン 98
メト化 81, 147
めふん 49, 159
メラニン 85
免疫グロブリンE 197

戻り 156

や 行

焼き干し　150
焼き物　135

遊離アミノ酸　59, 69
遊離脂肪酸　46, 146, 147
湯引き　129

養殖魚　99
ヨウ素　54
横川吸虫　171

四次構造　21

ら 行

擂潰　156

リパーゼ　40
リボフラビン　49
硫化水素　98, 176
リン　50
リン脂質　42, 115

ルテイン　89

冷燻法　154
冷凍すり身　155
冷凍変性　145
レチノイン酸　48
レチノール　47, 85
レトルト製品　151, 156

ロイコトリエン　112, 197

わ 行

ワックス　40, 110

編者略歴

阿部　宏喜
あ　べ　ひろ　き

1944 年　新潟県に生まれる
1974 年　東京大学大学院農学系研究科博士課程　修了
　　　　　共立女子大学家政学部教授，東京大学大学院農学生命科学研究科
　　　　　教授を経て
現　在　東京大学名誉教授，シーフード生化学研究所主宰
　　　　（学法）実践学園理事
　　　　農学博士

〔おもな編著書〕

『カツオ・マグロのスーパーパワー―一生泳ぎ続ける魚たち（もっと知りたい！海の生きものシリーズ）』（恒星社厚生閣，2012 年）
『カツオ・マグロのひみつ―驚異の遊泳能力を探る』（恒星社厚生閣，2009 年）
『魚の科学事典』［共編］（朝倉書店，2005 年）
『魚の科学（シリーズ食品の科学）』［共編］（朝倉書店，1994 年）
　　　ほか多数

食物と健康の科学シリーズ
魚介の科学　　　　　　　　　　定価はカバーに表示

2015 年 7 月 25 日　初版第 1 刷

編　者　阿　部　宏　喜
発行者　朝　倉　邦　造
発行所　株式会社　朝　倉　書　店
　　　　東京都新宿区新小川町 6-29
　　　　郵便番号　162-8707
　　　　電　話　03（3260）0141
　　　　FAX　03（3260）0180
　　　　http://www.asakura.co.jp

〈検印省略〉

Ⓒ 2015〈無断複写・転載を禁ず〉　　　印刷・製本　東国文化

ISBN 978-4-254-43551-1　C 3361　　　Printed in Korea

JCOPY ＜（社）出版者著作権管理機構　委託出版物＞

本書の無断複写は著作権法上での例外を除き禁じられています．複写される場合は，そのつど事前に，（社）出版者著作権管理機構（電話 03-3513-6969，FAX 03-3513-6979，e-mail: info@jcopy.or.jp）の許諾を得てください．

食品大百科事典

食品総合研究所編

43078-3　C3561　　B 5 判　1080頁　本体42000円

食品素材から食文化まで，食品にかかわる知識を総合的に集大成し解説。〔内容〕食品素材(農産物，畜産物，林産物，水産物他)／一般成分(糖質，タンパク質，核酸，脂質，ビタミン，ミネラル他)／加工食品(麺類，パン類，酒類他)／分析，評価(非破壊評価，官能評価他)／生理機能(整腸機能，抗アレルギー機能他)／食品衛生(経口伝染病他)／食品保全技術(食品添加物他)／流通技術／バイオテクノロジー／加工・調理(濃縮，抽出他)／食生活(歴史，地域差他)／規格(国内制度，国際規格)

水産大百科事典（普及版）

水産総合研究センター編

48001-6　C3561　　B 5 判　808頁　本体26000円

水産総合研究センター(旧水産総研)総力編集による，水産に関するすべてを網羅した事典。〔内容〕水圏環境(海水，海流，気象，他)／水産生物(種類，生理，他)／漁業生産(漁具・機器，漁船，漁業形態)／養殖(生産技術，飼料，疾病対策，他)／水産資源・増殖／環境保全・生産基盤(水質，生物多様性，他)／遊漁／水産化学(機能性成分，他)／水産物加工利用(水産加工品各論，製造技術，他)／品質保持・食の安全(鮮度，HACCP，他)／関連法規・水産経済

水産食品の事典（普及版）

前東北大 竹内昌昭・東京海洋大 藤井建夫・名古屋文理短大 山澤正勝編

43111-7　C3561　　A 5 判　452頁　本体12000円

水産食品全般を総論的に網羅したハンドブック。〔内容〕水産食品と食生活／食品機能(栄養成分，生理機能成分)／加工原料としての特性(鮮度，加工特性，嗜好特性，他)／加工と流通(低温貯蔵，密封殺菌，水分活性低下法，包装，他)／加工機械・装置(原料処理機械，冷凍解凍処理機械，包装機械，他)／最近の加工技術と分析技術(超高圧技術，超臨界技術，ジュール加熱技術，エクストルーダ技術，膜処理技術，非破壊分析技術，バイオセンサー技術，PCR法)／食品の安全性／法規と規格

冷凍食品の事典

日本冷凍食品協会監修

43064-6　C3561　　B 5 判　488頁　本体20000円

核家族化，女性の就労，高齢者の増大などにより食事形態の簡素化が進み，加工食品の比重が高く，その中でも外食産業における調理加工食品にみられるように，冷凍食品の占める割合は大きい。本書は，冷凍食品のすべてについて総合的に解説。〔内容〕基礎(総論，食品冷凍の科学)／製造(農産・水産・畜産冷凍食品，調理冷凍食品)／装置・機械／生産管理(品質管理，環境対策)／衛生管理(HACCP)／規格・規準／検査／流通／消費／製品開発／フローズンチルド食品

日本の伝統食品事典

日本伝統食品研究会編

43099-8　C3577　　A 5 判　648頁　本体19000円

わが国の長い歴史のなかで育まれてきた伝統的な食品について，その由来と産地，また製造原理や製法，製品の特徴などを，科学的視点から解説。〔内容〕総論／農産：穀類(うどん，そばなど)，豆類(豆腐，納豆など)，野菜類(漬物)，茶類，酒類，調味料類(味噌，醤油，食酢など)／水産：乾製品(干物)，塩蔵品(明太子，数の子など)，調味加工品(つくだ煮)，練り製品(かまぼこ，ちくわ)，くん製品，水産発酵食品(水産漬物，塩辛など)，節類(カツオ節など)，海藻製品(寒天など)

吉澤　淑・石川雄章・蓼沼　誠・長澤道太郎・
永見憲三編

醸造・発酵食品の事典 （普及版）

43109-4　C3561　　　　A 5 判　616頁　本体16000円

醸造・醸造物・発酵食品について，基礎から実用面までを総合的に解説。〔内容〕総論（醸造の歴史，微生物，醸造の生化学，成分，官能評価，酔いの科学と生理作用，食品衛生法等の規制，環境保全）／各論（〈酒類〉清酒，ビール，ワイン，ブランデー，ウイスキー，スピリッツ，焼酎，リキュール，中国酒，韓国・朝鮮の酒とその他の日本酒，〈発酵調味料〉醬油，味噌，食酢，みりんおよびみりん風調味料，魚醬油，〈発酵食品〉豆・野菜発酵食品，畜産発酵食品，水産発酵食品

おいしさの科学研　山野善正総編集

おいしさの科学事典 （普及版）

43116-2　C3561　　　　A 5 判　416頁　本体9500円

近年，食への志向が高まりおいしさへの関心も強い。本書は最新の研究データをもとにおいしさに関するすべてを網羅したハンドブック。〔内容〕おいしさの生理と心理／おいしさの知覚（味覚，嗅覚）／おいしさと味（味の様相，呈味成分と評価法，食品の味各論，先端技術）／おいしさと香り（においとおいしさ，におい成分分析，揮発性成分，においの生成，他）／おいしさとテクスチャー，咀嚼・嚥下（レオロジー，テクスチャー評価，食品各論，咀嚼・摂食と嚥下，他）／おいしさと食品の色

日本食品免疫学会編

食品免疫・アレルギーの事典

43110-0　C3561　　　　B 5 判　480頁　本体16000円

さまざまなストレスにさらされる現代社会において，より健康な生活をおくるために，食事によって免疫力を向上させ，病気を予防することが重要となってくる。また，安全な食生活をおくるためには，食品の引き起こすアレルギーの知識が欠かせない。そのために必要な知識を提供することを目的として，食品免疫学・食品アレルギー学における最新の科学的知見を，基礎から応用までまとめた。現代の食生活と健康の関係を考えるのに欠かすことのできない内容となっている

日本食品衛生学会編

食 品 安 全 の 事 典

43096-7　C3561　　　　B 5 判　660頁　本体23000円

近年，大規模・広域食中毒が相次いで発生し，また従来みられなかったウイルスによる食中毒も増加している。さらにＢＳＥや輸入野菜汚染問題など，消費者の食の安全・安心に対する関心は急速に高まっている。本書では食品安全に関するそれらすべての事項を網羅。食品安全の歴史から国内外の現状と取組み，リスク要因（残留農薬・各種添加物・汚染物質・微生物・カビ・寄生虫・害虫など），疾病（食中毒・感染症など）のほか，遺伝子組換え食品等の新しい問題も解説

前東大 荒井綜一・東大 阿部啓子・神戸大 金沢和樹・
京都府立医大 吉川敏一・栄養研 渡邊　昌編

機 能 性 食 品 の 事 典

43094-3　C3561　　　　B 5 判　480頁　本体18000円

「機能性食品」に関する科学的知識を体系的に解説。様々な食品成分（アミノ酸，アスコルビン酸，ポリフェノール等）の機能や，食品のもつ効果の評価法等，最新の知識まで詳細に解説。〔内容〕Ⅰ.機能性食品（機能性食品の概念／機能性食品をつくる／他），Ⅱ.機能性食品成分の科学（タンパク質／糖質／イソフラボン／ユビキノン／イソプレノイド／カロテノイド／他），Ⅲ.食品機能評価法（疫学／バイオマーカー／他），Ⅳ.機能性食品とニュートリゲノミクス（実施例／味覚ゲノミクス／他）

前鹿児島大 伊藤三郎編 食物と健康の科学シリーズ **果実の機能と科学** 43541-2 C3361　　A5判 244頁 本体4500円	高い機能性と嗜好性をあわせもつすぐれた食品である果実について、生理・生化学、栄養機能といった様々な側面から解説した最新の書。〔内容〕果実の植物学／成熟生理と生化学／栄養・食品化学／健康科学／各種果実の機能特性／他
前岩手大 小野伴忠・宮城大 下山田真・東北大 村本光二編 食物と健康の科学シリーズ **大豆の機能と科学** 43542-9 C3361　　A5判 224頁 本体4300円	高タンパク・高栄養で「畑の肉」として知られる大豆を生物学、栄養学、健康機能、食品加工といったさまざまな面から解説。〔内容〕マメ科植物と大豆の起源種／大豆のタンパク質／大豆食品の種類／大豆タンパク製品の種類と製造法／他
酢酸菌研究会編 食物と健康の科学シリーズ **酢の機能と科学** 43543-6 C3361　　A5判 200頁 本体4000円	古来より身近な酸味調味料「酢」について、醸造学、栄養学、健康機能、食品加工などのさまざまな面から解説。〔内容〕酢の人文学・社会学／香気成分・呈味成分・着色成分／酢醸造の一般技術・酢酸菌の生態・分類／アスコルビン酸製造／他
森田明雄・増田修一・中村順行・角川　修・鈴木壯幸編 食物と健康の科学シリーズ **茶の機能と科学** 43544-3 C3361　　A5判 208頁 本体4000円	世界で最も長い歴史を持つ飲料である「茶」について、歴史、栽培、加工科学、栄養学、健康機能などさまざまな側面から解説。〔内容〕茶の歴史／育種／植物栄養／荒茶の製造／仕上加工／香気成分／茶の抗酸化作用／生活習慣病予防効果／他
前宇都宮大 前田安彦・東京家政大 宮尾茂雄編 食物と健康の科学シリーズ **漬物の機能と科学** 43545-0 C3361　　A5判 180頁 本体3600円	古代から人類とともにあった発酵食品「漬物」について、歴史、栄養学、健康機能などさまざまな側面から解説。〔内容〕漬物の歴史／漬物用資材／漬物の健康科学／野菜の風味主体の漬物(新漬)／調味料の風味主体の漬物(古漬)／他
前東農大 並木満夫・東農大 福田靖子・千葉大 田代　亨編 食物と健康の科学シリーズ **ゴマの機能と科学** 43546-7 C3361　　A5判 224頁 本体3700円	数多くの健康機能が解明され「活力ある長寿」の鍵とされるゴマについて、歴史、栽培、栄養学、健康機能などさまざまな側面から解説。〔内容〕ゴマの起源と歴史／ゴマの遺伝資源と形態学／ゴマリグナンの科学／ゴマのおいしさの科学／他
前日清製粉 長尾精一著 食物と健康の科学シリーズ **小麦の機能と科学** 43547-4 C3361　　A5判 192頁 本体3600円	人類にとって最も重要な穀物である小麦について、様々な角度から解説。〔内容〕小麦とその活用の歴史／植物としての小麦／小麦粒主要成分の科学／製粉の方法と工程／小麦粉と製粉製品／品質評価／生地の性状と機能／小麦粉の加工／他
千葉県水産総合研 滝口明秀・前近畿大 川﨑賢一編 食物と健康の科学シリーズ **干物の機能と科学** 43548-1 C3361　　A5判 200頁 本体3500円	水産食品を保存する最古の方法の一つであり、わが国で古くから食べられてきた「干物」について、歴史、栄養学、健康機能などさまざまな側面から解説。〔内容〕干物の歴史／干物の原料／干物の栄養学／干物の乾燥法／干物の貯蔵／干物各論／他
日獣大 松石昌典・北大 西邑隆徳・酪農学園大 山本克博編 食物と健康の科学シリーズ **肉の機能と科学** 43550-4 C3361　　A5判 228頁 本体3800円	食肉および食肉製品のおいしさ、栄養、健康機能、安全性について最新の知見を元に解説。〔内容〕日本の肉食の文化史／家畜から食肉になるまで／食肉の品質評価／食肉の構造と成分／熟成によるおいしさの発現／食肉の栄養生理機能／他
大澤俊彦・木村修一・古谷野哲夫・佐藤清隆著 食物と健康の科学シリーズ **チョコレートの科学** 43549-8 C3361　　A5判 164頁 本体3200円	世界中の人々を魅了するお菓子の王様、チョコレートについて最新の知見をもとにさまざまな側面から解説。〔内容〕チョコレートの歴史／カカオマスの製造／テオブロミンの機能／カカオポリフェノールの機能性／乳化チョコレート／他

上記価格(税別)は 2015 年 6 月現在